Alpaslan Şenköylü
Federico Canavese

Essentials of Spine Surgery

脊柱外科精要

主　编　〔土〕阿尔帕斯兰·森科伊吕
　　　　〔法〕费德里科·卡纳维塞

主　译　唐国柯　蔡伟良

天津出版传媒集团

天津科技翻译出版有限公司

著作权合同登记号：图字：02-2023-216

图书在版编目（CIP）数据

脊柱外科精要 / （土）阿尔帕斯兰·森科伊吕，（法）
费德里科·卡纳维塞主编；唐国柯，蔡伟良主译.
天津 ： 天津科技翻译出版有限公司，2025. 1. -- ISBN
978-7-5433-4512-6

Ⅰ. R681.5

中国国家版本馆CIP数据核字第20247KL058号

First published in English under the title
Essentials of Spine Surgery
edited by Alpaslan Şenköylü and Federico Canavese
Copyright © Alpaslan Şenköylü and Federico Canavese, 2022
This edition has been translated and published under licence from
Springer Nature Switzerland AG.

授权单位：Springer Nature Switzerland AG.
出　　　版：天津科技翻译出版有限公司
出 版 人：方　艳
地　　　址：天津市和平区西康路35号
邮政编码：300051
电　　　话：(022)87894896
传　　　真：(022)87893237
网　　　址：www.tsttpc.com
印　　　刷：天津新华印务有限公司
发　　　行：全国新华书店
版本记录：787mm×1092mm　16开本　25.25印张　420千字
　　　　　2025年1月第1版　2025年1月第1次印刷
　　　　　定价：198.00元

（如发现印装问题，可与出版社调换）

主译简介

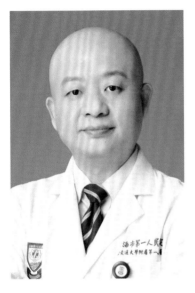

唐国柯,医学博士,博士后,主任医师,副教授,硕士生导师,留德访问学者,目前任职于上海市第一人民医院。

兼任国际矫形与创伤外科学会(SICOT)中国部微创骨科专业委员会委员,中华医学会结核病分会骨科专业委员会委员,中国老年学和老年医学学会骨质疏松分会(脊柱)微创专家委员会常务委员,中国中西医结合学会骨伤科分会脊柱微创专家委员会委员。担任 *Frontiers in Bioengineering and Biotechnology*,以及《脊柱外科杂志》《实用骨科杂志》等多家刊物的编委、审稿专家。

长期以来,致力于各种脊柱微创治疗,对于脊柱内镜的操作有独到见解,目前主刀颈椎、腰椎内镜手术近两千台次,并且开展了胸椎内镜手术,曾在全国十余省市的数十家医院多次进行手术演示和带教,在脊柱微创手术领域积累了丰富的经验。近年来发表SCI论文20余篇,参与4部学科专业著作的编译。

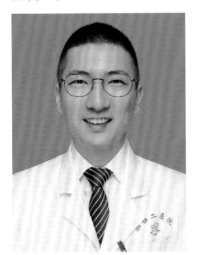

蔡伟良,医学博士,医师,助理研究员,美国加利福尼亚大学戴维斯分校联合培养博士,目前任职于中南大学湘雅二医院。

擅长骨关节疾病及运动损伤的诊断与治疗,以及骨关节炎的阶梯治疗。主要研究领域为骨组织再生及组织工程骨构建。主持湖南省卫生健康委员会科研项目1项,发表数篇科研论文,其中以第一作者/通讯作者发表SCI论文5篇,荣获湖南医学科技奖1项。

译者名单

主　译

唐国柯　上海交通大学医学院附属第一人民医院

蔡伟良　中南大学湘雅二医院

副主译

晏美俊　上海交通大学医学院附属第一人民医院

石长贵　海军军医大学第二附属医院

李　森　中南大学湘雅医学院附属儿童医院

李永超　首都医科大学附属北京胸科医院

译校者（按姓氏汉语拼音排序）

蔡伟良　中南大学湘雅二医院

陈　睿　海军军医大学第二附属医院

陈　誉　复旦大学附属华山医院

胡凡琦　中国人民解放军总医院第四医学中心

姜振先　山东省日照市人民医院

李　森　中南大学湘雅医学院附属儿童医院

李　渊　陆军军医大学第二附属医院

李力韬　中国人民解放军总医院第八医学中心

李永超　首都医科大学附属北京胸科医院

李琸玥　中国人民解放军总医院第八医学中心

刘彦斌　上海交通大学医学院附属第一人民医院

卢春闻　中国人民解放军海军第九〇五医院

石长贵　海军军医大学第二附属医院

苏启航　同济大学附属第十人民医院

谈应东　上海市第一人民医院酒泉医院

唐国柯　上海交通大学医学院附属第一人民医院

王　聪　上海中医药大学附属曙光医院
王贵元　中国人民解放军总医院第八医学中心
王斯晟　厦门大学附属第一医院
王伟恒　海军军医大学第二附属医院
武乐成　海军军医大学第二附属医院
夏冬冬　宁波大学附属第一医院
晏美俊　上海交通大学医学院附属第一人民医院
禹铭杨　大连理工大学附属中心医院
张　浩　上海市第一人民医院酒泉医院
张　强　上海交通大学医学院附属瑞金医院
张　岩　天津医科大学附属肿瘤医院
朱　亮　上海交通大学医学院附属第一人民医院
左冬青　上海交通大学医学院附属第一人民医院

秘　书

曹　韶　上海交通大学医学院附属第一人民医院

中文版序言

　　近40年来，医学知识呈爆炸性增长。医学专著从一书难求到百花齐放，国内外的学术交流极大地改变了脊柱外科医生的成长模式。分子生物学、医学影像学、生物力学、材料学，甚至物理学、数学的发展，使脊柱外科疾病的治疗手段发生了翻天覆地的变化，患者的生活质量得到提升，疾病的预后得到改善，患者的平均寿命也随之提高。然而由于老年人身体功能下降，随着人口老龄化的加剧，脊柱疾病的发病率逐年上升。社会经济水平和大众知识水平的提高，对医疗质量提出了更高的要求。年轻医生的成长，面临着比过去更大的压力。如何有效提高医生对脊柱外科疾病的鉴别能力，灵活运用不同的诊疗手段，快速掌握疾病精准诊疗的理论和技术，是脊柱外科疾病临床诊疗的重要方面。因此，对中青年医生甚或高年资医生来说，拥有一本符合最新医学发展现状，内容简明且全面易读的脊柱外科专著，作为临床诊疗的指南，就显得极为宝贵。

　　Alpaslan Şenköylü 教授和 Federico Canavese 教授所编写的《脊柱外科精要》正符合这样的期待。本书以脊柱外科的基本理论为基石，围绕脊柱疾病的病理、影像、治疗原则及临床注意事项进行了深入介绍。本书是一本图文并茂且配有临床视频的医学专著，内容全面且丰富，为快速理解和掌握脊柱外科疾病的诊治，提供了很大的便利。

　　唐国柯、蔡伟良教授的团队，完成了这本医学专著的翻译。相信本书的内容会为中国脊柱外科医生的日常诊疗和临床研究带来帮助，成为重要的参考资料。祝贺这本译著在中国顺利出版并为中国脊柱外科事业的发展带来助力。

上海长征医院、上海交通大学医学院附属同仁医院

2024年8月

中文版前言

经过近一年的努力，《脊柱外科精要》在20余位同仁的共同努力下即将面世，纵览全书，内容涉及从小儿到老年、从外伤到退行性病变、从肿瘤到感染等诸多方面。当天津科技翻译出版有限公司把原书交到我手里的时候，确实倍感压力。虽然曾多次参与外文书籍的编译，但这是我首次作为主译来主持翻译工作，尤其是看到书中有些领域在平时工作中涉及较少，生怕不能圆满完成翻译任务，误导国内读者。

感谢天津科技翻译出版有限公司的领导和编辑们，给予充足的时间让我遴选助手进行翻译和校对工作。我根据不同章节的内容，挑选了国内在该领域具有代表性的医院的医生，这样能使本书更具专业性。另外，为了尽量达到译文的"信、达、雅"，我挑选的译者都是年富力强、外文能力出色的青年才俊，几位副主译更是留学的博士。他们进行了大量细致的工作，译稿往往要两校、三校甚至四校后才定稿，有时为了文中的一段话、一个词，都会结合上下文进行多次推敲。

但我们的能力毕竟有限，难免有疏漏之处，还请读者见谅。同时，也恳请广大读者提出宝贵意见，以改进我们日后的工作。

希望本书能对我国脊柱外科领域的年轻医生们有所帮助。

值此中文版正式出版之际，我们深感欣慰和自豪。

上海市第一人民医院

2024年8月

序 言

英俊潇洒、雄心勃勃的两位主编 Alpaslan Şenköylü 教授和 Federico Canavese 教授编写本书的目的是为年轻脊柱外科医生提供临床指导。本书以脊柱外科的基本理论为基础,详细介绍了从儿童到成人的脊柱疾病的病理、影像、治疗原则、临床注意事项等内容,重点突出。

希望患者和医生都能在阅读本书的过程中获益。本书包含大量的教学视频与插图,读者可以在每一章中获取新知识与新技能。我相信您会认可本书的实用价值。

每位患者的病情都有其特异性,可以用诸多方法对其进行精确诊治。话虽如此,遵照"检查表"进行检查依然是至关重要的。事无巨细的检查与系统完整的病历能保证治疗事半功倍。

系统性查体对诊断至关重要,甚至比复杂的影像检查与组织病理检查还要重要。相互契合的症状与体征能帮助临床医生缩小鉴别范围,从而进一步达到精确诊断。这本书将帮助您进行快速的鉴别诊断,同时也有合适的诊疗建议供您参考。

大部分脊柱疾病在本书中都有明确的介绍,至少能让低年资医生或实习生根据本书做出合理的诊断。根据我的经验,与其让患者或家属犹豫不决,不如直截了当地给出最佳建议,并尽可能清晰明了、令人信服地陈述给患者或家属。他们可以选择接受或者拒绝,但是他们至少不会因为术后出现一些无法避免的并发症而感到自责。这是我行医生涯中所奉行的一条伦理准则。

无论何时,脊柱外科医生都必须为每一位患者的治疗权衡利弊。一旦制订了治疗计划,主刀医生必须以他最好的状态进行手术。

本书中有大量的关键信息可以帮助新人"避坑",我坚信这将给您未来的脊柱外科工作提供指导与帮助!

Jean Dubousset

于法国巴黎

前　言

脊柱外科作为骨科中的一个亚专科,具有"漫长且陡峭"的学习曲线。年轻医生在成长途中急需一本面面俱到的随身宝典。因此,出版本书的目的,就是为您提供一本便于查阅的儿童和成人脊柱疾病与创伤的精要。

我们特意让每一章的作者按照固定框架来撰文。本书的每个章节都有相同的结构,方便您定位查阅相关临床、影像、体检、鉴别诊断和治疗原则的知识点。我们希望通过每章简洁易读的结构,帮助您消除诊断与治疗的误区。

本书的各章中包含了大量的临床教学视频,并且在附录中介绍了一系列常用的脊柱外科临床分型。

本书能顺利出版,离不开诸位著名脊柱外科专家的倾情著书,他们集骨科与神经外科本领于一身,向您和其他读者展现了非凡的经验与技艺。没有他们的辛勤奉献,也就没有本书的问世,我们要感谢前辈们对本书的付出。在此,我们还要特别致谢脊柱外科泰斗 Jean Dubousset 教授,他负责全书的审校工作,提升了本书的整体质量。

我们相信您一定会从作者的建议与意见中获益颇丰。

祝您阅读愉快!

Alpaslan Şenköylü

于土耳其安卡拉

Federico Canavese

于法国里尔

目　录

共同交流探讨
提升专业能力

■·■□ **智能阅读向导为您严选以下专属服务** □■·■

 医学资讯　　获取医学资讯，把握行业动态。

 教学视频　　观看教学视频，学习专业知识。

 高清彩图　　获取高清彩图，助力临床实践。

 交流社群　　加入读者社群，探讨专业话题。

 推荐书单　　领取医学书单，精进专业知识。

操作步骤指南

微信扫码直接使用资源，无须额外下载任何软件。如需重复使用可再次扫码。或将需要多次使用的资源、工具、服务等添加到微信"收藏"功能。

扫码添加
智能阅读向导

第1部分
小儿脊柱损伤

第 1 章

小儿颈椎损伤

Moyo C. Kruyt, F. Cumhur Öner

1.1 定义

小儿颈椎损伤是一种罕见但重要的疾病,在就诊的幼儿患者中占1%,在青少年创伤患者中占3%。造成这些损伤的主要原因是交通事故和运动事故,当同时合并其他骨骼损伤时,还应考虑儿童受到虐待这一因素。

1.2 自然病程

颈椎是小儿脊柱中最脆弱的部分,约80%的小儿脊柱骨折发生在颈椎区域,而在成人中这一比例小于50%。儿童年龄越小,颈椎越脆弱,损伤发生的位置也越靠近端,这主要是由于头身比相对较大且韧带相对较弱。然而,小儿颈椎损伤常伴随脊柱骨折和较高的死亡率(5%),说明造成小儿颈椎损伤需要很大的外力。脊髓损伤(SCI)在小儿颈椎损伤中也相对常见,高达16%,但幸运的是,神经系统症状通常是暂时的。

1.3 体格检查

在急诊条件下,采用高级创伤生命支持(ATLS)的原则进行颈椎损伤处理。对于怀疑颈椎损伤的儿童,应迅速进行头枕固定;查体时,采用轴线翻身法。使用安全带不应作为排除损伤的依据,因为超过50%的人使用安全带的方法不正确。由于幼儿的注意力和配合程度有限,对他们进行查体尤其是神经功能检查时常较为困难,最好由一名经验丰富的医生进行全面检查。由于神经症状有可能逐渐加重,因此神经功

M. C. Kruyt (✉) · F. C. Öner
Department of Orthopaedics, University Medical Center Utrecht, Utrecht, Netherlands
e-mail: m.c.kruyt@umcutrecht.nl; f.c.oner@umcutrecht.nl

能检查应该反复进行,直到病情稳定(视频1★)。

1.4 影像学检查

当生命体征平稳后,应进行颈椎放射学检查。X线片有辐射较小的优点,但容易漏诊微小骨折。对于意识不清,多发伤,或头部需要计算机断层扫描(CT)的患者,可采用颈椎CT来评估(视频1★)。需要注意的是,儿童头部相对较大,会导致头颈前倾和前屈位,检查时可在肩胛骨之间垫高或去除头枕部垫高物。对于伴有神经症状的患者,应进行磁共振成像(MRI)检查,以明确是否存在韧带损伤或潜在的脊髓损伤,并对这些损伤进行动态检查。根据损伤机制和临床表现,需要排除SCIWORA综合征(见第4章)。

初步评估时,应明确颈椎排列是否整齐,其范围应包括T1水平。该评估可在矢状面上沿椎体和棘突的前后缘分别画出参考线。寰齿间距(ADI)、BDI值[注:basion-dental interval(BDI)]、椎前/旁软组织肿胀也是很重要的评估指标(图1.1)。儿童颈椎的特征将在下文讨论。

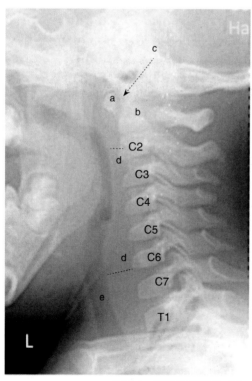

a. C1前弓
b. 枢椎齿状突
c. 寰齿间距(儿童应<5mm)
d. 椎前软组织
e. 气管影

• 齿状突应低于枕骨大孔
• 6岁后软骨联合应完全融合
• 整体序列
• 软组织
• T1必须可见

图1.1 颈椎放射学检查(By courtesy of Prof. Senkoylu)。

★本书视频请扫书中二维码免费获取。书内标★同此处。

1.4.1 解剖学

颈椎的发育较为复杂,因年龄不同而差异较大。所有椎骨最初由3个骨化中心组成,两个在后部,一个在前部,与神经弓中央软骨(NCC)相连。后弓在3~5岁时融合,而与椎体的融合通常发生在1~3年后。在青春期,次级骨化中心开始发育,形成横突、棘突(两个)和纤维骺环。椎骨完全融合可能发生在20岁以后。C1和C2的解剖结构较为特殊,C1有3个骨化中心,但没有椎体,而且软骨联合的位置变异性较大。C2实际上是C2和C1原始椎体之间的融合。齿状突包含两个初级骨化中心,且常在子宫内就已发生融合,但在婴儿刚出生的几年内可能被解释为骨折。齿状突与C2椎体的融合发生在6~11岁,该部位软骨联合发生骨折或融合失败,将导致游离齿状突(游离小骨)形成,造成C1-C2不稳。齿状突尖端有一个额外的骨化中心,约在3岁时骨化,并在12岁左右与齿状突融合。如果不融合,则称为终末小骨。颈椎小关节的方向相对水平,且随着年龄的增长而变得更加倾斜。相对水平的关节突加上C3楔形变、相对松弛的韧带、肌肉不发达等因素,易导致儿童颈椎出现后凸和超过4mm的前移,尤其在C2和C3之间(图1.2)。

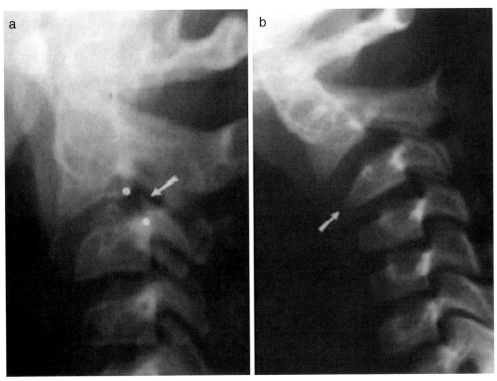

图1.2 C2-C3生理性前移和C3楔形变。

1.5　鉴别诊断

小儿颈椎损伤的鉴别诊断与成人相似(见第5章和第6章)。目前,已提出多种分类方法,但在预测颈椎不稳性后稳定性需求的可靠性和准确性方面有待进一步验证。对于颈椎而言,应先区分上颈椎(C0-C2,轴位)和下颈椎(近轴位)区域,神经症状和(先天性)畸形的存在是重要的修饰因素。对于上颈椎区域,齿状突和颅骨基底部之间的距离增加(>10mm)提示颈椎不稳,如翼状韧带断裂。由于儿童存在软骨联合,C1环弓的骨折常较难发现;在特殊情况下,齿状突尖端可能沉入枕骨大孔,导致颅骨凹陷。维持C1稳定性最重要的是横韧带的完整性,当正位片显示C1两侧侧块外缘至C2椎体外缘之间的距离之和超过7mm,或寰齿间隙超过5mm时(图1.3),说明横韧带可能撕裂或撕脱。齿状突骨折在侧位片上容易被诊断,但需要注意齿状突软骨联合是否存在。C2 Hangman骨折并不常见,通常属于一种通过软骨联合区的椎弓峡部裂。

下颈椎损伤在儿童中相对少见,表现与年轻人类似(见第6章)。我们更倾向于采用AO脊柱分类,该分类包括单纯压缩(A型)、张力带损伤(B型)和旋转移位(C型)。此外,小关节骨折是AO脊柱分类中重要的修饰因素,特别是当存在侧块浮动或(半)脱位的情况。

鉴别诊断需要排除SCIWORA综合征(见第4章)。

1.6　治疗方案和预后

对于治疗方案决策,最重要但也存在争议的参考指标是颈椎稳定性。颈椎不稳可能很严重,这意味着颈椎不能承受机械应力,这种情况通过CT较易发现。识别神经功能不稳定较为困难,神经功能不稳定是指脊髓或神经已发生损伤,并且(间歇性)压迫会使神经功能进一步恶化,这种情况常需要MRI扫描定期复查。最难诊断和治疗的是长期不稳定,这可能导致严重的颈椎畸形、疼痛,甚至神经功能缺失。对于儿童,

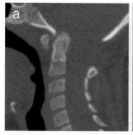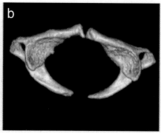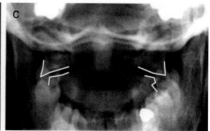

图1.3　(a,b)由于后方椎板未融合且前方软骨联合处发生骨折,导致齿状突进入枕骨大孔;(c)评估C1-C2关节外侧缘,当两者移位距离之和超过7mm,提示横韧带可能损伤。

其重塑潜力可帮助缓解创伤后的畸形程度。颈椎不稳定是需要固定的指征,儿童年龄越小,所采取的固定方式创伤性越小。Halo背心或Minerva石膏固定耐受性好,且治疗1~2个月即可。如果存在畸形,则应考虑闭合复位,包括Tong或Halo重力牵引法(视频1和视频2*),或齿状突骨折的经口复位法。切开复位联合或不联合固定也是一种治疗选择,可使用标准的颈椎器械进行操作,但这可能会影响椎管管径的发育(管径通常在4岁前基本形成)。

对于没有骨折脱位等放射学影像的颈部疼痛,需要密切随访,直到恢复正常,尤其对于存在斜颈的患者。如果疼痛或斜颈持续1~2周,则推荐采用更高级别的影像学检查手段。如果治疗方式采用的是外固定(如Halo背心或石膏),则外固定结束后还需再佩戴软质颈托进行过渡,但如果治疗方式采用的是手术固定,则不需要使用软质颈托。

1.7 患者和家属须知

预后与颈椎损伤的严重程度和部位有关。

(石长贵 晏美俊 唐国柯 译)

延伸阅读

1. Dormans JP. Evaluation of children with suspected cervical spine injury. J Bone Joint Surg A. 2002;84(1):124–32.
2. Rush JK, Kelly DM, Astur N, et al. Associated injuries in children and adolescents with spinal trauma. J Pediatr Orthop. 2013;33(4):393–7.
3. Shin JI, Lee NJ, Cho SK. Pediatric cervical spine and spinal cord injury. Spine. 2016;41(4):283–92.
4. Brown RL, Brunn MA, Garcia VF. Cervical spine injuries in children: a review of 103 patients treated consecutively at a level 1 pediatric trauma center. J Pediatr Surg. 2001;36:1107–14.
5. Montalbano M, Fisahn C, Loukas M, Oskouian RJ, Chapman JR, Tubbs RS. Pediatric Hangman's fracture: a comprehensive review. Pediatr Neurosurg. 2017;52(3):145–50.
6. Vaccaro AR, Koerner JD, Radcliff KE, et al. AOSpine subaxial cervical spine injury classification system. Eur Spine J. 2016;25(7):2173–84.
7. Johnson KT, Al-Holou WN, Anderson RCE, et al. Morphometric analysis of the developing pediatric cervical spine. J Neurosurg Pediatr. 2016;18(3):377–89.

扫码获取
☆ 医学资讯
☆ 教学视频
☆ 高清彩图
☆ 交流社群
☆ 推荐书单

第 2 章

小儿胸腰椎损伤

Mehmet Kaymakoglu, Muharrem Yazici

2.1 定义

　　小儿脊柱损伤在所有创伤中所占比例很小(4%);而胸腰椎损伤(30% ~ 40%)在小儿脊柱损伤中比颈椎损伤更为罕见。大多数患者可进行保守治疗;仔细查体和充分认识小儿脊柱损伤的特征,对预防灾难性并发症至关重要。

　　儿科患者不应仅仅被视为"小成年人",应考虑他们有许多解剖学和生理学方面的差异,这点在胸腰椎损伤中很重要。与成人相比,小儿脊柱损伤的治疗方法存在很多不同(见第7章)。儿童脊柱在8岁时开始呈现成人特征,并且在该年龄前后损伤模式也发生变化。儿童脊柱处于生长期,如果拟对儿童脊柱进行融合应非常谨慎,因为融合会限制脊柱的生长潜力。此外,韧带松弛、头身比相对较大等因素会导致小儿脊柱过伸性损伤风险更高,小关节发育水平不成熟及椎旁肌肉不发达也会导致脊柱稳定性下降。研究表明,在儿童创伤过程中,脊柱伸长可达2cm,在此范围内的伸长可避免脊柱发生骨折,但脊髓的柔韧性有限,可达5~6mm。因此,在儿童群体中,可能会出现一种称为无放射学影像异常的脊髓损伤(SCIWORA)的临床病症,存在神经功能缺失但无影像学表现。因此,在急诊(ER)条件下,应强调对整个脊柱进行仔细检查。SCIWORA的出现也可能延迟,甚至延迟到伤后第4天,对神经功能的动态监测和随访至关重要(见第4章)。

M. Kaymakoglu
Department of Orthopedics and Traumatology, Bornova Turkan Ozilhan State Hospital, Izmir, Turkey
M. Yazici (✉)
Department of Orthopedics and Traumatology, Hacettepe University Faculty of Medicine, Ankara, Turkey
e-mail: yazioglu@hacettepe.edu.tr

2.1.1　损伤机制

小儿脊柱损伤的主要损伤机制包括过伸性损伤和屈曲压缩性损伤。除了儿童脊柱更具弹性的特征外,高能量创伤往往会通过其相对薄弱的骨化中心(如椎骨终板和小关节)损伤椎骨。生物力学研究表明,在高弯曲应力情况下,Salter-Harris Ⅰ型骨折常发生在生长板上,这是脊柱的最薄弱点。机动车事故是小儿脊柱损伤最常见的原因(>50%),尤其在 10 岁以上的儿童中;而高空坠落是 10 岁以下儿童出现脊柱损伤的主要原因。由于胸椎有肋骨提供生物力学支撑,其损伤概率低于颈椎和腰椎。

2.2　体格检查

小儿脊柱损伤的处理需要多学科协同,在对儿童进行格拉斯哥昏迷评分(GCS)(见附录 F)和儿童高级创伤生命支持(ATLS)评估后,应立即进行脊柱固定和颈托固定。使用脊柱板固定时应避免颈椎过度屈曲,以防气道阻塞和脊柱损伤。医生必须对患者进行全面的神经系统检查(视频 3*),包括运动和感觉功能评估、生殖器和直肠功能检查,以及反射评估。医生应触诊整个脊柱,注意是否存在异常情况,包括瘀伤、摔伤或开放性伤口。致命的腹部和头部损伤常伴有小儿脊柱损伤,因此在治疗之前,应仔细检查并排除其他部位损伤。

2.3　影像学检查

初始影像学评估包括全脊柱正侧位片,X 线片是最初进行放射学评估的强制性条件。与成人不同,如果出现任何神经功能异常或病情需要进一步评估的情况,也不建议进行全脊柱 CT 扫描,因为这会给儿童带来过多的辐射暴露,这种情况下优先采用MR 检查。此外,MRI 不仅能帮助临床医生评估脊柱周围的韧带结构(如后方韧带复合体)和软组织情况,还能根据脊髓信号筛选出存在 SCIWORA 的患者。如果患者无法进行 MR 检查,可对可疑或受伤的脊柱节段进行小范围的 CT 扫描。

2.4　治疗方案

由于骨折和神经功能缺失相对少见,因此大多数小儿脊柱损伤可采取保守治疗。与成人一样,治疗方案取决于患者的神经功能状态和不稳定程度。胸腰椎损伤分类和严重程度评分(TLICS)系统已在成人中应用,并在指导保守治疗和手术治疗方面呈现了较好的效果,一项新的研究已经批准该系统在儿童患者中进行验证(表 2.1)。对

表2.1   胸腰椎损伤分类及严重程度评分系统

损伤类型	分数
骨折形态	
压缩性	1
爆裂性	2
移位/旋转性	3
牵张分离性	4
后方韧带复合体损伤	
无损伤	0
不确定损伤	2
损伤	3
神经功能	
无损伤	0
神经根损伤	2
脊髓圆锥:完全性损伤	2
脊髓圆锥:不完全性损伤	3
马尾损伤	3

所有分数之和:0~3分,保守治疗;≥4分,手术治疗。如果总和等于4,则可针对患者情况选择治疗方案(adapted from Vaccaro et al. Vaccaro et al.)

于需要进行手术治疗的患者,外科医生必须认识到多节段脊柱融合可能产生的后果,这种融合方式会限制脊柱生长潜力,尤其对于未到青春期的儿童。脊柱序列在儿童发育过程中会不断发生变化,因此应根据患者的特定情况制订治疗方案,以恢复脊柱矢状位序列。Risser征可用于评估儿童剩余的生长和重塑潜力(见附录M)。根据Pouliquen等学者的研究,稳定压缩性骨折非手术治疗效果较好,尤其对于Risser征0~1级的儿童。另一项平均随访33年的研究表明,儿童单柱压缩性骨折具有良好的重塑潜力,伤后能够恢复椎体高度(图2.1)。根据TLICS评分系统,骨折脱位、神经功能缺失和不稳定骨折应采取手术治疗(图2.2,视频3★)。儿童大剂量皮质类固醇治疗存在争议,目前尚无高等级临床随机对照试验的证据支持使用皮质类固醇。

2.5   预后

神经损伤患者非手术和手术治疗的预后主要取决于初始脊柱损伤的严重程度。轻度至中度损伤可恢复到正常或接近正常,而严重损伤无论选择手术治疗还是非手术治疗都很难治愈。根据儿童椎管的重塑潜力,对于没有神经损伤的爆裂性骨折可

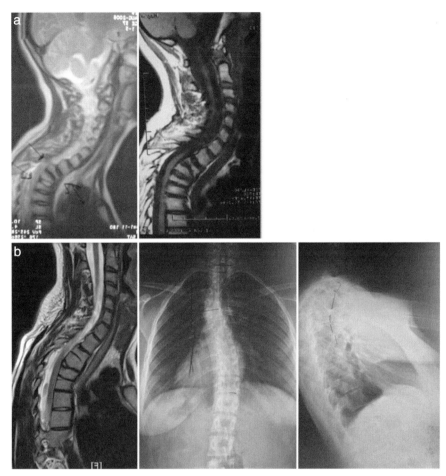

图2.1　（a）患者女，7岁，胸椎近端多处骨折，采取保守治疗。（b）经过10多年的随访，尽管出现轻微的脊柱侧弯，但冠状位和矢状位序列已恢复，椎骨高度也基本恢复。

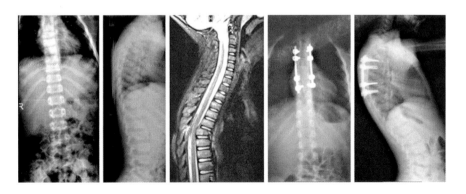

图2.2　患者男，8岁，T6骨折合并后方韧带复合体损伤。采用短节段后路内固定和融合进行脊柱不稳定的治疗。

采用过伸型支具进行治疗。尽管手术干预似乎提供了更好的放射学效果,但非手术治疗组和手术治疗组之间的功能评分并没有显著差异。然而,外科医生应考虑对于轻度脊柱损伤或SCIWORA综合征患者进行保守治疗可能会出现脊柱畸形的风险(图2.3)。因此,在保守治疗过程中,应密切随访存在脊柱畸形的儿童患者。如果患者具有生长潜力,则必须选择以保留生长潜力的器械进行治疗。对于具有生长潜力的脊柱损伤,非融合脊柱固定作为内固定方式也是一种治疗手段(图2.4)。有学者已报道采用内固定具有较好的影像学和临床疗效,唯一的不足是需要在1年后进行二期手术取出内固定装置。

如果存在永久性神经功能缺失,则发生伴有或不伴骨盆倾斜的麻痹性脊柱侧弯的风险极高,接近100%。

2.6　患者和家属须知

小儿脊柱骨折很少需要手术干预,除非存在伴有骨折脱位或神经功能缺失的高能量损伤。对于经验丰富的脊柱中心来说,患者治疗效果及预后良好。如果需要手

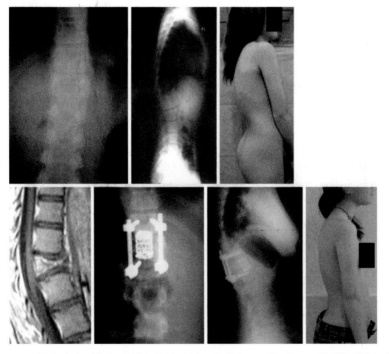

扫码观看高清彩图

图2.3* 保守治疗可能出现并发症的示例。患者女,16岁,在T12爆裂性骨折4年后入院,表现为脊柱后凸畸形,通过前路椎体切除联合后路内固定融合术进行矫正。

---

*,本图请扫书中二维码免费获取高清彩图。书内标*图片同此处。

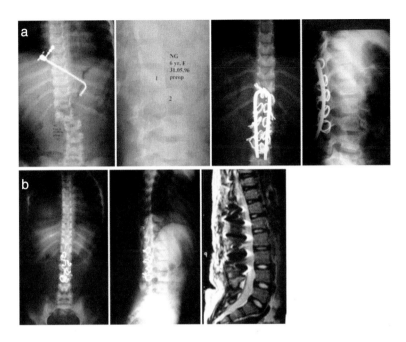

图2.4 （a）患者女，6岁，车祸后致L1-L2骨折脱位伴有不完全性神经损伤，采用切开复位内固定术，未进行融合；（b）1年后取出内固定装置。

术干预，则应考虑保留生长潜力的手术策略。损伤初始的神经功能状态是治疗成功的决定因素。

（石长贵 晏美俊 唐国柯 译）

延伸阅读

1. Cirak B, et al. Spinal injuries in children. J Pediatr Surg. 2004;39(4):607–12.

2. Vialle LR and Vialle E. Pediatric spine injuries. Injury. 2005;36 Suppl 2: p. B104–12

3. Vaccaro A, Lehman RA, Hurlbert RJ, et al. A new classification of thoracolumbar injuries: the importance of injury morphology, the integrity of the posterior ligamentous complex, and neurologic status. Spine. 2005;30(20):2325–33.

4. Dawkins RL, et al. Thoracolumbar injury classification and severity score in children: a validity study. Neurosurgery. 2019;84(6):E362–e367.

5. Dede O, Yazici M. Pediatric spinal injuries: the rationale behind nonfusion management. Curr Orthop Pract. 2013;24(4):433–40.

6. Pouliquen JC, et al. Vertebral growth after thoracic or lumbar fracture of the spine in children. J Pediatr Orthop. 1997;17(1):115–20.

7. Karlsson MK, et al. A modeling capacity of vertebral fractures exists during growth: an up-to-47-year follow-up. Spine (Phila Pa 1976). 2003;28(18):2087–92.

第 **3** 章

寰枢椎(C1-C2)半脱位和脱位

Federico Canavese

3.1　定义

寰枢椎脱位(AAD)是指C1(寰椎)和C2(枢椎)之间的稳定性丧失,可能继发于创伤、炎症、特发性或先天性异常,但最常见的是多种因素共同造成的(图3.1)。

根据脱位的方向和平面,AAD可分为4种类型:前后位型、旋转型(多见于儿童)、中央型、混合型。

3.2　自然病程

如果诊断和治疗不及时且不准确,AAD 可能导致永久性神经功能缺失和矢状面畸形。

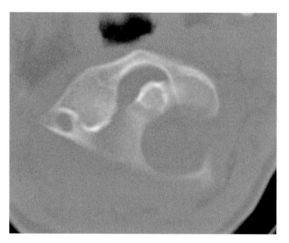

图3.1　寰枢椎脱位(CT扫描;横切面)。患者来自广州市妇幼保健院。

F. Canavese (✉)

Department of Pediatric Orthopedic Surgery, Lille University Center, Jeanne de Flandre Hospital, Lille, France

Faculty of Medicine Henri Warembourg, Nord-de-France University, Lille, France

尤其是当上颈椎前凸减少和下颈椎前凸增加(作为代偿)时,即可出现矢状面畸形。部分患者(大多数为成人)病程终末期可能出现枕颈段(C0-C2)后凸畸形及严重的下颈椎前凸(C3-C6),最终导致鹅颈畸形。

3.3　体格检查

临床表现因损伤类型、病理特征和脱位严重程度而异。大约50%的患者表现为颈痛和(或)颈部活动受限,70%的患者出现无力和(或)麻木,90%的患者出现锥体束征(视频3★)。

部分患者可能出现肌无力、头晕、耳鸣、视力模糊、括约肌紊乱、下组脑神经功能障碍、呼吸窘迫等症状。

3.4　影像学检查

所有怀疑AAD的患者均应拍摄颈椎正侧位、动力位及张口位X线片。

寰齿间隙(ADI)是评估脱位严重程度和方向的重要放射学参数。ADI测量是从枢椎椎体前缘向上延长线至寰椎前弓之间的垂直距离,ADI不会因过伸、过屈而改变(正常值:成人为2~3mm,儿童为4~5mm)。ADI增加提示C1横韧带断裂。

三维CT扫描能提供有关C1-C2骨性解剖结构的有用信息,而MRI有助于评估软组织、关节和脊髓。特别是当存在髓性症状或X线显示ADI增加和脊髓可用空间减小时(如果脊髓可用空间小于13mm,则提示下颈椎椎管狭窄),需要进行MRI检查(图3.2至图3.5)。需要提醒的是,CT扫描可能会出现误诊(图像提示半脱位,但解剖结构正常)。因此,影像学评估需全面且仔细。

对于继发于肿瘤的AAD,CT扫描和MRI检查对于评估肿瘤的大小、范围、密度、累及程度,以及椎体和椎弓根的破坏程度非常重要。还可进行磁共振血管造影来辨别椎动脉的走行。

3.5　鉴别诊断

当病史和体征与先天性斜颈不一致时,对于无法或不愿转动头部(斜颈证据)的儿童,应考虑AAD(见第28章)。

在不伴有骨折的儿童中,最常见且相对良性的AAD类型是旋转脱位型。大多数旋转脱位型儿童患者都有潜在的病理结构变化。

在没有其他诱发或危险因素的情况下,单纯创伤性AAD极为罕见。创伤性骨结

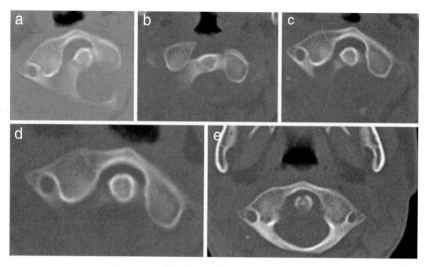

图3.2 脱位逐步矫正(CT横切面扫描)。

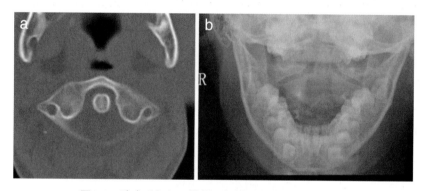

图3.3 治疗后(a)CT横断面扫描;(b)张口位X线片。

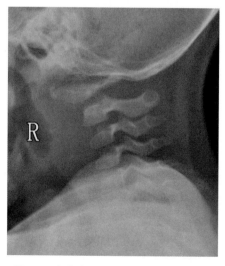

图3.4 齿状突(C2)损伤(侧位X线片)。

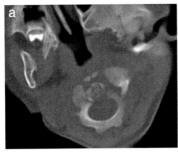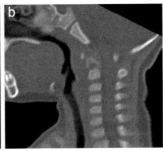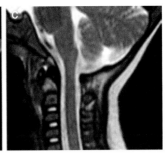

图3.5 齿状突(C2)肿瘤。(a,b)CT扫描;(c)MRI。

构损伤也可能导致寰枢椎不稳定(如Ⅱ型齿状突骨折)。

染色体疾病、骨骼发育不良、先天性骨结构异常、炎症性疾病和肿瘤[如动脉瘤样骨囊肿(见第56章)、骨软骨瘤(见第34章)、脊索瘤(见第62章)、骨母细胞瘤(见第33章)、骨纤维异常增殖症、嗜酸性肉芽肿(见第35章)和尤因肉瘤(见第39章)]常与AAD相关,可见于表3.1、图3.4和图3.5。

Grisel综合征也称炎症性鼻咽斜颈,是一种非创伤性C1-C2关节半脱位,由接触感染的肌肉挛缩引起。治疗包括抗生素和颈部固定,早期治疗对于预防远期后遗症(僵硬性C1-C2脱位)至关重要。对于残存C1-C2不稳者或需矫正僵硬性畸形者,可能需要融合手术治疗。

表3.1 寰枢椎脱位的原因和相对发生率

寰枢椎脱位的原因		发生率
创伤性	横韧带损伤(C2)	罕见
染色体疾病	21三体综合征	15%~20%
	桑迪弗综合征	
骨骼发育不良	Goldenhar综合征	不确定
	脊柱骨骺发育不良	30%
	Ⅳ型黏多糖(Morquio综合征)	40%~90%
先天性骨结构异常	寰椎枕骨化	不确定
	齿状突先天性异常	不确定
炎症性疾病	慢性类风湿关节炎	成人为20%~86%
	胃食管反流(GERD)和慢性食管炎	不确定
肿瘤	良性和恶性	不确定
感染	咽后脓肿(结核病)	不确定
	Grisel综合征	不确定

3.6　治疗方案

AAD的治疗根据症状严重程度和是否存在神经系统受累而有所不同。对于没有神经损伤的情形,儿童急性AAD可进行保守治疗。矫形治疗方式包括仰卧位颈椎吊带牵引,直至AAD复位,牵引复位后进行固定(包括头颈胸硬质支具或Halo背心)(视频2*),固定装置拆除之后进行主动的活动度训练,直到自由活动恢复(图3.1至图3.3)。

当儿童出现以下一种或多种临床和(或)放射学表现时,有症状的AAD需要进行手术治疗:①神经系统受累;②ADI大于4~5mm,且脊髓可用空间减小;③畸形持续3个月以上;④固定6周后畸形复发。

手术的目标是稳定C1-C2复合体和脊髓减压。单纯后路C1-C2融合术适合可复位型AAD;C1-C2后路融合也可与前路经口松解减压术相结合,来治疗某些不可复位型AAD(视频1和视频4*)。

3.7　预后

对于保守治疗患者,疗效不一。尽管由于治疗延迟,减压后神经症状可能不会完全消失,但采取手术治疗的患者症状一般都会得到缓解。手术固定的目的在于防止发生潜在的呼吸衰竭、进行性神经功能恶化和死亡(罕见)。

3.8　潜在并发症

严重的后遗症包括脊髓病、呼吸衰竭、椎动脉夹层、神经系统损伤,如果不及时治疗,极少数情况下会导致四肢瘫痪或死亡。

3.9　患者和家属须知

儿童AAD很少由外伤引起。先天性C1-C2异常、占位性病变、遗传性疾病和综合征是儿童AAD的重要危险因素。

21三体综合征患儿易患此病;尽管尚不清楚ADI大于4~5mm的无症状型21三体综合征患者是否存在较高的神经后遗症风险,但应在3~5岁对患者进行AAD筛查(颈椎X线片);同样,建议Morquio综合征和Goldenhar综合征患者不要参加体育运动(特别是接触性运动),尽管这类患者可能不需要手术治疗。

(石长贵　晏美俊　唐国柯　译)

延伸阅读

1. Jain VK. Atlantoaxial dislocation. Neurol India. 2012;60(1):9–17.
2. Neal KM, Mohamed AS. Atlantoaxial rotatory subluxation in children. J Am Acad Orthop Surg. 2015;23(6):382–9.
3. Song D, Maher CO. Spinal disorders associated with skeletal dysplasias and syndromes. Neurosurg Clin N Am. 2007;18(3):499–514.

扫码获取
☆ 医学资讯
☆ 教学视频
☆ 高清彩图
☆ 交流社群
☆ 推荐书单

第 4 章

无放射学影像异常的脊髓损伤

Federico Canavese

4.1 定义

无放射学影像异常的脊髓损伤(SCIWORA)是一种以创伤性脊髓受损为临床特征的综合征,X线或CT扫描并无脊柱骨折或不稳定等异常征象。高达20%的儿童脊髓损伤(大多数年龄小于10岁)属于SCIWORA。SCIWORA通常发生在颈椎,但也可能发生在胸椎和腰椎节段。

4.2 自然病程

SCIWORA综合征中的脊髓损伤是由于椎动脉暂时闭塞导致的脊髓挫伤或缺血,随后椎骨自发复位到原来位置。儿童脊柱的特定生物力学允许骨骼肌肉系统超出正常生理运动范围,而没有骨折的风险。

8岁以下儿童发生SCIWORA的预后最差,这与头身比例大、颈椎活动度增加、固有韧带松弛、颈部肌肉组织不发达、椎骨骨化不完全、儿童时期颈椎小关节角度较平等因素有关。

如果出现永久性神经功能损害,患者100%会出现伴或不伴有骨盆倾斜的脊柱侧弯(麻痹性脊柱侧弯)。

4.3 体格检查

SCIWORA损伤机制通常是由于过度的伸展力(如车祸追尾)或直接正面撞击面部(如跳水、橄榄球、摔跤和棒球)所引起。

F. Canavese (✉)

Department of Pediatric Orthopedic Surgery, Lille University Center, Jeanne de Flandre Hospital, Lille, France

Faculty of Medicine Henri Warembourg, Nord-de-France University, Lille, France

对 SCIWORA 患者进行神经系统查体至关重要，这是由于患者可能会出现广泛的神经功能缺失，表现为从轻微到极其严重的症状，包括四肢瘫、偏瘫、半身瘫、麻痹、感觉异常、腱反射改变、膀胱和肠道功能丧失、前/中/后脊髓受压体征或 Brown-Séquard 综合征，以及脊柱周围局部疼痛、感觉过敏、擦伤和瘀伤。此外，约 50% 的患者神经功能缺失可能会延迟到受伤后几分钟甚至 48 小时才出现，该潜伏期与因撞击而出现不稳定的椎骨对脊髓造成的反复微损伤有关。通常而言，上肢的神经系统体征或功能缺失比下肢更严重（视频 3★）。

脊髓损伤的程度与 SCIWORA 损伤的部位相对应。建议在临床检查时参考 ASIA 量表（见附录 G）。

4.4　影像学检查

由于存在肌肉痉挛，X 线片的帮助有限，特别是单独的颈椎侧位片敏感性和特异性均较低。同时，拍摄颈椎正位、侧位、斜位、张口或齿状突位，可提高诊断的准确性。颈椎稳定性也可通过动力位（过伸过屈位）透视片来评估。此外，由于存在骨化不完全和正常解剖结构变异（如 C2-C3 假性半脱位），儿童颈椎 X 线片的解读可能相对困难。

CT 在检测骨质病变方面最准确。对于有神经系统症状且有钝挫伤病史的患者（X 线片和 CT 扫描无骨折证据），应怀疑 SCIWORA，需进一步进行 MRI。

MRI（矢状面）有助于确定损伤的位置和程度，因为 MRI 可显示急性脊髓损伤的征象（图 4.1），包括水肿、血肿、脊髓连续性断裂（离断）和髓核脱垂。MRI 还可突出显示 SCIWORA 损伤后的重要预后因素，如果血肿小于脊髓直径的 30% 或出现水肿表现往往预后良好，大多数情况下会随着时间的推移而消退；但如果是脊髓离断或血肿大于脊髓直径的 50%，则预后较差（图 4.2），临床常表现为轻瘫或全瘫。

4.5　鉴别诊断

鉴别诊断包括椎动脉栓塞和与心血管系统相关的疾病，如心内膜炎、心律失常、卵圆孔未闭、动脉炎或出血性疾病。还应排除急性或慢性脊髓炎（见第 1 章）。

4.6　治疗方案

由于大多数 SCIWORA 患者没有骨结构异常和脊柱序列异常（视频 2★），采取脊柱外固定 3 个月（包括支具、颈托或 Halo 背心）是主要治疗方法。大多数文献表明，采用

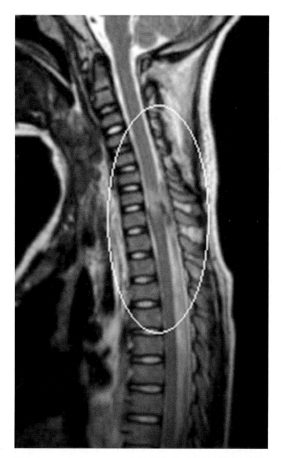

图4.1 SCIWORA。MRI 显示颈胸交界处脊髓受损。

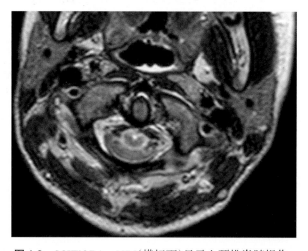

图4.2 SCIWORA。MRI(横切面)显示上颈椎脊髓损伤。

非手术治疗方式,SCIWORA 患者的神经功能也能得到明显改善。对于部分患者,如果 MRI 显示韧带损伤、不稳定、脊髓受压、神经功能恶化、无改善等,应作为手术减压联合或不联合融合术的指征。

对于动力位显示脊柱稳定性好且无症状的患者,可提前结束外固定。患者在诊断 SCIWORA 后 6 个月内应避免高风险运动,以防症状急性恶化并降低再次受伤的风险。

4.7　预后

SCIWORA 预后的两个主要预测因素是初始神经功能状态和 MRI 表现。对于不完全性神经损伤(没有骨结构病变和不稳)的患者,采取保守治疗,神经症状可得到改善。对于脊柱不稳或脊髓离断(初次就诊时完全性神经功能缺失)的患者预后最差,常伴有永久性神经功能缺失。

4.8　潜在并发症

SCIWORA 患者的潜在并发症包括终身残疾和脊柱畸形。

4.9　患者和家属须知

上颈椎在年幼儿童中更容易受到损伤,而下颈椎在年龄较大的儿童和青少年中更容易受到损伤,因为运动的支点在年幼儿童中位于 C2 和 C4 之间,而在青少年和成人中则位于 C5 和 C6 之间。

（石长贵　晏美俊　唐国柯　译）

延伸阅读

1. Carroll T, Smith CD, Liu X, et al. Spinal cord injuries without radiologic abnormality in children: a systematic review. Spinal Cord. 2015;53(2):842-8.
2. Launay F, Leet AI, Sponseller PD. Pediatric spinal cord injury without radiographic abnormality: a meta-analysis. Clin Orthop Relat Res. 2005;433:166-70.
3. Parent S, Mac-Thiong JM, Roy-Beaudry M, et al. Spinal cord injury in the pediatric population: a systematic review of the literature. J Neurotrauma. 2011;28(8):1515-2.

第2部分
成人脊柱损伤

第 **5** 章

上颈椎损伤

Sander P. J. Muijs, F. Cumhur Öner

5.1 枕骨髁和颅颈交界区损伤

颅颈交界区是脊柱活动度最大的部位,由枕骨髁和C1、C2组成;其稳定性主要取决于韧带结构。在所有的颈椎损伤中,大约有1/3累及颅颈交界区。过去在急救现场,颅颈交界区损伤往往就是致死性的,而伴随着创伤患者院前救治的改善,该伤情在医院治疗的比例也越来越高。

5.1.1 体格检查

损伤后主要症状包括意识改变、上颈部疼痛、枕部疼痛、颈椎运动丧失、斜颈和脑神经功能障碍(最常见的是第12对脑神经)。颈静脉孔位于髁状突的正外侧,内有颈静脉和第4~6对脑神经通过,这些神经支配咽喉、胸锁乳突肌和斜方肌活动。急性创伤性脑神经麻痹完全康复概率较低,相对而言,延迟出现的神经麻痹往往有更好的预后。

神经功能缺失经常发生于 B 型和 C 型损伤中,38%的患者出现四肢全瘫或不全瘫,34%出现偏瘫或轻偏瘫,10%的患者存在下脑神经麻痹(舌下神经、迷走神经),只有20%的患者没有神经功能损伤(视频1和视频3★)。

5.1.2 影像学检查

过去学者们提出多种放射学测量方法来评估寰枢椎区域(见附录A)。最常用的解剖学标志包括齿状突顶点、颅底(斜坡)最低点、C1后弓中点、颅后点(枕骨大孔后缘

S. P. J. Muijs · F. C. Öner (✉)

Department of Orthopaedics, University Medical Center Utrecht, Utrecht, Netherlands

e-mail: S.P.J.Muijs@umcutrecht.nl; F.C.Oner@umcutrecht.nl

中点）和棘突。

基于CT扫描的测量方法最为常用。例如，Pang提出的枕骨髁寰椎间隙（CCI），Harris提出的颅基底寰椎间隙（BAI），Wholey提出的齿状突颅基底间隙（DBI），Powers比值（CCI与BAI的比值），还有Sun提出的C1-C2/C2-C3棘间比。

MRI常用于观察脊髓压迫、脊髓病变和出血，并在有任何神经系统损伤症状时排除韧带的损伤。MRI也可排除SCIWORA（见第4章）。

寰枕脱位有时会自发部分复位，因此上述影像学检查可能会低估了损伤的程度。

即使在CT扫描几乎正常的情况下，在磁共振中也可发现颅颈交界处的广泛韧带损伤。对于所有疑似颈椎损伤的创伤患者，有关创伤机制和损伤动力学的检查是最重要的。

5.2 枕骨髁和颅颈交界区的损伤

5.2.1 枕骨髁骨折（AO A型）

高能量钝性压缩性损伤是枕骨髁骨折最常见的损伤机制。枕骨髁形成枕骨大孔的外侧边界。

5.2.1.1 治疗方案
大多数枕骨髁骨折没有任何韧带损伤的迹象，因此被称为AO A型损伤。

5.2.2 寰枢椎损伤（AO B型和C型）

由于伴随神经源性休克和呼吸停止，寰枢椎损伤通常是致命的，也因此较为少见。尽管目前因院前现场急救水平的提高，部分患者能幸存并送至急救中心。

C0（枕部）和C1之间的正常关系存在潜在的不稳定性。寰枕关节脱位（AO C型）由极大的力量所导致，在这种情况下，后纵韧带的颅内延伸部分由于轴向牵拉和极度过伸而断裂。这种损伤多见于高能量创伤后的儿童（见第1章），常由轴向、平移和旋转的复合力所导致。在一些没有脱位的病例中，韧带损伤只能在MRI上被发现（AO B型损伤）。

5.2.2.1 治疗方案
寰枢椎损伤是非常不稳定的，手法复位时可能发生呼吸停止和神经功能恶化。任何时候都应避免牵引。

手术治疗

AO 手术治疗 C 型损伤需要进行枕-颈融合术(图 5.1,视频 4★)。Halo-jackey 支架固定(视频 2 和视频 4★)能保证患者安全地转运、气管插管和手术台体位摆放。

保守治疗

寰枢椎脱位是非常不稳定的。Halo-vest 支架固定 6~8 周(视频 2★),且每周进行一次放射学随访,这种方法只适用于没有移位的 AO B 型损伤。

5.2.2.2　预后

预后在很大程度上取决于神经系统症状和是否存在伴随性(如血管)损伤。枕颈固定将导致颈椎在矢状面上屈伸活动至少减少 25°,以及失去约 50% 的颈部旋转。

5.3　C1 和 C1-C2 关节损伤

5.3.1　定义

C1 是一个由侧块和前、后弓形成的封闭环。C2 的齿突与 C1 衔接成寰枢关节,保证了颈椎的大部分旋转功能(所有其他节段加起来对颈椎旋转运动范围贡献较小)。

C1 骨折占寰枢椎损伤的 25%,占所有颈椎损伤的 10%。如果诊断为寰椎骨折,大约 50% 的病例会存在脊柱其他部位骨折(见附录 A)。

在治疗寰枢椎或寰枕损伤时,应考虑保留 C1-C2 段的运动功能。

孤立的 C1 侧块或后弓骨折在大多数情况下是稳定的(AO A 型)。寰椎损伤中最

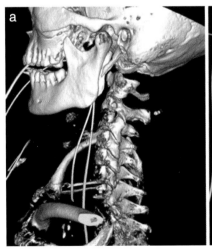
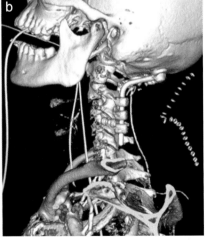

扫码观看高清彩图

图 5.1*　(a)三维 CT 重建显示明显的 C0-C1 脱位。(b)Halo 支架复位后的 C0-C4 成像。

经典的形式是 Jefferson 骨折,它属于爆裂性骨折,见于轴向压缩性损伤。这种骨折类型通常在侧块和 C1 的前后弓交界处存在双侧骨折。

评估横韧带的完整性对评估 C1 骨折至关重要。横韧带的损伤可导致 C1-C2 复合体不稳(AO B 型)。尽管大多数孤立的 C1 骨折患者没有任何神经功能障碍,但也可能发生继发性移位,并伴有神经功能恶化。

C1-C2 复合体 Frank 型脱位(AO C 型)是罕见的损伤,常见于儿童和年轻患者(见第1章)。

5.3.2 治疗方案

没有任何横韧带断裂迹象的寰椎损伤都被认为是稳定的,一般采用外固定治疗6~8周即可,但由于缺乏良好的科学证据,在不同类型固定支具的选择上(Halo 支架还是颈托)尚缺乏统一标准。

对于存在横韧带骨性撕脱的损伤,通过非手术治疗可获得良好的临床效果。这些损伤可用 Halo 支架固定 12 周来治疗(视频2★)。如果 MRI 显示有横韧带中段撕裂,选择非手术治疗时,预后就不太理想。

手术方案的选择旨在融合 C1 和 C2,包括 C1-C2 经关节螺钉固定和 Harms 技术固定(C1 侧块螺钉联合 C2 椎弓根螺钉、C2 峡部螺钉、C2 经椎板螺钉固定)(视频4★)。

5.3.3 预后

保守治疗可保留部分 C1-C2 关节的旋转活动范围,尽管因骨关节炎和(或)假关节形成而存在长期疼痛的风险。如果选择非手术治疗,在8周后影像学随访显示有寰枢关节不稳定的迹象,应重新考虑手术治疗。

5.4 C2及C2-C3损伤

在所有颈椎骨折中,C2 骨折约占 20%,在老年人群中尤为常见。最常见的骨折类型(见附录A)是齿状突骨折和 Hangman 骨折(双侧 C2 峡部损伤伴枢椎前脱位)。由于该节段的椎管直径较宽,因此骨折所造成的神经损伤的发生率低于 10%。C2-C3 损伤表现出较高的神经系统受累发生率(高达 25%),特别是在(双侧)关节脱位时。伴随的损伤包括椎旁软组织损伤、咽损伤、气管损伤、食管损伤,以及霍纳综合征;通过横突孔的骨折还需注意椎动脉损伤(见第4章)。

5.4.1　影像学检查

当怀疑有任何颈椎骨折时,应常规进行CT扫描。在怀疑有合并损伤或韧带损伤的情况下,应考虑进行MRI检查。

5.4.2　齿状突骨折

齿状突骨折是最常见的枢椎骨折,也是最常见的颈椎骨质疏松性骨折,可分为3种类型(图5.2)(见附录A)。

Ⅰ型齿状突骨折中,应排除寰枕脱位(颅颈交界区损伤AO C型)。如果不存在寰枕脱位(C2骨折AO A型),治疗方案以保守治疗为主,推荐佩戴颈托固定6周。

Ⅱ型齿状突骨折是最常见的类型,其骨折不愈合风险较高;在老年患者中若骨折移位超过6mm,保守治疗的不愈合率可高达75%,而存在症状的骨折不愈合发生率要低得多,但仍约为20%。

对于Ⅱ型齿状突骨折早期手术固定的必要性一直被广泛讨论,尤其对于老年人群。支持早期固定(前路齿状突螺钉固定)的外科医生认为,在老年人群中,Halo支架保守治疗有很高的致残率,甚至死亡率。相对而言,支持使用Halo支架保守治疗的外科医生(视频2★)认为,老年人群往往伴有骨质疏松,而且骨不连和螺钉固定失败的风险也很高。如果选择手术,对于老年人群最好采用C1-C2固定。如果Ⅱ型齿状突骨折后出现继发性脱位或症状性的骨折不愈合,应考虑对C1-C2进行固定融合。

Ⅲ型齿状突骨折通常比较稳定,可采用保守治疗,骨折愈合率在80%以上。虽然Ⅱ型和Ⅲ型齿状突骨折多采用Halo支架固定治疗,但缺乏证据表明颈托比Halo支架有更高的骨不连发生率。考虑到老年人群手术后或使用Halo支架保守治疗后存在

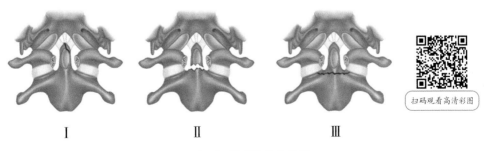

Ⅰ　　　　　　　　Ⅱ　　　　　　　　Ⅲ

扫码观看高清彩图

图5.2[*]　Ⅰ、Ⅱ、Ⅲ型齿状突骨折。

较高的并发症(视频2*),而且许多骨不连存在良性特征,采用颈托固定也是一种选择。

齿状突骨折的手术选择包括后路融合或在某些情况下使用前路齿状突螺钉固定。罕见情况下,齿状突骨折伴脱位可能导致颅颈交界区损伤AO C型损伤。

5.5   创伤性枢椎滑脱(Hangman骨折)

典型的Hangman骨折是指C2的椎弓根或者峡部骨折。创伤性枢椎滑脱的损伤机制是由悬吊过程中压缩和过伸导致的,而非牵引和过伸。这种损伤在潜水、交通事故和高处坠落中更为常见。

5.5.1   C2其他类型骨折

并非所有的C2骨折都可以用上述方法来分类。特别是枢椎椎体粉碎性骨折,它既不属于齿状突骨折,也不属于Hangman骨折。这些骨折(通常是屈曲型损伤)很难用Halo支架牵引来复位。当应用Halo支架固定时,需要过伸位来达到解剖复位,但患者却在该固定位下无法平视(视频2*)。根据我们的经验,在Halo支架的两个后垂直杆之间有一个水平杆,在其上放置一个垫子来稳定尾部的颈椎,可提供一个杠杆来复位并维持。当Halo支架固定后,出现神经功能受损或者疼痛性骨不连时,可选择手术治疗。

5.5.2   C1-C2复合伤

C1和C2联合骨折约占所有颈椎骨折的4%。在Ⅱ型或Ⅲ型齿状突骨折中,有53%发现寰椎骨折;在Hangman骨折中,有26%发现寰椎骨折。与单独的C1或C2骨折相比,C1-C2复合伤有更高的神经功能损伤率和致死率,这可能是由发生该类型骨折所需的高能量创伤所致。

5.5.2.1   治疗方案

大多数Hangman骨折是AO A型或B型,可通过使用颈托或Halo支架等保守治疗方式固定6~12周(视频2*)。

如果出现难复性椎体脱位,则有必要对Hangman骨折进行手术治疗。当需要手术时,可选择C1-C3后路融合(视频4*)或C2-C3前路融合。

在治疗C1-C2联合骨折时,C2损伤所需的治疗方式决定了手术方案。这些复合伤大多可使用颈托或者Halo支架进行外固定处理。C1-C2复合伤的手术选择适用于寰齿间隙>5mm,伴有MRI明确的非撕脱性横韧带中段损伤(C1前后弓和C1-C2关节损伤AO B型和C型),或非手术治疗后出现疼痛性骨不连。当由于C1的骨折类型无法进行器械固定时，可考虑采用C1-C2经关节螺钉固定或枕-颈融合术。

（张浩　晏美俊　唐国柯　译）

延伸阅读

1. Pang D, Nemzek WR, Zovickian J. Atlanto-occipital dislocation—Part 2: The clinical use of (occipital) condyle-C1 interval, comparison with other diagnostic methods, and the manifestation, management, and outcome of atlanto-occipital dislocation in children. Neurosurgery. 2007;61(5):995–1015.

2. Harris JH Jr, Carson GC, Wagner LK. Radiologic diagnosis of traumatic occipitovertebral dissociation: 1. Normal occipitovertebral relationships on lateral radiographs of supine subjects. AJR Am J Roentgenol. 1994;162(4):881–6.

3. Wholey MH, Bruwer AJ, Baker HL Jr. The lateral roentgenogram of the neck; with comments on the atlanto-odontoid-basion relationship. Radiology. 1958;71(3):350–6.

4. Powers B, Miller MD, Kramer RS, Martinez S, Gehweiler JA Jr. Traumatic anterior atlanto-occipital dislocation. Neurosurgery. 1979;4(1):12–7.

5. Sun PP, Poffenbarger GJ, Durham S, Zimmerman RA. Spectrum of occipitoatlantoaxial injury in young children. J Neurosurg. 2000;93(1 Suppl):28–39.

6. Jefferson G. Fractures of the atlas vertebra: report of four cases and a review of those previously reported. Br J Surg. 1920;7:407–22.

7. Spence KF Jr, Decker S, Sell KW. Bursting atlantal fracture associated with rupture of the transverse ligament. J Bone Joint Surg Am. 1970;52(3):543–9.

8. Anderson LD, D'Alonzo RT. Fractures of the odontoid process of the axis. J Bone Joint Surg Am. 1974;56:1663–74.

9. Patel A, Zakaria R, Al-Mahfoudh R, Clark S, Barrett C, Sarsam Z, Pillay R, Pigott TD, Wilby MJ. Conservative management of type II and III odontoid fractures in the elderly at a regional spine centre: a prospective and retrospective cohort study. Br J Neurosurg. 2015;29(2):249–53.

10. Muller EJ, Schwinnen I, Fischer K, Wick M, Muhr G. Non-rigid immobilisation of odontoid fractures. Eur Spine J. 2003;12:522–5.

11. Divi SN, Schroeder GD, Oner FC, Kandziora F, Schnake KJ, Dvorak MF, Benneker LM, Chapman JR, Vaccaro AR. AOSpine-spine trauma classification system: the value of modifiers: a narrative review with commentary on evolving descriptive principles. Global Spine J. 2019;9(1 Suppl):77S–88S.

扫码获取
☆ 医学资讯
☆ 教学视频
☆ 高清彩图
☆ 交流社群
☆ 推荐书单

第 6 章

下颈椎损伤

Luiz R. Vialle, Emiliano N. Vialle

6.1 定义

下颈椎是指从C3开始直至C7和T1椎间隙的区域。从C3到C7/T1椎间隙发生的损伤,都称为下颈椎损伤。

6.2 自然病程

下颈椎损伤约占所有钝性创伤的3%,根据最近的数据,每10万例钝性创伤中,有64例为下颈椎损伤。在发生下颈椎脊髓损伤的人群中,年轻人群的主要病因是交通事故,而老年人群的主要病因是跌倒;同时浅水区潜水也是发生下颈椎脊髓损伤的主要病因之一。当下颈椎损伤合并脊髓损伤时治疗的过程会更加费时费力,同时花费也更多。不幸的是,在一些病例中,出现了因诊断不足而导致继发畸形和永久性神经损伤。因此,规范的手术操作对治疗所有创伤患者显得尤为重要。

6.3 体格检查

简单的体格检查能反映患者颈椎损伤的严重程度,非卧床患者与四肢瘫痪患者存在明显不同。体格检查从触诊开始,检查者必须关注水肿、压痛、捻发音、血肿等。对检查者来说,即使是颈部轻微的疼痛也要引起警惕。如果有脊髓损伤,应按照既定方案对病例进行神经功能评估(视频1*)。要对所有的临床和神经学表现进行注释,

L. R. Vialle (✉)
Pontifical Catholic University of Paraná, Curitiba, Brazil
e-mail: vialle@vialle.com.br
E. N. Vialle
Cajuru University Hospital, Curitiba, Brazil
e-mail: evialle@hotmail.com

因为变化常发生在创伤后的第1阶段(数小时内)。

6.4　影像学检查

　　并非所有颈椎外伤病例都应进行各种影像学检查。有两个公认的标准:加拿大颈椎放射标准和北美急诊X线应用低风险国家标准。加拿大颈椎放射标准更精确,因为在检查时,需要评估局部的疼痛和活动受限,无主要临床和神经体征的患者不需要进行影像学评估。这一标准不仅可以节省时间,而且在经济上更具合理性。

　　然而,任何严重创伤或有症状的病例都应去做放射学检查。标准的X线片正侧位和过伸过屈位可能并不总是可信。大多数时候,肌肉痉挛或疼痛可掩盖小的脱位。不建议在急诊室完善颈椎过伸过屈位X线片,不稳定的脊柱可能会使患者有脊髓受压或脊柱脱位的危险。同样,肥胖患者、大肩膀患者和昏迷患者在颈胸交界区难以在X线片上评估(由于组织叠加)(图6.1a),尤其在颈胸交界区微小损伤往往被漏诊。为了避免下颈椎损伤漏诊,可选择CT作为影像学检查的方法(图6.1b,c)。CT快速可靠、

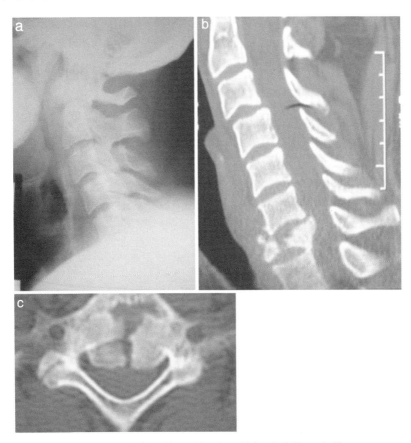

图6.1　(a)肩部遮挡下颈椎;(b,c)同一患者的CT扫描。

灵敏度高,可提供三维重建。

若CT扫描阴性后仍存在疑问,应采用MRI来评估韧带、小关节、椎间盘和脊髓。然而,在急诊中,一线影像学检查是X线片和CT扫描,MRI的作用有限。在X线检查无明显异常但有疼痛症状的情况下,一旦肌肉痉挛缓解,应在2周内进行第2次X线检查。在这种情况下,可能会检测到颈椎的不稳定性(图6.2)。

6.5 分类

多年来,人们尝试根据受力方向、损伤机制和畸形类型对颈椎损伤进行分类。最近,AO发表了颈椎损伤分类系统,它是目前唯一被证实有效的分类系统。急诊室中的神经系统评估及其改良版是评估损伤和决定治疗方案的有用工具。该分类系统的主要创新之处在于对关节突损伤的独立分析。它有助于外科医生正确理解病变及其治疗(见附录B)。

6.6 鉴别诊断

我们的目标是根据分类系统评估损伤的严重程度及其潜在的不稳定性。韧带在X线上不明显,简单的A1型骨折可能隐藏着更复杂的不稳定性B型骨折。该分类系统的改良版强调了上述可能性。有疼痛或压痛的触诊是"危险信号",需要进一步检查(X线、CT扫描,最终MRI)(图6.3)。需要鉴别韧带损伤,以避免脱位引起的并发症或因误诊损伤导致的后期畸形。

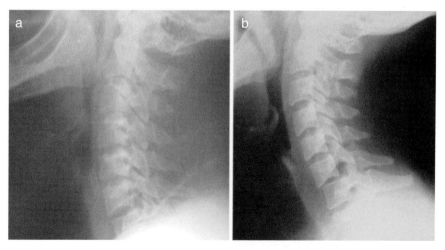

图6.2 (a)在急诊室拍摄的侧位X线片显示正常结果;(b)伤后2周的对照X线片显示C6-C7损伤。

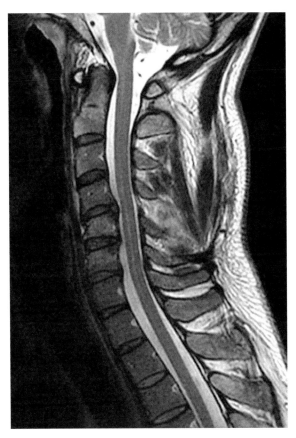

图6.3 C5损伤分型为AO A1型;进一步观察C4-C5棘突间撕裂伴有韧带损伤(AO B2型损伤)。

6.7 治疗方案

一般来说,稳定的损伤可通过使用颈托进行保守治疗。另一方面,不稳定性损伤及有神经功能症状的损伤应通过手术治疗(视频1、视频2和视频4*)。前路手术是我们的首选,尤其是有脱位时;这是一种相对快速的手术,可通过去除椎间盘/骨碎片进行有效减压,也可进行稳定的钢板螺钉固定。一些严重不稳定或累及颈胸交界区的病例可能需要前后联合入路(视频3*和视频4*)。

6.8 预后

如果没有神经损伤症状,恢复通常很快。损伤经过适当的分类和治疗,并进行良好的手术,大约3个月即可痊愈。远期还必须考虑相邻节段椎间盘退行性变的可能性。

6.9　潜在并发症

除神经功能障碍外,并发症还包括假关节形成、感染和术后畸形。对于外科医生来说,并发症的处理通常具有挑战性。

6.10　患者和家属须知

需要提醒患者和家属在术后期间注意潜在的并发症并定期随访。他们应该了解限制日常生活活动的重要性,以及康复所需的时间;显然,神经系统受累需要多学科治疗。

（张浩　晏美俊　唐国柯　译）

延伸阅读

1. Stiell IG, Wells GA, Vandemheen KL, et al. The Canadian C-spine rule for radiography in alert and stable trauma patients. JAMA. 2001;286:1841-8.
2. Vaccaro A, Koerner J, Radcliff K, et al. AOSpine subaxial cervical spine injury classification system. Eur Spine J. 2016;25:2173-21.
3. https://surgeryreference.aofoundation.org/spine/trauma

扫码获取
☆ 医学资讯
☆ 教学视频
☆ 高清彩图
☆ 交流社群
☆ 推荐书单

第 7 章

胸腰椎损伤

Alpaslan Şenköylü

7.1 定义

约一半的脊柱骨折发生在胸腰椎交界区(T10-L2)。胸腰交界区是灵活的腰椎和相对固定的胸椎之间的过渡区域,存在水平位方向的关节突关节、胸廓和薄弱的椎间盘。因此,这个区域承受着较大的生物力学应力。大多数胸腰椎损伤发生在骨质正常的个体中,是由高能量钝性创伤(交通事故或从高处坠落)所致。

7.2 自然病程

伤情的严重程度不同,病程的自然转归也不同。许多临床分类系统已发展到可预测这类骨折的自然病程和治疗方案。其中,AO胸腰椎分类系统已被证明是可靠且可重复的(见附录C)。A型至C型骨折的预后较差,特别是C型骨折中有高达50%的病例伴有神经损伤。

无神经功能受损的胸腰椎爆裂性骨折预后也不同(见附录C),包括AO A3型(稳定型)和A4型(不稳定型)。其中,AO A3型骨折生物力学稳定,很少需要手术治疗,而AO A4型骨折由于进行性后凸畸形(不稳定的骨折类型)(见第51章)的风险很高,通常需要手术治疗。AO A2型损伤("钳形"骨折)有出现假关节的风险,因为椎体冠状缝可能导致椎间盘组织渗漏于碎裂的骨折块之间,从而阻碍骨质的愈合。

7.3 体格检查

在优先处理危及生命的损伤后,应详细了解创伤病史。需要触诊筛查来定位疼痛部位,并排除并发的脊柱损伤(并不罕见)。

A. Şenköylü (✉)

Department of Orthopaedics and Traumatology, Gazi University, Ankara, Turkey

患者取侧卧位，从上向下触诊脊柱。应仔细检查患者背部是否有瘀伤、压痛和棘突之间明显的间隙，这是后方韧带复合体损伤的表现。

对四肢进行彻底的神经系统检查是非常重要的（视频3★）。由于脊髓终止于L1-L2水平，胸腰交界区损伤可引起脊髓、脊髓圆锥和（或）腰神经根损伤。

具有上运动神经元体征的脊髓损伤应根据美国脊髓损伤协会（ASIA）进行分类，以评判预后（见附录G）。

圆锥损伤伴有括约肌功能障碍、肛周感觉丧失和下肢运动功能保留。

神经根损伤表现为下运动神经元受损症状，包括相应支配肌肉的弛缓性瘫痪、腱反射减弱、病理性反射缺失（视频3★）。

7.4　影像学检查

标准放射学检查应包括受损伤部位的正侧位X线片。正位片可显示旋转和椎弓根间隙、棘突间隙变宽，而侧位片可显示椎体楔形变、局部后凸、平移和棘突间隙增宽（图7.1a）。

CT扫描提供了骨组织的高质量图像，是确诊先前在X线片上识别到的骨性病变的最佳成像方式。二维和三维重建的图像为损伤分类提供了更好的阐述（图7.1b）。

在伴有脊髓或神经根损伤的患者中，MRI用于评估后方韧带复合体损伤；MRI还可通过筛查整个脊柱来识别非连续性损伤。

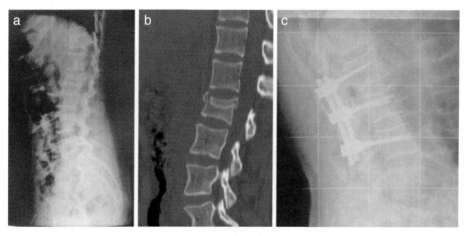

图7.1　患者女，32岁，因交通事故入院。(a)侧位X线片显示L2水平上终板塌陷导致楔形变。(b)矢状面二维重建CT扫描图像显示L2椎体AO A3型（不完全爆裂性）骨折。(c)在与患者讨论治疗方案后，决定采用后路短节段内固定手术，术后并进行早期下床活动。

7.5 鉴别诊断

对于无创伤史和有低能创伤史(从站立的高度坠落)的患者,应排除病理性骨折和骨质疏松性骨折。

MRI检查有助于恶性肿瘤病变的鉴别诊断。整个椎体受累、椎体后壁后凸、终板侵袭、多发病灶、软组织(或)椎体后结构受累提示恶性肿瘤导致的病理性骨折。

7.6 治疗方案

脊柱创伤的处理包括患者的转运、患者的护理、急诊室的治疗、骨折的治疗和后期的康复治疗。

从事故现场小心谨慎地转运至医院,是防止脊髓二次损伤的重要一步。在到达急诊室后,必须评估患者的一般情况和并发损伤的存在。如果患者一般情况稳定,可立即进行脊柱损伤的治疗。

如果损伤稳定,推荐保守治疗。Panjabi 和 White 定义的稳定性概念如下:"在生理负荷下保持脊柱轴线排列,无神经功能损伤和疼痛。"幸运的是,大多数胸腰椎骨折是稳定的,可通过佩戴硬性支具进行保守治疗,如胸腰骶固定器(TLSO)。单纯压缩骨折(AO A1 型)和稳定爆裂性骨折(AO A3 型)可使用支撑支具治疗 8 周(夜间可拆除支具)。

正侧位片有助于评估稳定性和用于随访。早期康复治疗对预防并发症很重要。

一般来说,AO A4 型、B 型和 C 型损伤为不稳定性损伤,需要手术治疗。伴有神经功能损伤在临床上被认为是不稳定的,应进行手术治疗。急诊手术治疗包括减压和内固定,可增加神经功能损伤患者的恢复机会。椎弓根螺钉固定(视频 5★)能有效提供生物力学稳定性;短节段固定还是长节段固定、前路固定还是后路固定应根据骨折类型、受累节段数量、并发症的存在,以及神经系统状况来决定(图 7.1c)。椎管减压术仅适用于因椎管受损而导致神经功能损伤的患者。如果能获得稳定的内固定(A 型和 B 型骨折),术后不需要使用硬性支具。术后早期康复治疗很重要。

7.7 预后

椎体假关节不太可能发生,因为椎体有良好的愈合潜力。

与脊髓损伤相比,神经根损伤的预期结果相对更好,这将在第 9 章中重点讨论。

7.8 潜在并发症

创伤后脊柱后凸可能与早期误诊损伤的类型有关,也可能与多发创伤时的漏诊有关(见第51章)。其他并发症通常与手术入路和手术器械的使用有关。

7.9 患者和家属须知

胸腰椎骨折应被认为是一种可能需要多学科治疗(手术/康复)的严重创伤。恢复到正常的社会生活可能需要3个多月的时间。

(张浩 晏美俊 唐国柯 译)

延伸阅读

1. Gnanenthiran SR, Adie S, Harris IA. Nonoperative versus operative treatment for thoracolumbar burst fractures without neurologic deficit: a meta-analysis. Clin Orthop Relat Res. 2012; 470(2):57-77.
2. Schroeder GD, Harrop JS, Vaccaro AR. Thoracolumbar trauma classification. Neurosurg Clin N Am. 2017;28(1):23-9.
3. Vaccaro AR, Schroeder GD, Kepler CK, et al. The surgical algorithm for the AOSpine thoracolumbar spine injury classification system. Eur Spine J. 2016;25(4):1087-94.

扫码获取
☆ 医学资讯
☆ 教学视频
☆ 高清彩图
☆ 交流社群
☆ 推荐书单

第 8 章

骶骨损伤

Luiz R. Vialle, Emiliano N. Vialle

8.1 定义

骶骨损伤会影响骶骨及其与骨盆带的关系。因此,骶骨损伤可以是单独发生的,也可以与骨盆和(或)骶髂关节的骨折合并发生。

8.2 自然病程

骶骨损伤一般由高能创伤引起,常伴有其他器官损伤,以血流动力学不稳定为特征。尽管有可能是其他原因(如高处坠落伤),但大多数骶骨损伤都是交通事故造成的。伴随出现的其他骨盆和长骨骨折并不少见,神经系统或肛门直肠后遗症也比较常见。

8.3 体格检查

由于骶骨损伤与高能创伤相关,所有的创伤高级生命支持程序(ATLS)原则都必须应用。当骨盆环破裂时可能发生出血(尤其是开放性损伤),因此必须特别注意避免血流动力学衰竭(图8.1a-c)。一旦腹部和泌尿生殖系统的评估通过后,出血也得到控制,那么检查者就可继续进行临床检查。原则上要进行神经系统检查,是为了确定是否有任何运动功能或感觉功能的丧失,应尽可能仔细地评估L5-S2区域的神经功能(视频1★)。

L. R. Vialle (✉)
Curitiba, Brazil
e-mail: vialle@vialle.com.br
E. N. Vialle
Cajuru University Hospital, Curitiba, Brazil
e-mail: evialle@hotmail.com

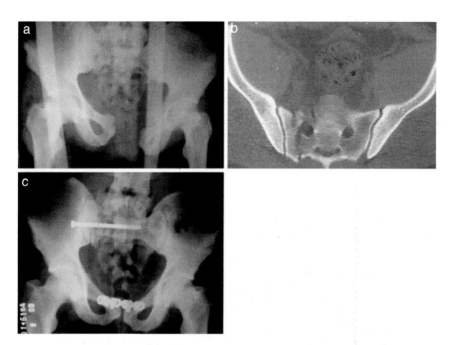

图8.1　(a)"开书样"骨盆骨折;(b)骨盆骨折B3型;(c)该患者的术后X线片。

在老年人群中,骨质疏松或肿瘤损伤引起的病理性骨折中,骶骨骨折也有涉及。尤其在确定为骨质疏松性骨折时(通常是由跌倒引起),这一点很重要。

8.4　影像学检查

在最初的骨盆创伤放射检查方案——骨盆正位、入口位和出口位之后,下一项应进行CT扫描,或者某些急诊室的第1个检查就直接完成CT扫描。在多发伤患者中,骶骨损伤的延迟诊断是很常见的。常规的CT扫描可清楚地分辨轻伤和重伤,损伤分类系统的应用可有助于外科医生进行临床决策(图8.2)。尽管MRI可能有助于评估神经根损伤或病理性骨折(图8.3),但患者在急诊室时很少用到。

8.5　分类

传统上,因为骶骨与骨盆相关,所以骶骨骨折被列入骨盆创伤分类中。很少有分类优先考虑骶骨骨折,尽管目前既没被涵盖也没有被验证。AO脊椎的骶骨骨折分类为正确理解损伤引起的移位提供了一个明确的工具。对骨折形态改变的分析确定了畸形的严重程度和相关的不稳定性。入院时的神经学评估及其改良版的应用有助于治疗方法的制订。可以在网上找到详细的描述,附录D重点介绍了这一分类。对损伤的正确认识使外科医生能够区分稳定性损伤和不稳定性损伤,确认脊柱骨盆是否受

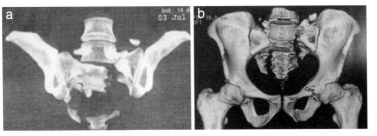

图 8.2 骨盆骨折 C3 型。(a)CT 轴向扫描;(b)三维 CT 重建。

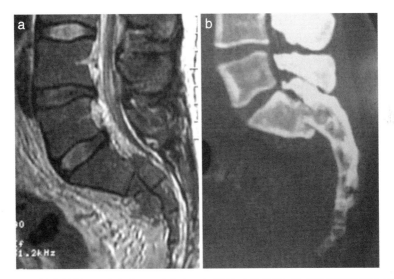

图 8.3 骨盆骨折 C3 型。(a)MRI 比 (b)CT 扫描缺乏精确度,后者能指导治疗决策。

累,并提出最佳治疗方案。

8.6 鉴别诊断

尽管对不稳定程度的充分评估是至关重要的,但并没有需要牢记的重要鉴别诊断。需要对高质量的图像进行分析并正确应用分类,以排除复杂的脊柱-骨盆分离。未移位的 C0 型骨折可能是不稳定的,如果没有正确的认识,可能会发生二次移位。外科医生必须时刻注意更严重的微小损伤迹象,因为轻微的 L5 横突撕脱骨折可能是垂直不稳定的预警信号。

8.7 治疗方案

保守治疗。保守治疗是一种适用于所有稳定的没有关节断裂或骨盆环分离损伤的治疗选择,包括卧床休息和渐进的锻炼,而不是完全负重。患者必须定期进行每周一次的 X 线检查,以便及时发现任何误诊或轻微的移位,然后再重新评估治疗方案。

手术治疗。当出现无法控制的疼痛、不稳定或严重移位，并认为有必要进行固定或复位时，可选择手术治疗。根据经验，重要的是首先复位和固定骶骨，然后在需要时加用内固定（视频1★）。可供选择的方法：①病理性骨折注射骨水泥，可有效控制疼痛；②经皮骶髂螺钉治疗经翼骨折，主要是B型损伤（图8.1c）；③脊柱骨盆内固定治疗不稳定损伤（C型，图8.4）。

根据临床状态、损伤解剖和移位程度，治疗的目标是通过牢固的内固定来减少并稳定损伤；这通常意味着从L4到髂骨翼（单侧或双侧）的脊柱骨盆内固定（图8.4c,d）。

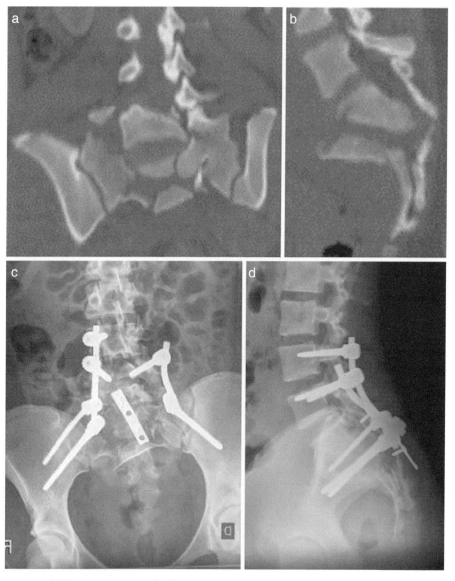

图8.4　骨盆骨折C3型。(a,b)CT扫描显示移位与不稳；(c,d)双侧髂腰固定联合后路钢板固定。

8.8　预后

预后取决于受伤的严重程度。在 A 型损伤中,大约 2 个月内恢复正常的日常生活活动是可能的,而从严重的骶骨损伤中完全恢复则需要一个更长期的康复过程。

8.9　潜在并发症

必须提醒患者有潜在的并发症,如神经功能缺陷、残存畸形、下肢不等长、假关节、术后感染(这并不少见,因为手术入路靠近会阴部)。最初的治疗必须考虑所有这些问题,外科医生必须使用所有资源来实现最佳复位和固定。

8.10　患者和家属须知

在开始任何治疗之前,必须向患者和家属强调这种损伤的后果。这在急诊室可能是危及生命的情况,对手术而言,这是一个要求很高的手术,有许多潜在的术后并发症和风险。所有潜在并发症都应向患者和家属仔细解释、详细说明。最后一点,患者和家属应该为长期的康复过程做好准备。

（朱亮　蔡伟良　晏美俊　译）

延伸阅读

1. Vaccaro A, Schroeder G, Divi S, Kepler C, et al. Description and reliability of the AOSpine sacral classification system. J Bone Joint Surg Am. 2020;102:1454−63.
2. Spine, trauma, sacral fractures, classification. www.aosurgeryreference.com
3. Bellabarba C, Schildhauer TA, Vaccaro AR, Chapman JR. Complications associated with surgical stabilization of high−grade sacral fracture dislocations with spino−pelvic instability. Spine. 2006;31(11 Suppl):S80−8.

扫码获取
☆ 医学资讯
☆ 教学视频
☆ 高清彩图
☆ 交流社群
☆ 推荐书单

第 9 章

脊髓损伤及相关情况

Paula Valerie ter Wengel , F. Cumhur Öner

9.1 定义

创伤性脊髓损伤(tSCI)被定义为脊柱创伤所致的神经功能障碍。其发病率每年为1/10万~8.4/10万,各国之间差异很大。颈部脊髓是最常见的受累节段,其次是胸腰段脊髓。损伤的严重程度一般根据美国脊柱损伤协会(ASIA,见附录G)损伤等级(AIS:AIS A~E级)进行分类。30%~55%的tSCI患者会出现完全性神经损伤(AIS A级)。

9.2 自然病程

初始神经损伤的严重程度对神经预后有负面影响,与不完全性损伤的AIS B级和AIS C级患者相比,完全性损伤的AIS A级和不完全性损伤的AIS D级患者在神经学上恢复的可能性较小。创伤后1年,70%~85%的AIS A级患者和85%~88%的AIS D级患者将无法恢复。与AIS B级和AIS C级患者相比,严重程度较轻的不完全性tSCI(AIS D级)患者神经功能恢复的可能性也较小。总体而言,马尾神经损伤有更好的实质性恢复潜能。

9.3 体格检查

如果可行,应根据国际脊髓损伤神经学分类标准(ISNCSCI)对患者进行神经学评估。这项系统的神经学检查用于确定tSCI的运动和感觉障碍、严重程度和损伤水平(视频3★)。神经损伤的严重程度按AIS分级,其中AIS A级为完全性tSCI,AIS B~D级

P. V. ter Wengel

Department of Neurosurgery, Haaglanden Medical Center, The Hague, Netherlands

e-mail: v.ter.wengel@haaglandenmc.nl

F. C. Öner (✉)

Department of Orthopaedics, University Medical Center Utrecht, Utrecht, Netherlands

e-mail: F.C.Oner@umcutrecht.nl

为不完全性 tSCI。AIS B 级是指运动完全性损伤,其感觉保存在损伤平面以下,至少应包括下腰骶椎节段。AIS C 级是指运动不完全性损害,程度从仅存在自主肛门收缩到低于损伤水平的某些运动功能保留,其中至少一半关键肌肉的抗重力功能不足(<MRC3)。AIS D 级指的是至少一半的关键肌肉具有抗重力功能的不完全运动损伤(≥MRC3)。当上肢与下肢相比,有不成比例的运动缺陷时,被定义为中央脊髓损伤(TCCI)。虽然 TCCI 是最常见的不完全性 tSCI,但对 TCCI 患者的定义和治疗仍存在不一致。一些人认为,与不完全性 tSCI 相比,TCCI 患者的预后更好。然而,根据 AIS 分级损伤评估的初始严重程度在神经恢复潜力中起着更重要的作用,而不是 TCCI 样损伤。

9.4　影像学检查

检查应从高质量 CT 扫描开始,并进行多平面重建。对于 tSCI 的病例,即使在 CT 扫描上没有看到损伤,也应进行 MRI 检查。术前应优先进行 MRI 检查,以充分评估脊髓受压、出血、外伤性椎间盘突出、硬膜外血肿或韧带损伤的程度。

9.5　鉴别诊断

完全性脊髓损伤最初很难与脊髓休克区分开来。脊髓休克的特征是 tSCI 后反射、运动和感觉功能的暂时减少或丧失,可持续数小时至数周。严重的脊髓损伤和神经损伤程度越高,脊髓休克越明显。关于脊髓休克期的结束存在争议,通常来说,脊髓休克恢复开始于反射的逐渐恢复。虽然在急性期很难区分,但只有约 3% 的完全性颈椎 tSCI 患者会在 1 周内表现出一些自发的神经恢复,这表明脊髓休克正在恢复。

9.6　神经源性休克

T6 以上的损伤会导致自主神经功能的突然丧失。这可能导致危及生命的分布性休克,伴有低血压、心动过缓和外周血管扩张。急性期应排除低血容量性休克。与低血容量性休克不同,神经源性休克患者不会出现心动过速,但会因为失去交感神经支配而出现心动过缓。

9.7　治疗方案

手术的目的是在对受伤的脊髓进行减压的同时,恢复脊柱的排列和稳定,早期治疗增加了康复的机会。危及生命的损伤应首先得到处理。当有持续的脊髓压迫时,应进行减压,以防止对脊髓的进一步损伤,并促进潜在的神经恢复。脱位性损伤应及时进行闭合复位治疗,其他压迫性损伤则应采取手术治疗,关于最佳手术时机仍存在争议。创伤后24小时内的手术减压已被证明增加了神经恢复的机会,并防止了继发恶化。虽然早期治疗增加了康复的机会,但更早时间段的治疗效果(8~12小时内)仍在研究中。手术计划取决于损伤的类型和脊髓的受压程度,但椎板切除术似乎比单纯的前路手术更有可能充分减压脊髓。

9.8 预后

神经功能的预后取决于损伤节段、损伤严重程度及手术时机。当在24小时内进行手术减压时,完全性颈椎tSCI(AIS A级)患者改善≥2级的AIS分级的可能性明显高于在这时间段之后进行的手术,分别为22.6%和10.4%。约27.2%的颈椎tSCI(AIS A~D级)患者在24小时内手术可恢复>2级的AIS分级,甚至恢复正常,而在这时间段之后手术的患者,这一比例为26.5%。对于胸腰椎tSCI,当手术在24小时内进行时,这一比例为42%,而在这之后进行的手术,这一比例为27.3%(表9.1至表9.4)。

损伤的严重程度不仅影响tSCI患者的功能结果,而且对肺部、泌尿生殖系统并发

表9.1 手术时机对完全性颈椎tSCI患者改善>2级的AIS分级的影响

第一作者	患者总人数	改善后的患者数		提升的比率	低于 95%CI	高于 95%CI
Fehlings [30]	44	8		21.7	14.2	29.3
Levi [34]	22	5		22.7	14.9	31.8
Umerani [41]	12	3		23.0	14.3	34.3
Newton [37]	24	7		23.7	16.0	34.8
Randle [39]	20	3		21.7	12.7	30.0
Bourassa-Moreau [28]	14	4		23.4	15.1	35.5
Papadopoulos [38]	38	8		22.4	15.2	30.5
Jug [33]	26	4		21.5	12.8	29.4.
Mattiassich [36]	20	5		23.0	15.0	33.0
Hansebout [32]	14	4		23.3	15.1	34.2
Grassner [31]	14	5		24.2	16.0	37.4
早期手术	248	56		22.6	16.6	28.7
Fehlings [30]	27	3		10.6	5.3	17.1
Levi [34]	14	4		11.9	5.9	218
Umerani [41]	20	2		10.5	5.2	17.1
Randle [39]	12	1		10.5	5.1	17.2
Liu [35]	66	8		10.8	5.7	16.3
Benzel [23]	35	0		9.2	3.5	15.1
晚期手术	174	18		10.4	5.6	15.8

0 10 20 30 40 50 60
%

表9.2 手术时机对不完全性颈椎 tSCI 患者改善>2 级的 AIS 分级的影响

第一作者	患者总人数	改善后的患者数		提升的比率	低于 95%CI	高于 95%CI
Fehlings [30]	87	30		33.4	25.1	43.2
Umerani [41]	19	8		35.6	22.1	53.9
Newton [37]	17	6		32.5	16.0	34.8
Papadopoulos [38]	28	6		26.4	15.2	30.5
Jug [33]	16	8		38.3	12.8	29.4
Mattiassich [36]	29	9		30.7	15.0	33.0
Grassner [31]	21	1		20.3	16.0	37.4
早期手术	217	68		30.4	16.6	28.7
Fehlings [30]	64	17		28.8	19.0	38.2
Umerani [41]	41	8		25.3	13.8	36.4
Randle [39]	12	6		38.6	22.9	59.7
Liu [35]	251	86		34.0	28.6	39.6
Benzel [23]	51	21		37.9	27.4	50.8
晚期手术	419	138		32.5	21.4	45.8

0 10 20 30 40 50 60
%

表9.3 手术时机对完全性胸椎/胸腰椎 tSCI 患者改善>1 级的 AISA 分级的影响

第一作者	患者总人数	改善后的患者数		提升的比率	低于 95%CI	高于 95%CI
Cengiz [23]	6	4		58.4	25.1	89.4
Bourassa [5]	24	4		19.5	7.0	36.1
Rahimi [22]	7	1		22.1	3.3	51.8
Payer [26]	6	5		69.3	34.6	95.4
Dobran [32]	16	6		37.6	17.6	60.1
早期手术	59	20		40.0	11.2	79.4
Cengiz [23]	7	1		18.7	2.3	47.2
Bourassa [5]	9	2		23.6	5.4	49.7
Rahimi [22]	9	1		16.5	2.1	40.7
Rahimi [33]	11	8		63.5	34.7	87.8
Rahimi [29]	10	2		21.6	4.7	46.7
晚期手术	46	14		27.4	4.8	61.9

0 10 20 30 40 50 60 70 80 90 100
%

表9.4　手术时机对不完全性胸椎/胸腰椎 tSCI 患者改善>1级的 AISA 分级的影响

第一作者	患者总人数	改善后的患者数		提升的比率	低于95%CI	高于95%CI
Cengiz [23]	6	6		87.8	65.9	99.2
Du [24]	331	170		51.9	46.3	57.3
Rath [27]	7	7		88.6	67.0	99.2
Rahimi [22]	9	7		78.5	54.7	94.9
Clohisy [34]	9	7		78.5	52.9	94.8
Payer [26]	8	7		83.5	60.3	97.5
Dobran [32]	16	13		80.7	62.1	94.0
早期手术	386	217		81.3	62.2	94.3
Cengiz [23]	8	3		45.6	18.3	73.8
Du [24]	380	158		41.8	37.0	46.9
Rath [27]	26	18		67.5	49.6	83.2
Rahimi [22]	10	7		66.3	41.1	87.6
Clohisy [34]	10	5		53.0	26.9	78.1
Wang [25]	11	10		80.4	57.7	96.4
晚期手术	445	201		60.2	36.4	82.6

0 10 20 30 40 50 60 70 80 90 100
%

症、疼痛、压疮等长期并发症的终身发生率产生负面影响。这些并发症可能会导致频繁地再住院,而且是导致再次发病甚至死亡的原因。

9.9　潜在并发症

与延迟手术相比,早期手术并不会导致更高的术后并发症发生率或死亡率。相反,早期手术治疗似乎可降低急诊住院期间的总体并发症发生率。然而,患者有可能在手术后出现神经功能恶化,这一点不受手术时机的影响。在急性期过后,由于 tSCI 引起的晚期并发症可能会发生,并且基本上与损伤的严重程度有关。这些晚期并发症包括肠道、膀胱和肺功能障碍,以及压疮、疼痛、痉挛、性功能障碍,甚至增加了死亡率。

9.10　患者和家属须知

初始损伤的严重程度直接影响神经预后。越来越多的证据表明,24小时内早期减压对神经功能恢复有积极作用。超早期干预的受益效果尚不清楚,还有待阐明。损伤的严重程度不仅与神经系统的改善能力有关,而且还与长期并发症的存在有关,这些长期并发症可能会导致很高的发病率,甚至死亡率。

（朱亮　蔡伟良　晏美俊　译）

延伸阅读

1. Aarabi B, Olexa J, Chryssikos T, et al. Extent of spinal cord decompression in motor complete (American spinal injury association impairment scale grades A and B) traumatic spinal cord injury patients: post-operative magnetic resonance imaging. Analysis. 2019;876:862-76. https://doi.org/10.1089/neu.2018.5834.
2. Fehlings MG, Vaccaro A, Wilson JR, et al. Early versus delayed decompression for traumatic cervical spinal cord injury: results of the surgical timing in acute spinal cord injury study (STASCIS). PLoS One. 2012;7(2):e32037. https://doi.org/10.1371/journal.pone.0032037.
3. Ter Wengel PV, de Witt Hamer PC, Pauptit JC, Van der Gaag NA, Oner FC, Vandertop WP. Early surgical decompression improves neurological outcome after complete traumatic cervical spinal cord injury: a meta-analysis. J Neurotrauma. 2019;36(6):835-44. https://doi.org/10.1089/neu.2018.5974.

扫码获取

☆ 医学资讯
☆ 教学视频
☆ 高清彩图
☆ 交流社群
☆ 推荐书单

第 10 章

骨质疏松性骨折

Luiz R. Vialle, Emiliano N. Vialle

10.1 定义

当骨小梁在生理条件或轻微创伤下不能承受正常的压缩力时,就会发生骨质疏松性骨折;这种损伤也被称为"应力性骨折""脆性骨折"或"不完全骨折"。

10.2 自然病程

由于预期寿命的延长,加上代谢变化(如维生素D缺乏、钙摄入不足、久坐不动、遗传影响等),骨质疏松性骨折变得越来越频繁。这种情况是绝经后女性的常见问题,与激素变化有关,尽管它也会影响约20%的男性。

患者可能会承认有轻微创伤,出现咳嗽或打喷嚏,甚至没有创伤。如果没有发现骨质疏松性骨折和给予足够的护理,骨折的脊柱可能会塌陷,导致脊柱后凸增加,并最终压迫神经组织。

10.3 体格检查

一般来说,患者主诉患处疼痛,有时疼痛剧烈导致临床检查可能会变得困难。局部压痛有助于定位受影响的脊椎(或椎骨)。这是一个重要的步骤,因为必须获取准确的初始影像,否则可能会遗漏骨质疏松性骨折。一些患者在腰骶交界处出现疼痛(放射性疼痛),从而导致影像学层面的错误及潜在的误诊。

L. R. Vialle (✉)

Pontifical Catholic University, Curitiba, Brazil

e-mail: vialle@vialle.com.br

E. N. Vialle

Cajuru University Hospital, Curitiba, Brazil

10.4 影像学检查

X线检查需要以最疼痛的部位为中心进行,有时会在普通X线片上看不到骨折。然而,持续性疼痛或疼痛加重的患者可能需要重新进行X线检查。在这个阶段,骨折及相关的畸形(如塌陷)将变得可见(图10.1至图10.3)。在这种情况下,应进行MRI,可更好地评估骨折并区分新旧骨折(图10.4)。

10.5 鉴别诊断

不完全骨折是由骨骼(骨小梁)强度减弱造成的,其实质为骨质疏松。但必须彻底调查骨质疏松症的原因,以排除潜在的疾病,这需要全面的体检和实验室检查。虽然转移性肿瘤常与脊柱原发肿瘤有相同的临床表现(见第63章),但脊柱原发肿瘤(主要是骨髓瘤)常常与继发性骨质疏松和不完全骨折有关(见第61章)。医生必须了解这种情况,以避免误诊和随后的并发症。

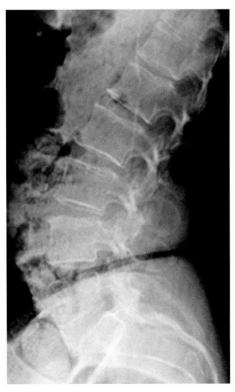

图10.1 轻微创伤后腰椎侧位片未发现骨折迹象。

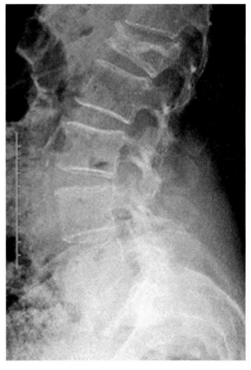

图10.2 图10.1患者随访2周后发现L1椎体出现骨质疏松性骨折。

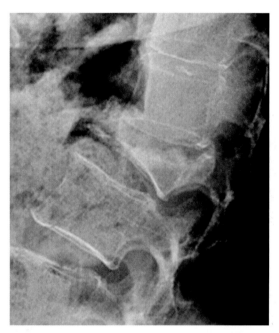

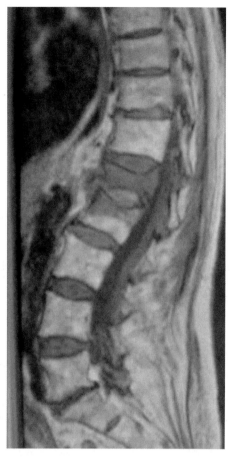

图10.3　图10.1患者随访1个月后发现L1水平脊柱后凸畸形。

图10.4　磁共振T1加权像显示L1、L2椎体新鲜骨折。

10.6　分类

　　骨质疏松性骨折的分类是由德国脊柱学会提出的,并已被外科医生接受为治疗指南和其他标准(见附录E)。

10.7　治疗方案

　　一旦确诊为骨质疏松性骨折,需要采取两项行动:治疗和预防。

　　(1)治疗为第1项行动,与骨折有关,目的是为患者提供尽可能最佳的疼痛缓解。

　　保守治疗以口服止痛药为主,应慎用非甾体抗炎药,避免使用阿片类药物。阿片类药物会增加该类人群的风险,降低他们的认知能力。尽管患处疼痛,但还是应尽可能地鼓励患者行走,也应让患者接受日常活动训练,如下床、坐下等。在这个阶段,物理治疗师可能会有所帮助。在某些情况下,固定过伸位的 Jewett 支架是可以使用的。通过仔细的临床治疗、有效的药物治疗及心理和家庭支持,大多数患者可在受伤后的前几周忍受疼痛。保守治疗是首选办法,改用有创治疗的唯一原因是难以忍受的疼痛超过3周。

在持续性疼痛和(或)神经受累的情况下才需要手术。对于疼痛控制来说,椎体成形术(骨水泥注射)是一种有效的方法。如果适应证和操作得当,疼痛缓解是立竿见影的,使患者能恢复正常的生活活动。椎体成形术是一种要求不高的技术,有多家公司生产了多种安全注射丙烯酸水泥的工具。为了避免骨水泥渗漏和矫正椎体畸形,还可采用其他技术,如后凸成形术、支架等。最近的文献综述表明,不同的技术之间没有本质区别,都对疼痛治疗有效。考虑所有的步骤、技术和费用,椎体成形术是首选方法。

一些患者可能表现为神经受累,它可能来自最初的创伤,即后壁骨折碎片压迫硬膜囊。根据节段的不同,有些患者可能会出现脊髓受压表现,其他病例可能会发展为后凸畸形,而神经功能障碍会进行性加重。在这两种情况下,都需要更积极地干预来减压和矫正畸形。最好的手术方法是联合手术(前路减压,用融合器或钛网机械支撑,然后经皮后路置入螺钉)(视频5★)。短融合术比长融合术好,骨质疏松患者进行脊柱手术时,长融合术需要结合骨水泥螺钉强化技术,但会增加手术风险。然而在某些病例中,即使伴随相关的发病率,也没有其他方法可获得完全减压和节段稳定。

(2)预防是要采取的第2项行动。它需要评估骨质疏松症的程度并及时开始治疗,以避免进一步的骨质流失,并改善骨质量和储备量。延误治疗会增加新骨折的风险。一旦疼痛得到控制,患者就需要改变生活方式,并持续进行骨质疏松症的跟踪随访治疗。

10.8 预后

按照推荐的方案,保守治疗能在3~4周内控制疼痛,疼痛严重程度会逐渐减轻。

接受椎体成形术治疗的患者将在术后立即感受到显著的疼痛改善。然而,有时预计在术后早期会出现新的骨折。当需要开放性手术时,患者的恢复时间较长,并且可能会出现系统性并发症。

10.9 潜在并发症

骨质疏松性骨折最危险的并发症是神经功能障碍,继发于椎体后壁的、反向移动的骨块推向脊髓,或者进行性后凸导致脊髓受压(图10.5);矢状面排列不良可能是多发性骨质疏松性骨折的结果(图10.6)。

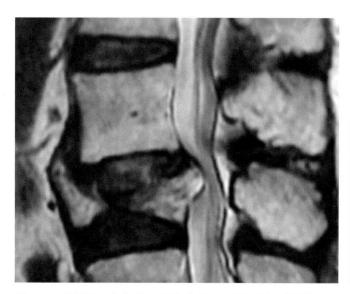

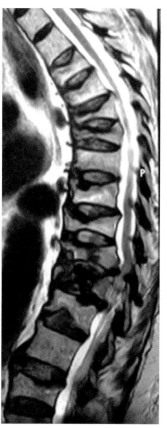

图10.5 磁共振T2加权像显示骨质疏松压缩性骨折致椎体后壁突入椎管。

图10.6 磁共振T2加权像显示多节段椎体压缩骨折合并脊柱后凸畸形。

　　椎体成形术中可能会发生椎管内骨水泥渗漏,即使可能会导致神经损伤,大多数情况下也不会产生任何后果。在有些情况下(比如神经损伤),建议进行开放性减压手术。椎间盘间隙渗漏并不罕见,也不一定是并发症,因为它通常是无症状的。

10.10　患者和家属须知

　　与骨质疏松症相关的骨折主要影响老年人群。疼痛在最初的3~4周逐渐改善,大多数患者在接受药物治疗3~4个月后通常没有疼痛。因剧烈疼痛而产生并发症或卧床不起的患者将从手术中受益(疼痛立即缓解)。

　　为了避免新的骨折,生活方式的改变、体育锻炼、营养和药物治疗是必要的。

（朱亮　蔡伟良　晏美俊　译）

延伸阅读

1. Blattert T, Schnake K, Gonschorek O, et al. Nonsurgical and surgical management of osteoporotic vertebral body fractures. Global Spine J. 2018;8(2S):50S–5S.
2. Sanli I, van Kuijk S, de Bie R, et al. Percutaneous cement augmentation in the treatment of osteoporotic vertebral fractures (OVFs) in the elderly: a systematic review. Eur Spine J. 2020; 29:1553–72.
3. Sanli I, van Kuijk SMJ, de Bie RA, van Rhijn LW, Willems PC. Percutaneous vertebroplasty versus conservative treatment in aged patients with acute osteoporotic vertebral compression fractures. Spine. 2016;41(8):653–60.

扫码获取
☆ 医学资讯
☆ 教学视频
☆ 高清彩图
☆ 交流社群
☆ 推荐书单

第3部分
小儿脊柱病理学

第 11 章

儿童背痛

Federico Canavese

11.1 定义

儿童背痛是发生于脊柱或背部的疼痛,有时会放射至一侧或双侧下肢。

11.2 自然病程

从儿科学的角度来看,当儿童出现严重的背痛(BP)时,可能是由肿瘤或感染等严重的病理改变引起的。过去的观点认为,儿童背痛罕见,且通常认为与某些病理改变相关。而现在的观点认为,儿童背痛是一种常见症状,并不一定与严重的病理改变相关。

然而,仍然有少部分情况儿童背痛会与严重的病理改变相关,特别是年龄在4岁及以下的患儿,或者任何年龄阶段的患儿出现发热、体重减轻、虚弱、麻木、步态异常、放射至单腿或双腿的疼痛、肠道功能障碍、膀胱功能障碍及难以入睡的夜间疼痛(危险信号)。

11.3 体格检查

病史、体格检查与危险信号将指导临床医生推导出最可能导致背痛的原因,并做出最合适的诊断。

背痛的发病时间、疼痛特点、疼痛部位都必须仔细询问。尽管大多数情况下,造成儿童背痛的病因都是良性的,但临床医生必须警惕潜在的危险信号,这些危险信号通常意味着严重的病理改变。这些危险信号通常表明需要进一步治疗,因此不能被

F. Canavese (✉)

Department of Pediatric Orthopedic Surgery, Lille University Center, Jeanne de Flandre Hospital, Lille, France

Faculty of Medicine Henri Warembourg, Nord–de–France University, Lille, France

忽略。危险信号包括：①患者年龄小于4岁；②持续疼痛；③肌肉痉挛或僵硬；④患者无法在膝盖伸直的情况下接触地面；⑤背部僵硬或疼痛导致侧凸；⑥与活动无关的疼痛；⑦夜间疼痛；⑧显著的功能性肿胀；⑨神经系统症状；⑩体重减轻、发热和出汗。

　　医生检查时必须仔细观察患者的姿势、步态和运动，因为这些异常可能提示存在神经系统疾病。

　　需要通过触诊来判断肌肉痉挛的程度和位置，以及皮肤质地的变化。特别需要注意检查是否存在皮肤病变（皮肤陷窝、斑片状毛发和血管瘤）（图11.1）。这些表现经常与椎管内疾病相关（见第31章）。

　　如果存在体形异常、双肩不等高、肩胛骨突出、皮肤扇形皱褶、脊柱弯曲、肌肉体积或皮肤异常，在体格检查时都应予以记录，并需要检查脊柱的伸屈功能和向左右的侧弯与旋转功能。如存在活动受限，或大幅度活动时诱发疼痛，也需要进行记录。

　　对背痛患者进行细致的神经系统体格检查至关重要。所有患者都必须进行运动、感觉、深部肌腱及腹壁反射的检查。腹壁反射的缺失或不对称提示存在脊髓空洞症的可能（见第31章，图11.2，视频3*）。

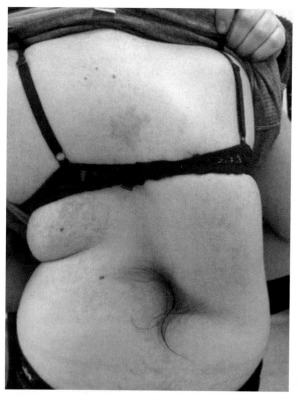

扫码观看高清彩图

图11.1＊　斑片状毛发（下背部）和血管瘤（上背部）与潜在的脊柱畸形（先天性）和椎管闭合不全相关。

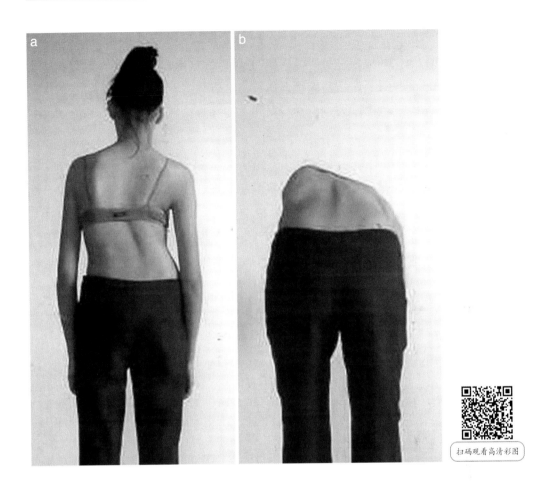

扫码观看高清彩图

图 11.2*　左胸椎侧凸合并背痛,建议进行 MRI 检查以明确潜在的病理改变。

11.4　影像学检查

　　X 线检查通常是最初用于诊断的影像学资料。一般来说,通过正侧位片评估脊柱序列,以便发现终板发育不良、椎间盘狭窄及椎体楔形变,并分辨病变是由溶骨性改变还是成骨性改变造成的,但其并不能用来评估软组织病变。

　　MRI 是对背痛患者最具有价值的检查。它可用于评估脊髓、神经、椎间盘与软骨组织的情况。特别是对于肿瘤、脊髓空洞症、感染、椎间盘突出和膨出,MRI 能提供准确的图像。每一位神经系统检查提示异常的患者均应进行 MRI 检查。

　　CT 可为钙化组织提供高质量图像。特别是对此前在 X 线片或骨扫描看到的骨病变,CT 是最好的影像学检查。它特别适用于评估骨折、畸形、肿瘤、感染、椎间盘突出或破裂。

骨扫描(BS)是一种非常敏感的诊断工具,可定位骨性病变,如良性肿瘤(如骨样骨瘤)、恶性肿瘤、感染和应力性骨折。然而,它的特异性很低,因为它不能显示病变的确切性质。BS也有助于评估已确诊损伤的愈合过程(如应力性骨折)。

当BS检查结果无法明确诊断时,可使用单光子发射计算机断层扫描(SPECT)检查。

11.4.1 实验室检查

对于有危险征象的患者,应要求进行实验室检查。首先需要检查外周血涂片的全血细胞分类计数、红细胞沉降率(ESR)、C反应蛋白(CRP)、血糖和免疫电泳(IEP)。如果风湿病被纳入鉴别诊断,则应当进行人类白细胞抗原(HLA)-B27、类风湿因子、抗核抗体和莱姆病筛查。尿液检查有助于筛查可能导致患者症状和体征的泌尿系统疾病。

11.5 鉴别诊断

应该排除造成儿童背痛的原因并保持怀疑(表11.1)。

表11.1 造成儿童及青少年背部疼痛的原因、发生率和类型

背部疼痛的原因及发生率	年龄	疼痛特点
常见原因		
肌肉紧张或劳损	>10岁	疼痛与运动相关
姿势性	>10岁	疼痛与姿势相关
脊柱侧弯	>10岁	疼痛位于腰骶部
腰椎滑脱	>10岁	疼痛位于腰骶部,严重的病例会伴随神经症状
创伤或微骨裂	>10岁	通常疼痛较轻,活动会导致加重,会放射至臀部或腿部
较少见原因		
感染(椎间盘炎、脊柱椎间盘炎、骨髓炎)	<10岁	下背部或腹部疼痛、僵硬、步态异常(跛行)
舒尔曼病	>10岁	疼痛位于胸椎,大多数与活动相关
创伤或骨折	>10岁	疼痛较轻微,活动会导致加重,会放射至臀部或腿部
罕见原因		
椎间盘膨出(髓核突出)	>10岁	持续性疼痛,罕见合并神经系统损害
骨肿瘤	各年龄阶段	疼痛进行性加重,与活动无关,可出现夜间痛
椎管内肿瘤	<10岁	疼痛进行性加重,与活动无关,可出现夜间痛,可伴有神经系统症状
幼年性类风湿关节炎	>10岁	持续性疼痛
强直性脊柱炎	>10岁	持续性疼痛
心理性因素[a]	>10岁	持续性疼痛,无器质性病变

[a],如果需诊断"心因性背痛",必须由神经科医生进行神经系统检查。

11.6　治疗方案

对于儿童背痛的治疗方式是多种多样的。根据病因,可选择的治疗方式包括物理治疗、药物治疗、输液和手术。

11.7　预后

在儿童和青少年患者中,背痛的预后与其潜在病因的类型和严重程度有关。年龄较小的背痛患者当存在预警信号时(危险信号)需要仔细评估,以排除可能存在的严重病因。对于年龄稍大的患者,当其背痛与活动(运动)或姿势无关时,并且也没有任何功能性反应时,通常意味着病变是良性的,可通过物理治疗解决。

11.8　潜在并发症

在背痛患者中,潜在并发症的发生通常是由于漏诊了某些严重的甚至可能致命的病因。

11.9　患者和家属须知

儿童脊柱疼痛应引起重视。虽然症状可能很轻微,但可能存在严重的潜在病理改变。

背包相关因素、乘坐交通工具的种类、小于 2.5cm 的肢体长度差异通常与儿童及青少年背痛并无关联。

(王斯晟　蔡伟良　晏美俊　译)

延伸阅读

1. Chou R, Fu R, Carrino JA, et al. Imaging strategies for low-back pain: systematic review and meta-analysis. Lancet. 2009;373:463-72.
2. Deyo RA, Weinstein JN. Low back pain. NEJM. 2001;344:363-70.

扫码获取

☆ 医学资讯
☆ 教学视频
☆ 高清彩图
☆ 交流社群
☆ 推荐书单

第 12 章

先天性脊柱侧弯

Michael Ruf

12.1 定义

先天性脊柱侧弯是由胚胎早期出现的畸形造成的脊柱冠状面畸形。体节(脊柱节段的前体)开始形成于妊娠3~5周,而分节发生于妊娠4~6周。体节形成障碍将导致半椎体。半椎体可能完全分节有两个相邻的椎间盘,也可能半分节或未分节(嵌插)(图12.1)。分节不良包括跨越一个或多个节段的骨桥形成,这些骨桥可位于外侧、前侧或后侧。骨桥内的生长延迟或停滞将导致非对称性生长,并出现进展性脊柱侧弯、后凸畸形或前凸畸形(图12.2)。混合性畸形是很常见的,通常合并胸廓畸形。肋骨的畸形,特别是肋骨滑膜炎,可能会导致胸椎脊柱侧弯的加重(图12.3)。

12.2 自然病程

先天性脊柱侧弯的病程取决于其类型和畸形发生的位置。脊柱侧弯的进展通常在快速生长期出现。预后最差的情况是半椎体同时伴有对侧先天性骨桥(进展可高

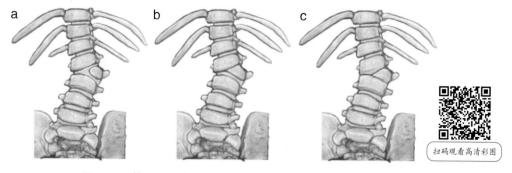

扫码观看高清彩图

图12.1* 体节形成障碍。(a)完全分节;(b)半分节;(c)未分节(嵌插)。

M. Ruf (✉)

Center for Spine Surgery, Orthopedics, and Traumatology, SRH Klinikum Karlsbad−Langensteinbach, Karlsbad, Germany

e-mail: michael.ruf@srh.de

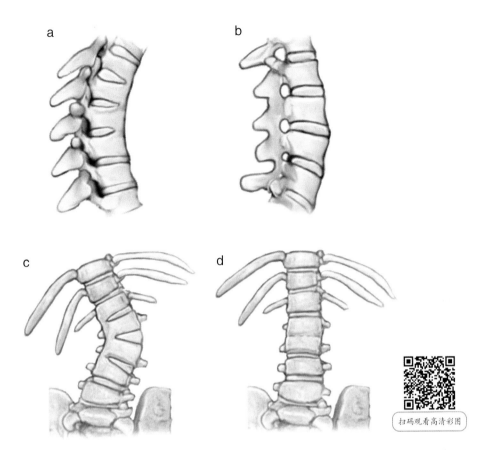

图12.2* 分节不良。(a)前方骨桥;(b)后方骨桥;(c)侧方骨桥;(d)块状椎体。

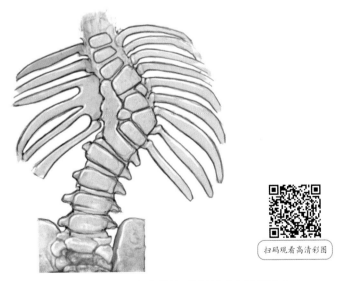

图12.3* 混合性畸形包括半椎体、骨桥形成和肋骨融合。

达每年14°),其后依次是单侧先天性骨桥和完全分节的半椎体(进展为每年1°~5°),而未分节的半椎体可能会保持稳定。

先天性畸形周围的正常椎体将承受不对称的载荷,特别是生长过程中不对称的载荷将导致椎体楔形变。随着时间的推移,主弯的僵硬程度将逐渐增加。同时,次弯逐渐形成以代偿躯干平衡。侧弯开始可能是柔韧性的,但随着时间的推移,将变成结构性侧弯。

12.3 体格检查

体格检查需记录以下内容:

- 任何冠状面的畸形。
- 骨盆/肩膀/头部的倾斜。
- 躯干是否平衡/轴线是否垂直于水平线。
- 肋骨隆起/腰椎凸起。
- 躯干长度/胸椎长度与腰椎长度的关系。
- 任何矢状面的畸形。
- 侧弯的柔韧性/补偿机制。

神经系统检查(视频6*)是必需的,尽管神经系统的损害并不常见。检查者必须注意是否存在皮肤色斑、毛发斑或其他脊柱闭合不全的征象(见第31章)。必须排除相关畸形,包括心脏系统、泌尿生殖系统、肠道系统和VACTERL综合征。

特别需要注意继发于单一节段的脊柱和脊髓发育障碍的先天性脊柱脱位(罕见的畸形)(见第24章)。治疗的目标是维持脊柱稳定以避免继发神经系统损伤,可通过早期石膏固定和早期减压固定周围植骨融合来完成。

12.4 影像学检查

站立位的全脊柱正位片及侧位片能显示继发于先天性畸形的变形和代偿性侧弯。同时评估躯干的平衡和随访期间都需要进行摄片。术前计划需拍摄Bending位片,用以评估次弯(代偿弯)的柔韧性。

三维重建的CT能评估先天性半椎体及相邻椎体的形态和位置,并能发现肋骨融合或骨桥形成。三维重建有助于进行手术计划,尤其适用于椎体前后结构形态不规则的情况,并有助于测量椎弓根的直径,以便选择适合的植入物。

MRI是评估脊髓和其他软组织结构的必要方法,必须检查或排除脊髓畸形。

然后根据畸形的类型和程度对畸形进行分类。

12.5　治疗方案

治疗的目标是在有限的活动度丢失和有限生长受限的基础上,获得拥有矢状位生理弧度的脊柱排列。为了达到这个目标,通常需要对患儿进行早期诊断和早期的外科干预。因为按照疾病的自然进程,年龄的增长通常会导致畸形的固定及次发的结构化畸形(第二弧度)。这需要更加激进的手术治疗策略、更长节段的固定融合。如果怀疑有更进一步的进展,特别是有半节段畸形、嵌入椎畸形、半椎体畸形出现在上胸椎时,必须进行频繁的影像学随访。

对于半椎体,半椎体切除是主要的治疗方法。短节段后路切除术是标准的治疗方案(视频7★)。手术应尽早进行,以避免邻近节段变形造成次弯进展为结构性侧弯。

在半椎体相邻节段置入椎弓根钉(视频7★)。暴露半椎体和相邻椎间盘,并从凸侧进行切除,可置入椎间融合器以确保腰椎前凸。由于年幼的儿童脊柱十分柔软,因此只需要在凸侧通过钉棒以很小的力进行加压便可矫正畸形。早期对局部畸形的彻底矫正,可避免继发性病变的发生。因为正常节段可继续生长:通过短节段融合,对脊柱总体生长影响最小(图12.4)。

对于胸椎和腰椎,后路通常足够矫正畸形。颈椎则需要额外的前路矫形,前入路手术也可应用于腰骶部,以便于完全切除半椎骨。

对于半椎体与周围椎体骨性融合或先天性骨桥形成的患者,尤其是年龄较大的儿童或成人,通常需要在凹侧进行额外的截骨术或顶椎全切术。术中需将脊柱完全断开。

幼儿多节段畸形合并先天性骨桥通常进展迅速。为了避免长节段融合可能导致躯干短缩,可尝试结合顶椎矫正和相邻节段"生长棒"技术的治疗方法。

12.6　预后

对于单节段的半椎体患者,早期切除半椎体并短节段融合可实现完全而稳定的矫形效果,并容许脊柱继续生理性生长。合并先天性骨桥形成和肋骨滑膜融合的复杂畸形可能导致更长节段的固定融合和残余的胸廓畸形。根据初级生长板的异常情况,躯干的长度可能变短。如未及时治疗,则需要纠正伴随出现的代偿弯(通常是僵硬的),从而导致更长节段的融合及功能丧失。

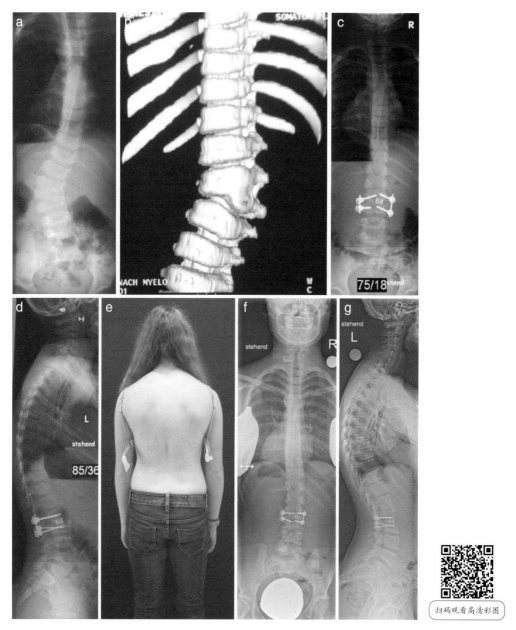

扫码观看高清彩图

图12.4 (a,b)患者女,4岁时患有L3a半侧分节半椎体;(c,d)术后;(e)12岁时;(f,g)17岁时。

12.7 潜在并发症

神经系统损害较为罕见。进行性脊柱侧弯可能导致严重的畸形,也可能导致躯干不平衡、躯干短缩、肺呼吸受限和脊柱活动功能丧失。

12.8　患者和家属须知

患者必须定期随访,直到生长发育结束。在畸形进展或新发畸形的情况下,可能需要进一步的手术治疗。

(王斯晟　蔡伟良　晏美俊　译)

延伸阅读

1. McMaster MJ, Ohtsuka K. The natural history of congenital scoliosis: a study of two hundred and fifty-one patients. J Bone Joint Surg Am. 1982;64:1128-47.
2. Ruf M, Harms J. Posterior hemivertebra resection with transpedicular instrumentation—early correction in children aged 1 to 16 years. Spine. 2003;28:2132-8.
3. Ruf M, Jensen R, Letko L, Harms J. Hemivertebra resection and osteotomies in congenital spine deformity. Spine. 2009;34(17):1791-9.

扫码获取
☆ 医学资讯
☆ 教学视频
☆ 高清彩图
☆ 交流社群
☆ 推荐书单

第 13 章

早发性特发性脊柱侧弯

Barlas Goker, Muharrem Yazici

13.1 定义

早发性脊柱侧弯（EOS）是一种进行性儿童脊柱疾病，可能会导致严重畸形、呼吸系统问题、心理障碍，在最严重的情况下还可能会导致死亡。EOS的治疗对临床医生来说是一个挑战，其治疗选择（涵盖了观察和复杂的外科手术）因情况不同。EOS儿童的治疗需要多学科协作。

EOS是一种儿童在10岁以内发病的脊柱侧弯畸形，无论病因如何，并且侧弯曲度≥10°。这个年龄组的独特之处在于脊柱仍在生长（见附录J）。EOS可根据病因进一步分类：由脊柱发育异常引起的先天性脊柱侧弯（见第12章），由中枢神经系统功能紊乱引起的神经肌肉性脊柱侧弯（见第15章），由潜在综合征（马方综合征、埃勒斯-当洛综合征、神经色素沉着症、普拉德-威利综合征等）引起的综合征性脊柱侧弯（见第14章）。没有特定病因的EOS，发病年龄在3岁或以下的儿童被定义为儿童特发性脊柱侧弯，发病年龄在4岁和10岁之间的被定义为青少年特发性脊柱侧弯。

13.2 自然病程

EOS不应被视为一种单纯的外观畸形（见附录P）。如不进行治疗，一些畸形往往会进展加重。严重的进行性弯曲和早期融合可能导致肺容量减少和脊柱功能减退，这种情况被称为胸廓功能不全综合征（TIS）。通常情况下，胸部的快速生长在5岁之前开始，一直持续到青少年的生长高峰期（见第17章）。肺泡在快速生长阶段继续增殖，大约持续到8岁。因此，过早的脊柱融合可能会阻碍肺部发育，并可能导致用力

B. Goker · M. Yazici (✉)

Department of Orthopedics and Traumatology, Hacettepe University Faculty of Medicine, Ankara, Turkey

e-mail: barlasgoker@hacettepe.edu.tr; yazioglu@hacettepe.edu.tr

肺活量(FVC)降低。通过非手术和手术方法(生长友好型手术)维持脊柱生长和直立姿势可以促进肺部发育,这一点至关重要。

早期融合也可能导致畸形进展(如"曲轴现象"和"附加"畸形)。即使在一系列前后联合入路的融合术中,也有高达40%的病例报道了畸形进展。胸椎生长抑制是另一个问题,在8岁前融合的患者中,57%的胸椎高度低于5岁儿童的胸椎高度。为了避免这些脊柱和肺部并发症,生长友好型技术已被用于临床实践。

13.3　体格检查

对EOS患者的体格检查必须从一些可能提示相关疾病的线索开始。斑片状毛发和皮肤凹痕的存在可能提示脊髓异常。通过肩部不对称、腰部不对称、躯干形态改变和腿部长度差异可评估脊柱整体的力线情况。应进行全面的神经系统检查,注意是否存在病理反射(视频6★)。肺部检查包括听诊和拇指偏移试验,以对比两侧胸壁的肋骨扩张情况。

13.4　影像学检查

通过脊柱全长正侧位片进行脊柱畸形的评估、骨骼成熟度Risser征分期的评估(见附录M)和Cobb角测量。Cobb角大于20°,肋椎角差异大于20°,以及凸肋头与顶椎重叠(肋骨分期2期)和侧弯弧度进展有关。根据Tanner-Whiethouse和Sanders分类系统(见附录M),手部和腕部X线片有助于确定骨骼成熟度。CT可用于肋骨融合和合并其他结构异常的患者。大多数EOS患者,即使在神经系统检查没有异常的情况下,也建议进行MRI检查以筛查椎管内病变。

13.5　鉴别诊断

由于特发性EOS是一种排除性诊断,必须排除其他可能的病因(如先天性、神经肌肉性、综合征性)。发病年龄决定了应将其视为儿童型还是青少年型。

13.6　治疗方案

保守治疗(支架、连续石膏固定)主要是为了尽可能地推迟手术(延时策略),尽管偶尔其可能会起到决定性的治疗作用,尤其是在轻度至中度畸形中。支具是常用的保守治疗方法,必须每天佩戴23小时才能起到治疗作用。幼儿可能会因"圆桶"形的躯干解剖结构而在佩戴支具时感到不适和疼痛,从而导致患者依从性降低和治疗失败。

连续Risser石膏固定(图13.1a-d)在全身麻醉和牵引下进行(视频1*)。在进行石膏固定时,通过向相反的方向旋转以校正侧弯的轴向旋转。必须小心进行石膏固定,避免将肋骨推向脊椎,因为这会影响肺部容积。石膏每3~4个月更换一次(视频1*)。

现在已经研究出了很多生长友好型手术技术。根据施加在脊柱上的主要应力,这些技术被分为3类:基于牵张的系统[双生长棒,垂直可扩展假体钛肋(VEPTR),其牵张力施加在近端和远端固定钉之间的曲线上];基于压缩的系统(栓系技术、门钉技术),对侧弯的凸侧进行压缩;以及生长引导系统(Luque Trolley,Shilla),其中多个固定钉由于脊柱生长而逐渐在杆上滑动。

传统的双生长棒技术(TGR)是一种基于牵引的非融合固定系统,由通过多米诺连接器或套筒连接器连接的双棒和固定钉组成。患儿一年两次在手术室接受全身麻醉下的延长手术。延长是通过在生长棒系统上施加牵引力来实现的。在成年之前,儿童大多要接受多次延长手术,通常到最后更换为新的钉棒系统进行融合。

磁控制生长棒(MCGR)理论上解决了TGR中所需的反复手术问题。通过远程控制的磁铁进行延长,而不是使用可伸缩的连接器(图13.1 e-i)。这使得延长可在门诊进行,从而使患者免于多次接受手术。多次手术会带来全身麻醉和手术并发症的风险。

VEPTR由Campbell等在1989年提出,通过在脊柱畸形矫正的同时进行胸腔扩张,以对抗进行性脊柱侧弯对呼吸系统和TIS的有害影响。过去,VEPTR用于治疗一些特发性EOS病例。然而,由于肋骨和脊椎的自发融合,这项技术几乎已被放弃。

生长引导技术是一种棒在脊柱锚定点(金属丝、钢缆或螺钉)上滑动的结构,因此可在不需要后续手术的情况下逐步矫正畸形。Luque Trolley构造是一种开创性的生长引导技术(视频7*)。这种方法可以作为一种内部支架,使用椎板下丝和滑动椎弓根螺线钉进行固定。然而,由于异位骨化和自发融合率高,以及翻修手术困难,这种技术现在已很少应用。Shilla技术的发明是为了避免因Luque Trolley技术中大范围骨膜剥离所导致的并发症。在Shilla技术中骨膜下剥离和融合仅在侧弯的顶点处,滑动锚定点或椎弓根螺钉则放在远端及近端。

椎体前方栓系技术(VBT)是一种胸腔镜下的生长调节技术,在脊柱凸侧前方通过螺钉或门钉连接固定�拴绳以治疗青春期前的特发性脊柱侧弯。通过使用拴绳和门钉可通过"生长调节"效应逐步矫正畸形。该系统的主要优点是能在无须融合手术的情况下校正侧弯。椎体螺钉在年幼儿童椎体软骨内抗拔的阻力强度值得怀疑,并且存在过度矫正的可能性很高,因此这项技术在EOS治疗中的应用受到一定限制。

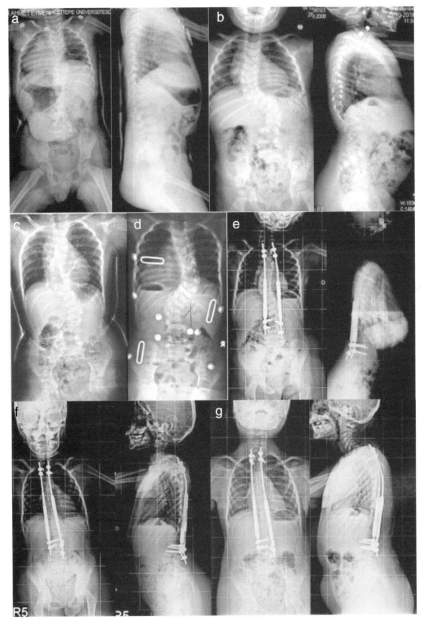

图13.1　(a)患者为3岁男性,患有全身性韧带松弛和左侧偏身肥大。(b)患者开始进行连续石膏固定治疗(视频1*)。(c)经过3个月的石膏治疗后,父母拒绝继续接受治疗。6个月后,患者出现畸形进展,并重新进行石膏固定。(d)5岁时,在继续尝试了两次石膏固定后,该家庭选择了支具治疗。(e)尽管支具保持了躯体平衡,但矫正程度不足。6岁时,患者接受了MCGR手术,并开始进行无创延长。(f,g)2年半的时间内患者没有出现并发症,由于达到了延长极限,更换了更长的延长棒。(h)9岁时,患者进行了第2次换棒。(i)截至本书撰稿,患者已11岁,且仍在继续延长,并计划在患者13~14岁时移除MCGR更换为传统钉棒系统进行骨融合(待续)。

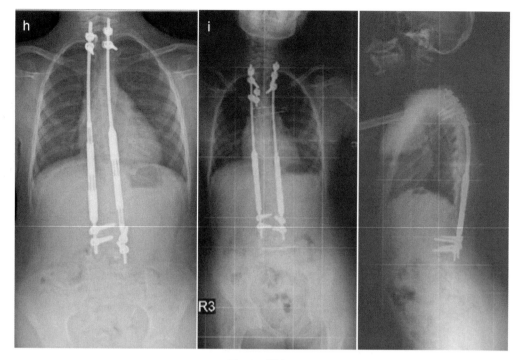

图13.1(续)。

13.7 预后

连续石膏固定在幼年开始固定、弧度较低（<60°）和特发性脊柱侧弯的患者中显示出了更好的治疗效果。对"1期"肋骨和肋椎角度差（RVAD）低于20°的患者,连续石膏固定也显示出了较好的疗效。根据最近的一项荟萃分析,连续石膏固定对 Cobb 角的改善平均可达25°。

TGR 系统在对儿童 EOS 的治疗上是安全有效的。通常到最后一次随访时,可实现30°~45°的侧弯校正和平均每年 T1 至 S1 间超过1.2cm 的延长效果。据报道,不同病例的延长次数可能差异很大,平均在4~7次,但有时可能超过14次,甚至15次。

尽管 MCGR 技术所需的总手术次数较低,但大多数研究发现,MCGR 技术和 TGR 技术的健康相关生活质量、计划外手术次数和并发症发生率相似。MCGR 技术为 TGR 技术中遇到的大多数问题提供了解决方法。然而,它还远远不是一个理想的治疗选择。

13.8 潜在并发症

皮肤的刺激和破溃是非手术治疗的常见并发症,有时可能需要移除支架或石膏。

其他潜在并发症还有肋骨畸形、压疮和罕见的血管并发症（如锁骨下静脉血栓）。

相比于总体的治疗成功率，TGR也容易出现一系列并发症。其最常见的是植入物相关并发症（断棒、钩移位、螺钉移位、植入物突出等）和伤口并发症（伤口开裂、体表或深层感染）。系统性并发症包括肺部、心血管（心力衰竭、下腔静脉血栓形成）和神经系统问题（硬膜撕裂、硬膜外出血）。TGR治疗的重复手术和频繁的医院就诊也可能导致儿童的社会心理问题。

有报道指出，Shilla技术由于最初对侧弯顶点的矫正和融合可能导致侧弯的顶点移位，类似于附加畸形现象。VBT容易出现的并发症包括矫正过度、系绳断裂和侧弯进展，且术中必须密切监测患者可能出现的肺部并发症（如胸腔积液、肺不张、乳糜胸）。

13.9　患者和家属须知

由于畸形会随着生长发育出现进展，因此需要进行随访直到骨骼发育成熟，且相关手术治疗风险很高。

（王斯晟　蔡伟良　晏美俊　译）

延伸阅读

1. Karol LA, Johnston C, Mladenov K, Schochet P, Walters P, Browne RH. Pulmonary function following early thoracic fusion in non-neuromuscular scoliosis. J Bone Joint Surg Am. 2008; 90(6):1272-81.

2. Campbell RM Jr, Smith MD, Mayes TC, et al. The effect of opening wedge thoracostomy on thoracic insufficiency syndrome associated with fused ribs and congenital scoliosis. J Bone Joint Surg Am. 2004;86A(1659-74).

3. Alassaf N, Tabard-Fougere A, Dayer R. Casting in infantile idiopathic scoliosis as a temporising measure: A systematic review and meta-analysis. SAGE Open Med. 2020; 8: 2050312120925339.

4. Akbarnia BA, Marks DS, Boachie-Adjei O, et al. Dual growing rod technique for the treatment of progressive early-onset scoliosis: a multicenter study. Spine (Phila Pa 1976). 2005; 30(17):S46-57.

5. Teoh KH, Winson DMG, James SH, et al. Do magnetic growing rods have lower complication rates compared with conventional growing rods? Spine J. 2016;16(S40-4).

6. Wilkinson JT, Songy CE, Bumpass DB, et al. Curve Modulation and Apex Migration Using Shilla Growth Guidance Rods for Early-onset Scoliosis at 5-Year Follow-up. J Pediatr Orthop. 2019;39(8):400-5.

第 14 章

综合征性脊柱侧弯

Krishna V. Suresh, Paul D. Sponseller

14.1 定义

综合征性脊柱侧弯是指脊柱侧弯的进展继发于其他更加复杂的系统性疾病。由于涉及大量的遗传和非遗传综合征,这些患者的临床症状可能表现出复杂的多样性。可引起综合征性脊侧弯的常见综合征包括马方综合征、埃勒斯-当洛综合征、勒斯-迪茨综合征、21-三体综合征(唐氏综合征)、雷特综合征、软骨发育不全、神经纤维变性和普拉德-威利综合征。

14.2 自然病程

综合征性脊柱侧弯的自然病史与特发性脊柱侧弯不同(见第13章)。症状出现的年龄可能因相关综合征的严重程度有所差异,但与特发性脊柱侧弯患者相比,出现的年龄通常更早。综合征性脊柱侧弯患者的侧弯进展更快,并会限制肺部发育。尤其在年轻患者中,可能导致胸廓功能不全综合征。对发现患有综合征的儿童应进行脊柱侧弯的早期筛查。尽管还没有制订明确的指导方针,但对于婴儿来说,筛查通常从其能独立坐稳时开始。

14.3 临床体征

综合征性脊柱侧弯患者的表现会因不同综合征的发病过程而不同。以下综合征在临床上需特别注意,因为在无干预的情况下有较高的风险导致脊柱侧弯,甚至死亡。

K. V. Suresh · P. D. Sponseller (✉)

Department of Orthopaedic Surgery, The Johns Hopkins University Hospital,
Baltimore, MD, USA
e-mail: kvangip1@jhmi.edu; psponse@jhmi.edu

马方综合征。马方综合征是一种由纤维蛋白-1缺陷导致的综合征。纤维蛋白-1是弹性蛋白聚合物的成分之一。其引起的脊柱畸形包括脊柱侧弯>20°合并增大的脊柱后凸(图14.1)。典型的患者通常又高又瘦。这些患者发生上外侧晶状体脱位和视网膜脱离的风险较高,并且如并发升弓动脉瘤则出现主动脉根部扩张的风险增加。

勒斯-迪茨综合征。勒斯-迪茨综合征是一种由TGF-β受体蛋白1或2缺陷导致的综合征。患者表现为高血压、动脉瘤和悬雍垂裂。脊柱畸形包括脊柱侧弯,但也可表现为C1椎体前/后弓裂、硬膜膨大、严重的C2-C3椎体不稳定伴C3椎体发育不全和局灶性颈后凸。

神经纤维瘤病Ⅰ型。神经纤维瘤病Ⅰ型(NFⅠ)是一种由产生神经纤维蛋白的肿瘤抑制基因缺陷导致的综合征。患者可出现"咖啡牛奶"斑、腋窝雀斑、腹股沟雀斑或虹膜Lisch结节。骨骼系统异常包括骨密度减低、骨骼发育不良、胫骨假关节、胫骨弯曲、硬膜膨大和早发性脊柱侧弯(图14.2)。C1-C2椎体旋转性脱位也可能存在,并且如果脱位伴有神经损伤通过牵引可能会恢复。在少数情况下,患者会在脊髓周围或脊髓内发生恶性周围神经鞘瘤,从而导致压迫并产生神经症状(第23章)。

14.4 体格检查

综合征性脊柱侧弯的体格检查应包括评估患者的整体外观、皮肤和神经系统,以及背部的形状(视频6★)。应对患者进行彻底的皮肤检查,寻找任何可能存在的皮肤

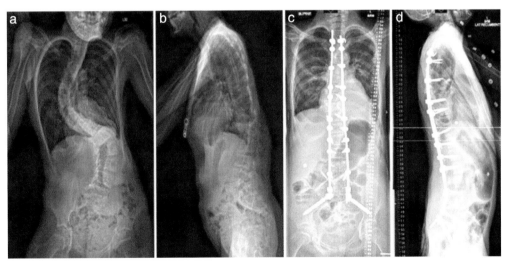

图14.1 患者女,10岁,马方综合征相关的脊柱侧弯。(a)正位片:明显的胸椎右侧弯和腰椎左侧弯。(b)侧位片:胸椎后凸和腰椎前凸均减低。(c)T3至骨盆的融合术后正位片:胸椎右侧弯和腰椎左侧弯均已矫正。(d)T3至骨盆的融合术后侧位片:胸椎后凸和腰椎前凸已基本恢复。

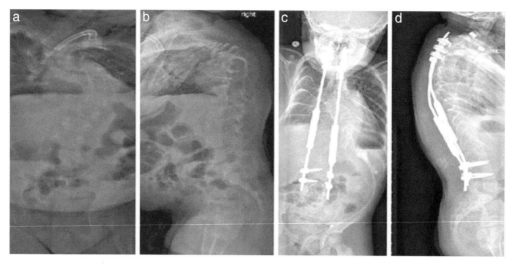

图14.2　患者男,6岁,有NFⅠ相关脊柱侧弯,接受了生长友好型技术的手术治疗。(a)正位片:向右侧上胸弯和向左侧下胸弯。(b)侧位片:上胸段明显向后凸。(c)2年后随访正位片:置入磁控制生长棒,患者常规每4个月接受一次延长。(d)2年后随访侧位片:胸椎后凸畸形基本矫正。

异常,如"咖啡"斑、雀斑或神经纤维瘤。每次就诊时应测量身高,以监测患者的骨骼生长。应进行Tanner发育分期评估,以评估青春期的发育成熟度或是否存在综合征相关的生长迟缓。如果患者手指细长、臂长身高比值增加应怀疑马方综合征,并需要进行额外的评估,包括心脏的影像学检查。应注意是否存在关节松弛、关节活动范围异常和皮肤弹性异常。神经系统应彻底检查,注意任何局灶性神经功能障碍或神经根性疼痛。神经病变合并明显牙龈炎提示可能是Charcot-Marie-Tooth病。在检查背部时,应注意是否存在任何斑块状毛发或皮肤陷窝,这些可能是脊髓神经管闭合不全的表现(见第31章)。测量骨盆高度以便发现下肢长度异常,同时评估双侧肩部是否存在不等高。

14.5　放射学检查

综合征性脊柱侧弯的放射学评估包括确定侧弯的严重程度,评估异常椎体的形态和数量,并获得额外的图像来评估综合征性脊柱侧弯的相关并发症。应对患者进行站立姿势的正位摄片,并评估每一椎体两侧的椎弓根形态、冠状面畸形程度和旋转畸形的严重程度。如果不存在旋转畸形,应进行额外的评估,以便发现是否存在脊柱肿块、空洞或骨肿瘤。脊柱MRI也适用于10岁以下有神经系统缺陷的年轻患者和脊柱闭合不全的患者。对疑似马方综合征的患者,应进行心脏超声心动图检查。马方综合征患者除了椎弓根宽度减小和椎板厚度变薄外,也常见双凹椎、移行椎和横突长度增加。

对于21-三体综合征患者必须排查是否存在颈椎不稳。特别是10%~20%的21-三体综合征患者都存在寰枢椎不稳定且大多无症状。这种情况可在X线片上通过寰齿前间距增大来进行诊断。有症状的寰枢椎不稳(约2%的病例)表现为脊髓压迫(见第3章)。

14.6 治疗方案

综合征性脊柱侧弯的一线治疗方案取决于患者首次发现侧弯的严重程度。Cobb角>20°(视频6*)、肋椎角度差(RVAD)>20°和肋椎重叠预示着侧弯可能进展。对于婴儿,RVAD大于20°或侧弯大于35°就有必要进行Mehta石膏固定(视频1*)。如果进行了石膏固定,但侧弯仍继续发展到60°~70°,则应该考虑置入生长棒。同样,在年龄较大的儿童中,25°或更大的侧弯首先通过支具进行治疗,如果侧弯继续发展到50°~60°,则最终需置入生长棒(视频1、视频5和视频7*)。在因明显侧弯而导致胸廓功能不全综合征的综合征性脊柱侧弯患者中,也可考虑使用垂直可扩张人工钛肋(VEPTR)来帮助肺部发育,直到可进行明确的生长棒放置或融合。

14.7 预后

与特发性脊柱侧弯相比,综合征性脊柱侧弯对支具和石膏的治疗反应较差。这些患者手术的深部感染风险更大、住院时间更长,并且肺栓塞和神经损伤的风险更高。综合征性脊柱侧弯的患者发生内固定相关并发症的概率明显更高,包括内固定失败和假关节形成。

14.8 患者和家属须知

综合征性脊柱侧弯是一种继发于其他综合征的脊柱侧弯。综合征性脊柱侧弯的表现是复杂多样的。这些患者的脊柱侧弯出现得更早、进展得更快,通常对支具固定反应不佳,并且发生手术的并发症风险更高。

(王斯晟 蔡伟良 晏美俊 译)

延伸阅读

1. Chung AS, Renfree S, Lockwood DB, Karlen J, Belthur M. Syndromic scoliosis: national

trends in surgical management and inpatient hospital outcomes: a 12-year analysis. Spine. 2019;44(22):1564-70. https://doi.org/10.1097/BRS.0000000000003134.

2. Janicki JA, Alman B. Scoliosis: review of diagnosis and treatment. Paediatr Child Health. 2007;12(9):771-6. https://doi.org/10.1093/pch/12.9.771.

3. Sullivan BT, Abousamra O, Puvanesarajah V, Jain A, Hadad MJ, Milstone AM, Sponseller PD. Deep infections after pediatric spinal arthrodesis: differences exist with idiopathic, neuromuscular, or genetic and syndromic cause of deformity. J Bone Joint Surg Am. 2019;101 (24):2219-25.

第 **15** 章

早发性神经肌肉性脊柱侧弯

Kareem Kebaish, Paul D. Sponseller

15.1 定义

早发性脊柱侧弯与多种神经肌肉疾病有关。与其他类型的脊柱侧弯相比,神经肌肉性脊柱侧弯通常发病较早,在生长过程中进展迅速,并可能在骨骼成熟后继续进展。它更有可能表现为严重的脊柱畸形,经常累及骶骨,并可能伴有骨盆倾斜,与其相关的呼吸系统损害也经常发生。相关疾病大致分为神经性疾病或肌肉性疾病(见第20章)。

15.2 自然病程

病情的自然进展常伴随终身,呼吸系统也会受到损害;根据潜在的疾病不同,进展可能会非常迅速。

15.3 体格检查

神经性疾病,包括脑瘫(CP)、脊髓性肌萎缩(SMA)、脊髓脊膜膨出和雷特综合征,更常与早期发病相关(视频1和视频6*)。相反,一些肌肉病变患者,如迪谢内肌营养不良,最有可能在10岁以后发展为脊柱侧弯。在骨骼成熟后,所有患者的侧弯曲度进展都可能继续,并且呼吸系统损害也是常见的。值得注意的是,SMA患者脊柱侧弯的

K. Kebaish
Department of Orthopaedic Surgery, Yale School of Medicine, New Haven, CT, USA
e-mail: kareem.kebaish@yale.edu

P. D. Sponseller (✉)
Department of Orthopaedic Surgery, The Johns Hopkins University Hospital,
Baltimore, MD, USA
e-mail: psponse@jhmi.edu

发病年龄可能早于2岁(图15.1)。较早发病预示着脊柱侧弯会发展得更严重。脊髓脊膜膨出患者在手术修复后可能会出现脊髓栓系综合征,这可能是进展性脊柱侧弯的原因之一。这些患者的治疗因相关疾病(如肾脏异常、神经源性肠道和膀胱)而变得更复杂。因此,脊髓脊膜膨出患者的成功治疗需要多学科协作。前来接受治疗的雷特综合征患者多为女性,因为X连锁突变会导致男性患者在2岁前死亡。与神经肌肉性脊柱侧弯的其他原因一样,雷特综合征患者可发展为快速进展性脊柱侧弯,并可能在骨骼成熟后继续进展。

15.4　影像学检查

脊柱侧弯的影像学评估包括确定弯曲的严重程度,评估异常椎骨形态或数量,并获得额外的成像以评估相关综合征的并发症。脊柱MRI也适用于10岁以下的年轻患者、神经系统缺陷患者和椎管闭合不全患者。

15.5　治疗方案

保守治疗。非手术治疗(如石膏,视频1*)可帮助患者实现几个护理目标,包括维持功能和延迟手术干预。支具可用于控制生长期的侧弯进展,并推迟手术干预时间,直至可安全地进行手术。有肺部疾病的患者应密切监测,因为支具可导致胸壁扩张减弱。轮椅的改进,如躯干支撑和后部外形修整,允许患者坐在一个功能位,并保持更多的独立性。对接受支具或轮椅改进治疗的患者需进行定期的皮肤评估,这对于防止皮肤破损和压疮的发生至关重要。

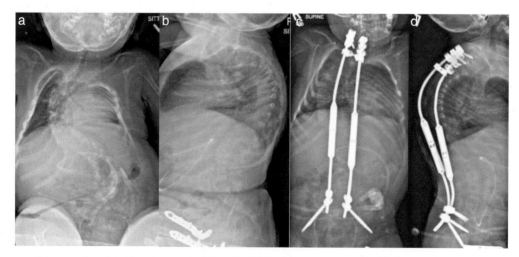

图15.1　(a,b)患者,4岁,I型脊髓性肌萎缩伴严重进展性后凸畸形,(c,d)接受MCGR治疗。

鞘内注射诺西那生钠可改善 1 型和 2 型 SMA 患者的预后。药物可被直接输送至中枢神经系统,使其能够分布至脊髓运动神经元。

手术治疗。对于僵硬性侧弯,且侧弯曲度 60°~70° 的患者,可考虑手术干预。当侧弯曲度的柔韧性小于 50% 时,可将其视为僵硬性曲度。与保守治疗类似,手术干预的目标是控制侧弯进展并提供冠状面和矢状面的稳定,其益处包括减轻疼痛、改善肺功能、改善座椅位置和增强功能独立性。手术选择可大致分为坚强限制性融合和生长友好型的非融合技术。在 DMD 患者中,心脏功能是计划手术时需要考虑的一个重要参数,术前预防是最好的治疗策略。

与特发性和先天性脊柱侧弯相比,神经肌肉性脊柱侧弯患者因其存在潜在疾病,所以手术风险更大。术前评估应包括详细的病史,以及心脏、呼吸、神经和泌尿系统功能的评估。此外,应评估患者的营养状况和可能伴随的代谢性骨病。

在患者 9 岁之前使用非融合手术技术治疗早发性脊柱侧弯已成为首选,因为与融合相比,非融合技术允许脊柱和胸廓持续生长。除了传统的生长棒之外,还有许多非融合选择,包括磁控生长棒(MCGR)、纵向可撑开人工钛肋(VEPTR)、Shilla 生长引导、自膨胀多米诺机械生长棒和脊髓脊膜膨出的局部融合(视频 7★)。与传统的生长棒技术相比,MCGR 和 Shilla 技术减少了随着患者生长而进行多次手术以撑开脊柱结构的需要。VEPTR 植入可能有助于改善肺功能,但需要每 6~8 个月进行一次手术调整,会增加出现并发症的风险。

神经肌肉性脊柱侧弯患者应评估骨盆倾斜的程度。当患者坐立时,骨盆倾斜会导致体重分布不均引起压疮和疼痛,从而导致患者坐立耐受性逐渐下降。骨盆固定可与融合一起进行,也可作为生长棒技术的一部分进行。骨盆固定的典型标准是在正位 X 线片上测量的骨盆倾角为 10°~15°。

坚强限制性融合手术通常被视为神经肌肉性脊柱侧弯的终末治疗手段。然而,随着生长友好型技术应用的增多,可能并非所有患者都需要坚强的内固定和融合(视频 1 和视频 5★)。很多采用生长友好型技术治疗的患者都会经历不同程度的自发融合。因此,有自发融合证据的患者,尤其在最后撑开时长度增加很小且无内固定相关并发症时,可继续观察而不是进行最终的融合手术。

15.6 预后

与特发性脊柱侧弯相比,神经肌肉性脊柱侧弯对支具和石膏固定治疗的效果较差。这些患者的手术治疗有着更高的深部手术感染、肺栓塞和神经损伤风险,且住院时间更长。

与特发性和先天性脊柱侧弯患者相比,神经肌肉性脊柱侧弯患者有着更高的并发症发生率,且与治疗及其潜在疾病状态相关。神经肌肉性脊柱侧弯患者,尤其是CP患者,有着很高的感染率。此外,患者可能会因严重的脊柱侧弯或相关畸形(如后凸)而出现肺功能不全。不平衡的坐姿和支具治疗会增加皮肤破损和压疮的风险。这些患者的营养状况不佳与免疫力下降有关,也增加了手术并发症的风险,如伤口感染和败血症。手术治疗前人血清白蛋白应达到3.5mg/dL。需要采用生长棒技术治疗的患者可能会因反复撑开出现渐进性僵硬。此外,患者可能会出现植入物相关并发症,如钉棒断裂或松动。最后,尽管试图用有利于生长的技术来控制某些侧弯曲度,但它们也可能会迅速进展,导致更严重的畸形,从而需进行手术矫正和融合。

(李永超　晏美俊　唐国柯　译)

延伸阅读

1. Allam AM, Schwabe AL. Neuromuscular scoliosis. PM R. 2013;5(11):957–63.
2. Jain A, Sponseller PD, Flynn JM, Shah SA, Thompson GH, Emans JB, Pawelek JB, Akbarnia BA. Avoidance of "final" surgical fusion after growing-rod treatment for early-onset scoliosis. JBJS. 2016;98(13):1073–8.
3. McCarthy RE. Management of neuromuscular scoliosis. Orthop Clin N Am. 1999;30(3):435–49.

第 16 章

特发性脊柱侧弯

Jean Dubousset

在处理特发性脊柱侧弯患者时,应记住以下两点:

- 僵硬畸形、疼痛畸形或腹部反射异常并非特发性脊柱侧弯的诊断依据。
- 手术对畸形的最大程度矫形并非恢复平衡、协调和功能的最佳选择。

16.1 定义

特发性脊柱侧弯(IS)是一种从头部到骨盆的中轴骨畸形。IS与人类的直立姿势有关,它是一种位于矢状面、冠状面和水平面(旋转)的三维畸形。脊柱的扭转是导致畸形的主要原因。它之所以被称为特发性是因为到目前为止还没有明确的病因。大多数前沿的研究都集中在与健康个体直立姿势有关的遗传神经激素原因上。

IS在人群中的发病率高达3%(其中女性占比>90%),而且必须将其与不存在旋转的脊柱侧弯区分开。

16.2 自然病程

IS可根据年龄分为婴儿期(0~3岁)(见第13章)、青少年期(3~9岁)、青春期(9岁至生长末期)(见第17章)和成人期(漏诊或新发畸形)(见第48章和第49章)。大多数IS病例在青春期生长高峰表现出典型的畸形进展(进行性加重的扭转)(见附录M)。儿童期和青春期畸形进展的发生率和严重程度千差万别。一般来说,骨骼生长的结束会使畸形稳定下来,即使在成年期进展的畸形也仅局限在腰椎。

畸形的三维结构和畸形的解剖位置是导致主要相关问题的原因。

- 胸椎:除了隆起的外观问题外,如果存在严重的冠状位或矢状位畸形则主要会

J. Dubousset (✉)
French National Academy of Medicine, Paris, France

导致呼吸问题。

• 胸腰椎：外观问题(腰部不对称)和平衡问题占主要地位；此外，在成年期主要表现为旋转障碍(退行性相关)，这是导致疼痛的原因(见第45章)。

体格检查。①患者不会主诉疼痛或僵硬：出现疼痛和僵硬的脊柱侧弯需要排除肿瘤、创伤或感染。②检查患者的站立姿势(图16.1a)：(a)排除下肢不等长；(b)从C7落下的铅垂线有助于检测和量化左右失衡；(c)Adam前向弯曲试验用于检测、定位和测量凸起度(借助脊柱侧弯测量仪)(图16.1b)；(d)检测并记录腰部不对称的严重程度(窗口征)；(e)其他体征，包括肩部平衡(抬高、对称、不对称)、矢状位异常(后凸、前凸、驼背)。③检查全身皮肤，发现提示神经纤维瘤病Ⅰ型或麦丘恩-奥尔布赖特综合征的"牛奶咖啡斑"；寻找预测脊髓异常的血管瘤(中线或簇毛)(见第31章)。检查皮肤和手关节的弹性可排除结缔组织疾病，如埃勒斯-当洛综合征、马方综合征；如果怀疑上述诊断，超声心动图比脊柱的放射检查更重要，可检测潜在的主动脉瘤。

神经系统检查。完整的神经系统检查是必需的。检查者必须检查脑神经、上肢和下肢骨腱反射、肌肉痉挛和踝阵弯征、巴宾斯基征，以及锥体外系功能。腹部反射必须在病史中记录，因为没有腹壁反射需要排除脊柱闭合障碍(Chiari畸形、脊髓空洞症)(见第30章和第31章)。

呼吸和肺功能。呼吸和肺功能(肺功能测试)必须在休息和工作期间进行对比评估。需要牢记于心，从出生到肺泡增殖停止的7岁，脊柱的生长和肺部发育是相互关

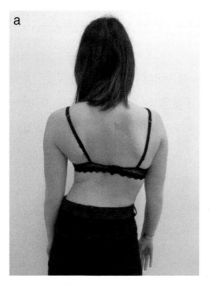
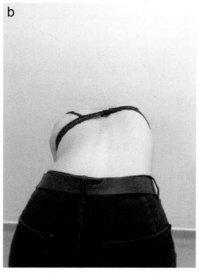

扫码观看高清彩图

图16.1 * 典型青春期特发性脊柱侧弯患者的临床表现。(a)有明显的躯干移位和腰部不对称。(b)Adam前屈试验发现患者的右肋隆起，代表胸椎处椎骨的轴向旋转。(Courtesy of Prof. Jean Dubousset.)

联的。

第二性征的精准评估。对女性患者的乳房和阴毛发育,以及对月经初潮状态的评估,生长高峰是从阴毛出现开始到完整水平阴毛发育为止;第1次月经初潮是青春发育图的上升期末(见附录M)。在男性患者中,青春期生长高峰从睾丸增大开始,直到面部毛发(胡须)的出现而结束。

最后,家族史调查可排除其他家族成员是否存在脊柱侧弯,因为该病有较高的遗传性特点。

16.3 影像学检查

记住,放射学检查只是三维实际情况的投影,因为它们只能反映脊柱的二维平面图。最基本的检查是全脊柱站立正侧位片,应包括颅骨在内的颈椎至整个骨盆(如果有条件,使用低辐射量和脊柱三维重建的 EOS 系统)。完整的脊柱 X 线片可定位和测量所有曲线,并识别畸形的顶点、侧弯曲度和脊柱节段的交接区,以及每个脊柱的轴向旋转度。Cobb 角测量是最基本、应用最广的测量方法。端椎和中立椎的评估必须在正位和侧位上同时进行。

侧弯的活动度可在牵引状态、Bending 位或支点 Bending 位上进行评估;检查者必须评估 Cobb 角(视频 6★)和脊柱的旋转。这可区分结构弯和代偿弯,并且轴向旋转在结构弯中不会消失,而在代偿弯中可完全消失。

CT 和骨扫描对特发性脊柱侧弯患者的适应证有限,CT 主要可用于测量脊柱穿透指数。

强烈建议婴儿期患者和怀疑脊柱闭合不良的任何年龄患者(左胸弯曲、疼痛的脊柱侧弯、神经系统检查异常)进行 MRI 检查。

带有椎体向量和俯视图的脊柱三维重建有助于评估畸形,并有助于选择治疗节段。轴向和椎间旋转可通过 Nash/Moe 或 Perdriolle 方法进行测量。骨发育程度可通过 Risser 征、手部和肘部成熟度,以及软骨终板骨化度进行评估(见附录M)。

16.4 治疗方案

在任何年龄,治疗选择可选择随访观察、锻炼、石膏、支具或手术。单独的锻炼是无效的,支具矫形通常是首选的治疗方法(见第18章)。

任何年龄段都不建议行脊柱固定术,因为早期关节固定会对脊柱和胸腔的生长和功能产生负面影响;现代技术的发展出现了脊柱生长固定技术,即使自发融合和继发性僵硬很常见(见第13章)。

对于青少年和成年患者,治疗目标是Cobb角矫正、外观改善、脊柱平衡协调的恢复,以及与融合段上方和下方未融合节段的三维活动性相关的最佳功能(正确选择融合端椎的重要性)(见第19章)。如果支具固定对畸形进展没有效果(>45°),则需要手术治疗。目前的治疗原则是不能侥幸地等畸形大幅进展了才治疗,而是应该在Cobb角很小的情况下就尽快使用支具进行治疗,这能获得可靠预后以避免手术。

16.5 潜在并发症

连续石膏矫形或手术治疗可能会出现潜在并发症。

石膏的相关并发症有压疮和臂丛神经损伤,这种并发症可通过改良技术和对患者与其父母的健康教育来预防手术并发症。①神经系统(神经根或脊髓)通常继发于过度拉伸脊髓或器械的误用;可采用术前渐进性牵引、脊髓监测(手术期间)、唤醒测试(手术期间)预防。②感染多为早期感染(<3个月)(第66章);可通过围手术期使用抗生素、手术无菌环境进行预防。治疗需要尽早进行二次清创手术,以保持内固定没有松动。晚期感染(在获得融合后)也可能发生,治疗包括内固定去除和抗生素治疗。③骨不连或假关节,采用翻修术(局部)。

16.6 患者和家属须知

家属和患者必须意识到:①当预先使用支架(或石膏)治疗时,必须有良好的依从性,这需要患者和家长相互配合;②术后X线片上的脊柱笔直并不是手术治疗的最终目标,平衡、协调和保留运动才是主要目标。

（陈誉 蔡伟良 唐国柯 译）

延伸阅读

1. Perdriolle R. Scoliosis a three dimensional deformity, vol. 1. Paris: Maloine; 1979.
2. Dubousset J. Chapter 22. Three dimensional analysis of the scoliotic deformity. In: Weinstein SL, editor. The pediatric spine, vol. 2. New York: Raven Press; 1994.
3. Illés TS, Lavaste F, Dubousset JF. La troisième dimension de la scoliose: le plan axial oublié! [The third dimension of scoliosis: the forgotten axial plane]. Rev Chir Orthop Traumatol. 2019;105:204-212.

第 17 章

青少年特发性脊柱侧弯的青春期进展风险与自然病程

Alain Dimeglio, Federico Canavese

17.1 定义

　　青春期生长高峰(青春期)是特发性脊柱侧弯自然病程中的转折点,几乎所有的侧弯进展都发生在这段时间。

17.2 自然病程

　　骨骼成熟时Cobb角小于45°的畸形在成年期往往保持稳定,而Cobb角超过50°的畸形则会逐渐进展,通常建议在青春期进行手术(视频6*)。必须特别注意腰椎畸形,临床体检对发现脊柱旋转和腰部不对称有重要作用,Cobb角(45°或以上)并不是手术指征的单一决定因素,因为一些畸形可能需要在低于该阈值的情况下进行手术。

　　未经治疗的脊柱侧弯患者的死亡率并不会增加,尽管在极少数情况下(<1%)畸形会发展到导致肺源性心脏病死亡的地步(肺动脉高压和右心衰竭);Cobb角超过80°的胸弯会有增加呼吸困难的风险,Cobb角超过90°的胸弯可危及心脏。尽管疼痛普遍见于脊柱侧弯患者,但大多数人虽未经治疗,仍可保留接近正常的功能水平。

17.3 体格检查

　　为了监测生长,应定期重复测量生物特征。

A. Dimeglio (✉)

Department of Pediatric Orthopedic Surgery, Clinique St Roch, Montpellier, France Faculty of Medicine, University of Montpellier, Montpellier, France

F. Canavese

Department of Pediatric Orthopedic Surgery, Lille University Center, Jeanne de Flandre Hospital, Lille, France

Faculty of Medicine Henri Warembourg, Nord-de-France University, Lille, France

站立位身高是一个整体性标志,它可以分为两部分:坐高和坐骨下高。因为这两部分通常以不同的速率和时间生长,所以站立位高度并不总是与躯干高度丢失相关。月经初潮一般发生在 Risser 征 I 度时(见附录 M),而最终身高在月经初潮后 2.5~3 年达到稳定。

坐姿高度与躯干高度密切相关,坐姿高度的降低与畸形的严重程度有关。

臂展的测量是对站立位高度(约为臂展的 97%)的间接评估,对患者无法行走时站立高度的评估特别有帮助。

从出生到骨骼成熟,体重增加约 20 倍。5 岁时,体重约为 20kg,10 岁时体重达到 30kg,16 岁时体重达到 60kg 及以上;在青春期的发育高峰,体重通常会翻倍,青春期的体重每年约增加 5kg。对于体重较轻的儿童,青春期发育高峰的变化是有限的,因为体重必须至少达到 40kg,才能实现青春期的发育高峰。

17.4　青春期周期

无论种族如何,青春期周期都是相同的,它遵循一个固定的过程。

生长速度是青春期开始的最佳指标,许多治疗策略都在此时做决定。青春期的第一个征象是站立位高度显著增加(超过每月 0.5cm 或超过每年 6~7cm;这一时期被称为身高峰值速度或加速期)。从青春期开始,男孩和女孩的身高分别可增长 22.5cm 和 20.5cm。

第二性征的出现标志着青春期生长高峰的开始(Tanner 阶段 2);尤其是首次出现阴毛、乳头出芽(93% 的女孩发生在月经初潮前 2 年)和睾丸增大(77% 的男孩发生在达到成年身高前 3.5 年)是青春期开始的最初体征。

青春发育期的前 2 年以月经初潮而结束,随后 3 年生长率逐渐下降(减速期,Risser 征 I ~ V 度)。在减速期这一阶段,站立高度上的平均剩余生长量在男孩和女孩中分别为 6cm 和 5.5cm。

17.5　放射学检查

用手部、肘部和骨盆 X 线片来评估的骨龄是评估剩余生长潜能的重要参数(见附录 M)。

女孩和男孩的青春期分别从骨龄 11 岁和 13 岁开始;在这个阶段,拇指的籽骨(左手 X 线片)明显骨化。Y 软骨的骨化出现于青春期开始后约 1 年(加速期的中点;女孩和男孩的骨龄分别为 12 岁和 14 岁)(图 17.1)。

加速期分别在女孩13岁和男孩15岁骨龄时结束。此时，肘部（桡骨头、内侧髁、外侧髁、滑车关节、尺骨鹰嘴）和拇指远端指骨完全骨化；男孩的剩余生长量约为6cm，女孩为5.5cm（图17.1）。值得注意的是，在整个加速期，左髂嵴仍未骨化（见附录M）。

肘部完全骨化后进入减速期。在这个阶段，左手远端指骨骨化，Risser征为Ⅰ度（女性月经初潮开始）。特别是，42%的女孩在Risser征Ⅰ度之前经历月经初潮，31%开始于Risser征Ⅰ度（剩余生长4cm，下肢生长完成），13%开始于Risser征Ⅱ度（剩余生长3cm），月经初潮发生于Risser征Ⅲ度的占8%（剩余生长2cm），5%开始于Risser征Ⅳ度（剩余生长1cm）。女性月经初潮两年后，通常没有更多的生长（Risser征Ⅴ度）。大转子骨化（减速期中点）发生在Risser征Ⅱ~Ⅲ度（女孩和男孩的骨龄分别为14.5岁和16.5岁）（图17.1）。

17.6 脊柱侧弯风险：预测是有效治疗策略的关键

脊柱侧弯的风险随生长而变化，与剩余生长量和畸形的严重程度成正比（视频6★）。加速期是高风险时期（女孩和男孩分别为11~13岁和13~15岁骨龄），从Risser征Ⅰ~Ⅴ度逐渐降低（减速期）。在青春期开始时，约75%的侧弯曲度在20°~30°时接受了手术；如果在青春期开始时畸形超过30°，手术率几乎上升到100%。

在加速期，5°侧弯曲度有10%的进展风险，10°的侧弯曲度有20%的进展风险，20°侧弯曲度有30%的进展风险，30°侧弯曲度的进展风险几乎提高到100%。此外，任何脊柱侧弯曲度增加每月超过1°或超过每年12°）都可能是需要治疗的渐进性侧弯。在

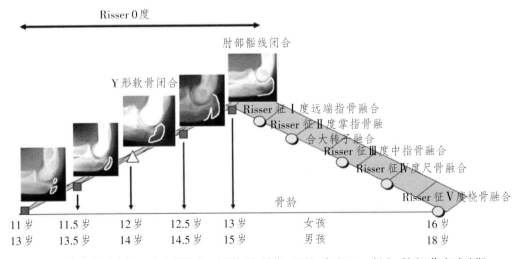

图17.1 青春期示意图。青春期的前2年代表加速期，而后3年（Risser征Ⅰ~Ⅴ度）代表减速期。

此阶段,任何增加每月0.5°~1°(每年6°~11°)的脊柱侧弯都必须密切监测,而任何增加小于每年0.5°的侧弯曲度(或小于每年6°的侧弯曲线)都可被认为是不严重的。

在减速期,脊柱侧弯的进展风险逐渐降低。Risser Ⅰ度的20°侧弯有10%的进展风险,30°侧弯曲度则有60%的进展风险;Risser Ⅱ度的20°侧弯曲度有2%的进展风险,30°侧弯曲度有30%的进展风险;Risser Ⅲ度的20°以上侧弯曲度进展风险为12%;Risser Ⅳ度的进展风险显著降低;Risser Ⅴ度的骨骼完全成熟(图17.2和图17.3)。

17.7 治疗方案

大多数曲线都需要随访观察。分别有10%和0.1%的侧弯曲度发展到需要支架和(或)手术治疗的程度(见第18章)。

17.8 预后

未经治疗的青少年特发性脊柱侧弯患者的死亡率不会增加。支具治疗的结果在大约70%的病例中是好的。尽管缺乏长期研究,但手术疗效通常令人满意。

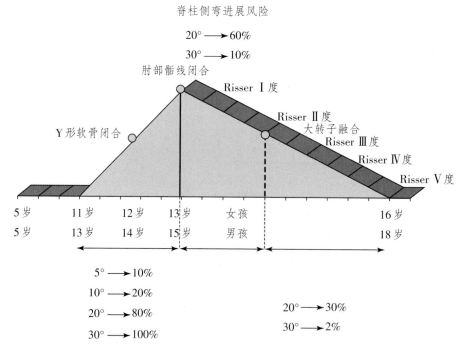

图17.2 脊柱侧弯进展风险。

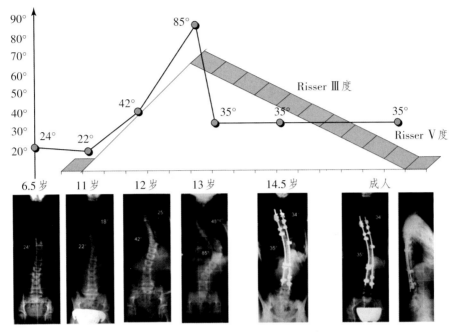

图17.3　青春期生长高峰的脊柱畸形进程图。

17.9　患者和家属须知

青少年特发性脊柱侧弯约占总人口的3%。其中许多儿童的曲度不会超过20°，不需要积极治疗。几乎所有的曲度都在青春期进展，尤其是胸弯的进展风险最高。进展的风险与青春期开始时畸形的严重程度有关。

（夏冬冬　晏美俊　唐国柯　译）

延伸阅读

1. Dimeglio A, Canavese F. The growing spine: how spinal deformities influence normal spine and thoracic cage growth. Eur Spine J. 2012;21:64−70.
2. Dimeglio A, Canavese F, Charles YP. Adolescent idiopathic scoliosis: when and how much? J Pediatr Orthop. 2012;31(Suppl):S28−36.
3. Charles YP, Daures JP, de Rosa V, Dimeglio A. Progression risk of idiopathic juvenile scoliosis during pubertal growth. Spine. 2006;31:1933−42.

扫码获取
☆ 医学资讯
☆ 教学视频
☆ 高清彩图
☆ 交流社群
☆ 推荐书单

第 18 章

青少年特发性脊柱侧弯的保守治疗

Altug Yucekul, Caglar Yilgor, Ahmet Alanay

18.1 定义

保守治疗是青少年特发性脊柱侧弯(AIS)的首选和最常用的治疗方法。保守治疗需要一系列的设备和活动,包括矫形器、脊柱侧弯特定运动疗法(PSSE)和电刺激。治疗应该个体化。侧弯曲度大小(视频6★)、位置及患者在初次评估时的骨骼成熟度有助于治疗方案决策及确定随访频率。

18.2 治疗方案

观察是积极治疗的第1步。一般来说,对于小于25°(视频6★)的侧弯曲度,无论患者的骨骼成熟度如何,都不需要治疗。对于生长中的低侧弯曲度(<20°)儿童,应每6个月左右随访一次,5°~6°的增加是侧弯曲度进展的标志。然而,必须记住的是,等待侧弯曲度进展可能会错过治疗时间。

18.2.1 矫形支具治疗

矫形支具治疗需在每天特定时间段内使用矫形支具。矫正力是被动的,主要的矫形机制是通过矫正垫对脊柱施加横向负载。矫形器的主要作用机制包括弯曲、扭转、拉伸或三点支撑,而许多矫形支具设计采用了这些机制的组合。矫形支具治疗的一般适应证为患者使用矫形器的处方年龄>10岁,且有显著的生长潜力(Risser 0~Ⅱ/Ⅲ度)(附录M),Cobb角为25°~40°(视频6★),既往未进行治疗和潜在的侧弯曲度进

A. Yucekul・C. Yilgor・A. Alanay (✉)

Department of Orthopedics and Traumatology, Acibadem Mehmet Ali Aydinlar University

School of Medicine, Istanbul, Turkey

e-mail: altug.yucekul@acibadem.edu.tr; caglar.yilgor@acibadem.edu.tr; ahmet.alanay@acibadem.edu.tr

展。但这些适应证可根据剩余生长潜力、侧弯曲度进展情况和畸形部位进行调整。

各种不同的矫形支具应用了不同的矫形策略。它们可分为软性（如 SpineCor 支具）或刚性；对称性（如 Milwaukee 支具、Boston 支具）或非对称性（如 Rigo-Cheneau 支具、Gensingen 支具）；单壳、双壳或多段。治疗方案可包括夜间佩戴（每天 8~12 小时）、部分时间佩戴（每天 12~20 小时）和全天佩戴（每天 20~24 小时）。

尽管如今使用胸腰骶支具（TLSO）很普遍，但它们对侧弯曲度顶点在 T7 以下的患者更为有效。对那些胸弯顶点在 T7 以上或颈胸弯患者，则难以通过支具控制，因此上述不是理想的候选者。

支具治疗的禁忌证包括：曲度较大（>45°，除非在发育非常不成熟的青少年中使用，或者作为一种延迟策略）、极重度胸椎后凸、骨骼成熟及精神上无法耐受佩戴支具的患者。

低体重指数、骨量减少、生理性后凸消失、初始躯干扭转角度高、佩戴支具时椎体旋转度降低、腰椎骨盆关系角（LPR）大于 12°、躯干扭转角度高等因素可能是治疗失败的原因。顺应性、驼峰大小和支具矫正率是治疗成功的最重要预测因素。支具治疗存在剂量-效应关系，全天佩戴支具（约 20 小时）比部分时间佩戴支具（<12 小时）更有效（图 18.1）。

支具应佩戴至成熟期为止。移除支具的标准包括：①最近 6 个月身高未增长；②尺骨/桡骨远端骨骺闭合；③Risser 征为 V 度；④月经初潮后 3 年。

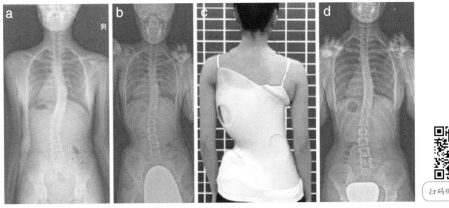

扫码观看高清彩图

图 18.1　（a）一名 11 岁 8 个月的患者被诊断为 AIS，主胸弯 30°，胸腰弯 25°。采用不对称动态 Rigo-Cheneau 支具和 Schroth 训练同时进行矫正治疗。（b）第 1 次佩戴支具 3 周后拍摄的 X 线片显示两个侧曲度都是 15°。（c）患者获得了良好的延长和正中线对齐，呼吸力学也得到了很好的临床改善。随着患者的发育，更换过两次支具。（d）3 年半后，X 线片显示两个平衡的侧弯曲度，主胸弯为 20°，胸腰弯为 15°，正中线对齐良好。

18.2.2 脊柱侧弯特定运动疗法

PSSE 是一种曲度模式练习和治疗措施,可根据个人情况单独应用或与支具及手术联合使用。PSSE 包括不同方法(如 Schroth、Lyon、SEAS、Barcelona、Dobomed 等),但治疗目标相同,包括三维自动矫形、日常生活中训练、稳定矫形后的姿势及患者教育。当前研究证据表明,PSSE 与支具结合,比单独使用支具有更好的治疗效果,尤其在健康相关生活质量、功能和心理结果评价方面。因此,强烈推荐将 PSSE 与支具治疗结合使用。然而,特定 PSSE 已与不同设计理念的支具相关联(如 Schroth 支具和 Cheneau 支具、SEAS 支具和 Sforzesco 支具),这在评估结果有效性和差异比较方面带来了局限。

18.2.3 其他保守治疗方法

电刺激曾被用作一种替代方法。然而,现在它已不再被认为是治疗 AIS 患者的有效方法。建议进行一般的有氧运动和呼吸训练以调节异常通气,提高运动能力并通过呼吸肌功能控制胸壁的不对称运动。多数 PSSE 方法使用特定的呼吸技巧作为运动治疗的一部分。

为了实现最佳治疗效果,保守治疗应该由经验丰富的治疗团队进行,包括一名内科医生、一名物理治疗师、一名矫形支具师和一名心理医生。

18.3 预后

保守治疗的主要目标包括:①取得比自然进展更好的治疗结果(见第17章);②停止侧弯曲度的进展或减小侧弯曲度以避免融合;③通过体态矫正改善美观度;④预防呼吸功能障碍和脊柱疼痛。

如果观察到侧弯曲度进展<5°(包括稳定和改善中的侧弯曲度),或在脊柱发育成熟时 Cobb 角<45°(手术阈值;见第19章),则可认为治疗是成功的。不同的治疗方法和技术在达到预期效果方面有所不同。刚性支具比软性支具更有效,特别是对于在青春期生长阶段进展风险较高的患者。关于非对称支具是否比对称支具更有效还没有确凿的证据。然而,非对称支具可更好地纠正单曲度型侧弯。最近,CAD/CAM 支具受到关注。虽然,此类支具不能事先保证治疗成功,但它们提供了在更轻便、更舒适的支具下实现更好矫正的可能性。在摘掉支具时,会出现一定程度的矫正丢失。PSSE 可显著减少矫正丢失,因此在这个阶段实施 PSSE 至关重要。监督下的 PSSE 锻

炼被证明比家庭锻炼疗效更好。

　　这些方法是相互关联的(动态连续体)，并且可根据患者的临床状况在治疗过程中进行调整。然而，关于治疗手段的种类、数量及治疗效果的预测因素，目前仍缺乏广泛认可的结论。

18.4　潜在并发症

　　选择正确的保守治疗方法是必需的，以避免过度治疗(负担过重)或治疗不足(治疗无效)。支具压迫导致的身体变化和因外形引起的心理障碍是两个主要问题。皮肤色素改变、压疮和皮神经受压是支具常见的副作用。长时间佩戴对称刚性支具会导致桶状胸畸形。反流性食管炎和肺容量减少也需引起关注。在 Milwaukee 支具中，可见颞下颌关节问题。然而，最难处理的是支具治疗对心理的影响。

18.5　患者和家属须知

　　当实现早期诊断和治疗时，AIS 可采取保守治疗。所有形式的保守治疗都需要患者和护理者的积极参与。因此，患者教育、心理治疗、系统性监测、依从性评估，以及在治疗过程中不断验证和修订治疗方法，都被视为成功进行保守治疗的关键因素。在不同时期都有积极治疗的意愿也非常重要。除了家庭之外，支持团队和互联网论坛可帮助提高治疗的依从性。

（王贵元　李力韬　唐国柯　译）

延伸阅读

1. Negrini S, et al. 2016 SOSORT guidelines: orthopaedic and rehabilitation treatment of idiopathic scoliosis during growth. Scoliosis Spinal Disord. 2018;13:3.
2. Berdishevsky H, et al. Physiotherapy scoliosis-specific exercises—a comprehensive review of seven major schools. Scoliosis Spinal Disord. 2016;11:20.
3. Weinstein SL, et al. Effects of bracing in adolescents with idiopathic scoliosis. N Engl J Med. 2013;369(16):1512-21.

扫码获取
☆ 医学资讯
☆ 教学视频
☆ 高清彩图
☆ 交流社群
☆ 推荐书单

第 19 章

青少年特发性脊柱侧弯融合节段的选择

Aaron F. Zhu, Kenneth M. C. Cheung

19.1 定义

AIS 的手术治疗目标包括保持冠状位和矢状位序列,使双肩平衡、矫正畸形,并保留运动节段。未能选择合适的融合节段可能导致冠状位失衡、矢状位交界性问题,甚至需进行翻修手术(见第16章)。

19.2 影像学检查

在学习如何选择融合节段前,应明确一些放射学参数(视频6★)。端椎(EV)被定义为与水平顶椎相比倾斜度最大的椎体。实质触及椎(STV)指骶骨中垂线(CSVL)触及的最近端腰椎,CSVL或穿过椎弓根轮廓,或位于中线至椎弓根轮廓间。

19.3 治疗方案

规划融合节段的第1步(视频1和视频6★)是确定应融合哪个弯曲,尤其对合并代偿弯的 Lenke 1C 和 Lenke 5C 型 AIS 患者(见附录I)。选择性融合是指仅融合主弯(结构性),而代偿弯可能会自发矫正。非选择性融合会将结构弯和代偿弯全部融合。对于 Lenke 1C 型 AIS,选择性融合可保留腰椎活动度,但对腰弯的矫正效率较低。目前,仍不清楚哪种策略会带来更好的临床结果:不融合腰椎并保留中等程度的残留曲度,还是部分融合腰椎并得到腰椎曲度的完全矫形。

A. F. Zhu · K. M. C. Cheung (✉)

Department of Orthopaedics and Traumatology, The HKU–Shenzhen Hospital, Shenzhen, China

e-mail: aaronzhu@hku.hk; cheungmc@hku.hk

通常认为,融合节段应尽可能短。一些作者已经观察到远端融合长度与腰背痛和椎间盘退化间存在关联。因此,在AIS手术治疗中,选择下端固定椎(LIV)至关重要。在经典文献中,King等推荐将稳定椎(位于主弯端椎下方并为CSVL平分的最头侧椎体)作为LIV(见附录H)。在现代Lenke分型中,对于Lenke 1A/B和2A/B型AIS患者,如果腰椎曲度未与CSVL交叉,可将STV作为LIV,与那些选择性融合到SV的患者相比,可节省一个融合节段(见附录I)(图19.1)。对于Lenke 1C型AIS患者,外科医生应首先与患者及其家属进行沟通,以决定是否进行选择性融合。选择性融合将保留腰椎活动度,但会残留腰椎侧弯曲度,患者还需要面对远端附加现象或冠状位失衡的风险。因此,对于处于青春期前期和(或)Risser征分为0~Ⅰ度的患者进行选择性融合时应非常谨慎(见第17章)。一些外科医生特别建议在选择性胸椎融合时容留一定曲度,以匹配残余的腰椎曲度,或在选择性胸椎融合后保持LIV倾斜。

在Lenke分型中,对于Lenke 3C、4C、5C、6C,以及Lenke 1C/2C的非选择性融合,腰弯需包括在融合范围内,选择LIV时应更多考虑椎间盘的灵活性。在凸侧Bending像上,拟定LIV下方的椎间盘应反转或中和,拟定LIV下方的椎体旋转应≤15°。LIV通常在腰弯EV向头侧一个椎间盘的位置。

对于上端固定椎(UIV)的选择,由于胸椎比腰椎更坚硬,并且胸廓有助于稳定胸椎,因此运动节段保护不那么重要。选择UIV的主要考虑因素是术后肩部平衡,特别

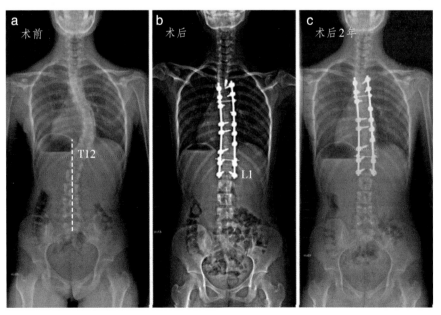

图19.1 (a)Lenke 1A型AIS患者,CSVL触及L1椎体;(b)按照触及椎原则,选择L1作为LIV;(c)术后2年随访,未发现远端并发症。

是对于 Lenke 2 型 AIS 患者而言。对于 Lenke 1 型患者,上胸弯(PT)曲度不僵硬,可不进行融合。需要注意的是,由于几乎所有胸椎 AIS 患者都有右弯,仅是融合主胸弯即可抬高左肩。因此,Lenke 等提出了一个简单的方法来确定 Lenke 1/2 型 AIS 患者的 UIV 选择:如果患者在手术前出现左肩抬高,则应融合至 T2;如果基线肩部平衡,则 UIV 可选择 T3;如果患者出现右肩抬高,则 UIV 应选择 T4 或以下,保留 PT 不融合。Ilharreborde 等建议,如果 T1 倾斜和肩部平衡方向相同,主弯矫正后肩部不平衡会变得更严重,这种情况下需融合结构性 PT 和非结构性 PT。如果二者方向相反,则融合范围包括部分胸弯(至 T2 或 T3)或是可行的(图 19.2)。

Cheung KM 及其同事提出了一种决策方法,利用支点弯曲像(FBR)选择胸椎 AIS 患者的融合节段。FBR 可非常准确地预测胸弯后路矫正术的手术效果。使用 FBR 选择胸椎 AIS 融合节段的方法如下:①确定预估的 UIV 和 LIV;②在 FBR 上绘制一条与 LIV 下终板平行的直线,并从 LIV 中心垂直于上述线绘制一条线(中心线,CL);③在 FBR 上测量预估的 UIV 和 LIV 间的 Cobb 角,理想角度应小于 20°;④测量 UIV 相对于 CL 的位移距离,此距离应小于 20mm;⑤如果 UIV 与 CL 的位移距离大于 20mm,则选择下一个尾端椎体作为 LIV,将这些选定为固定节段;如果位移距离小于 20mm 且 Cobb 角大于 20°,则选择下一个头端椎体作为预估的 UIV。

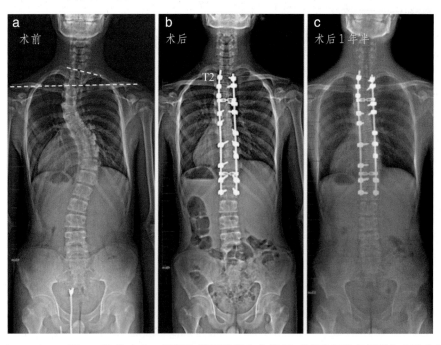

图 19.2　Lenke 2A 型 AIS 患者。(a)T1 倾斜和肩部平衡方向相反;(b)因此没有必要向上融合到 T1,我们选择了 T2 作为 UIV;(c)1 年半后未发现肩部失衡。

对于 Lenke 5C 型 AIS 患者,选择性腰椎融合比非选择性融合更为常见。传统上讲,不管是前路还是后路融合,融合节段都从主弯的上端椎(UEV)延伸到下端椎(LEV)(Cobb-to-Cobb)。Dubory 等报道了 Cobb-1 到 Cobb 前路融合(UIV 在 UEV 尾端一椎体,LIV 在 LEV)与 Cobb-to-Cobb 融合相比临床疗效等效。Shu 等最近报道了一种高度选择性的融合策略(Cobb-1 到 Cobb 的后路融合),作为 Lenke 5C 型 AIS 传统融合策略的合理替代方案(图 19.3)。他们建议,对于 Risser 分级大于 2 级且胸椎代偿弯超过 15°的 Lenke 5C 型患者,可进行 Cobb-1 到 Cobb 后路融合术。研究表明,在 Lenke 5C 型曲度中选择性前路融合后,胸弯没有进展。

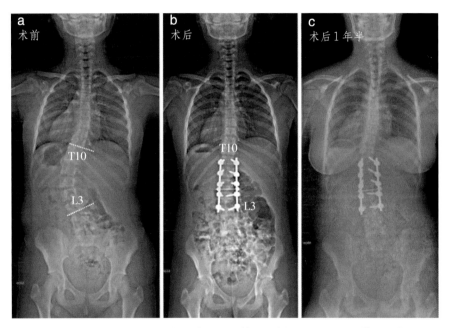

图 19.3 Lenke 5C 型 AIS 患者。(a)主弯起自 T10 椎体(上端椎),止于 L3 椎体(下端椎)。(b)根据"Cobb to Cobb"原则,UIV 应为 T10 椎体,但我们选择了 T11 椎体作为 UIV,遵循"Cobb-1 to Cobb"融合原则。(c)在 2 年的随访中,冠状平衡保持良好。

(王贵元 李力韬 唐国柯 译)

延伸阅读

1. Qin X, Sun W, Xu L, et al. Selecting the last "substantially" touching vertebra as lowest instrumented vertebra in Lenke type 1A curve: radiographic outcomes with a minimum of 2-year follow-up. Spine (Phila Pa 1976). 2016;41(12):E742-50.
2. Ilharreborde B, Even J, Lefevre Y, et al. How to determine the upper level of instrumentation in Lenke types 1 and 2 adolescent idiopathic scoliosis: a prospective study of 132 patients. J Pediatr Orthop. 2008;28(7):733-9.
3. Luk KD, Don AS, Chong CS, Wong YW, Cheung KM. Selection of fusion levels in adolescent

idiopathic scoliosis using fulcrum bending prediction: a prospective study. Spine. 2008;33: 2192-8.

4. Dubory A, Miladi L, Ilharreborde B, et al. Cobb-1 versus cobb-to-cobb anterior fusion for adolescent idiopathic scoliosis Lenke 5C curves: a radiological comparative study. Eur Spine J. 2017;26(6):1711-20.

5. Shu S, Bao H, Zhang Y, et al. Selection of distal fusion level for Lenke 5 curve: does the rotation of the presumed lower instrumented vertebra matter? Spine (Phila Pa 1976). 2020;45(12): E688-e693.

6. Senkoylu A, Luk KDK, Wong YW, Cheung KMC. Prognosis of spontenous thoracic curve correction after the selective anterior fusion of thoracolumbar/lumbar (Lenke 5C) curves in idiopathic scoliosis. Spine J. 2014;14(7):1117-24.

第 20 章

晚发性神经肌肉性脊柱侧弯

Federico Canavese

20.1 定义

当患有神经肌肉疾病后,患儿的神经肌肉骨骼系统发育会受到影响,同时多数会在未来发展为进行性脊柱畸形,即我们常称的神经肌肉性脊柱侧弯(NMS)。对于这类患者而言,他们的呼吸功能普遍受损。

20.2 自然病程

相较于特发性脊柱侧弯患者,神经肌肉系统疾病患者更容易发生脊柱侧弯。虽然在婴儿期的保守治疗对于控制畸形进展很关键(至少对于部分患者而言),但大多数NMS是进行性的,所以婴儿期的矫形治疗收效甚微。与特发性脊柱侧弯不同的是,神经肌肉性脊柱侧弯是可在骨骼成熟后继续发展的,尤其多见于轮椅上的患者,且多伴有骨盆倾斜与更大的肺容积减少(因NMS伴有肌肉功能异常)(见第14章和第15章)。

20.3 体格检查

NMS特点是胸腰椎与腰椎呈C形折叠、骨盆倾斜、脊柱矢状位序列改变,以上改变均会影响坐姿平衡及心肺呼吸功能。在最严重的情况下,NMS患者甚至可能会产生凹面肋骨与同侧髂骨之间的疼痛压迫。

除此之外,神经肌肉性脊柱侧弯患者还常伴随肺部、神经(视频1*)、泌尿生殖、营养和胃肠疾病,因此有多学科的医疗团队进行术前和术后管理,进行多学科的协作也是成功治疗的关键。

F. Canavese (✉)

Department of Pediatric Orthopedic Surgery, Lille University Center, Jeanne de Flandre Hospital, Lille, France

Faculty of Medicine Henri Warembourg, Nord-de-France University, Lille, France

20.4　影像学检查

全脊柱标准正侧位X线(站立或卧位)可定位和测量侧弯曲度的大小,测量骨盆倾斜的程度,并评估矢状位的变化。影像结果通常显示伴胸腰椎后凸的C形折叠胸腰椎与腰椎弯曲。侧屈X线片和支点X线片有助于评估曲度的可还原性(图20.1和图20.2)。

进行全脊柱MRI扫描有助于排除脊髓异常和脊柱发育不良(见第31章)。

需要进行脊柱、骨盆和胸廓解剖结构的研究时,建议进行脊柱CT(带有或不带有三维重建)。

注意:观察对比患者手术前后的临床照片也很重要。

20.5　鉴别诊断

当存在潜在神经肌肉疾病时,鉴别诊断就十分重要。与神经肌肉病相关的疾病包括:脑瘫、迪谢内肌营养不良、脊髓性肌萎缩症、弗里德雷希共济失调、脊柱裂及几种遗传综合征(如关节挛缩、骨发育不全、拉森综合征)(见第14章与第15章)。

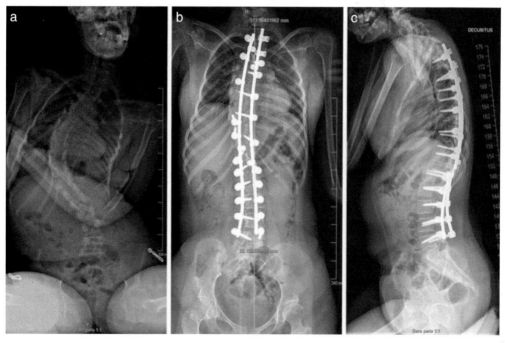

图20.1　(a)脑瘫患者(GMFCS);(b,c)L5处内固定。

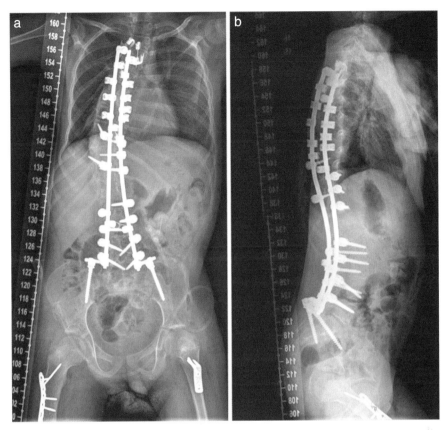

图 20.2　脑瘫患者(GMFCS Ⅴ)。(a,b)仪器包括骨盆(骨盆不均匀)。

20.6　治疗方案

对于神经肌肉疾病患者,矫正支具通常不起作用,手术是主要的治疗选择(视频 1 和视频 5★)。手术适应证包括:①明显弯曲(超过 50°),导致功能障碍、坐姿不适(骨盆倾斜)和(或)心肺呼吸障碍;②矫形支具已无法控制的进行性脊柱畸形;③进展性弯曲增加;④疼痛性畸形。

虽然导致神经肌肉障碍的主要病因不同,但由于患者间症状有许多相似之处,因此可适用于类似的治疗方法和治疗目的。手术治疗的目标:①防止患者弯曲程度加重;②在冠状面和矢状面上维持脊柱平衡,使躯干位置保持水平和直立;③使患者能处于平衡舒适的坐姿,以减少重新调整的次数;④减轻患者疼痛;⑤减轻由于凹侧肋骨与髂嵴间相碰撞所致的疼痛;⑥最大化改善患者的健康和生理功能;⑦保持患者步行能力。

手术也具有较大的挑战性,因为患者可能存在多种并发症,需要更长的脊柱融合,甚至常需要与骨盆融合,手术出血量增加,手术时间较长,骨质相对较差,并发症发生率较高。

矫正手术中,Luque杆或其变体通常仍然是首选的植入物,也可使用椎弓根螺钉、钩子和(或)椎板下聚酯带(视频6*)。

对于有骨盆倾斜且无行走能力的患者,植入物和融合应延伸到骨盆。对于仍具有行走能力、骨盆倾斜较轻(或无骨盆倾斜)的患者,植入的融合可在L5或以上处停止。骨盆倾斜程度较小的患者(<10°~15°)的坐姿相对较舒适。相反,较大骨盆倾斜程度患者则必须通过手术矫正或使用轮椅改装来改善。

20.7　预后

治疗预后往往依赖于在冠状面上脊柱与在矢状面上骨盆的平衡。

患有神经肌肉疾病的儿童中,青春期可能比患有特发性脊柱侧弯的儿童早或更晚开始。根据神经肌肉疾病的不同,脊柱侧弯畸形在青春期生长期间的进展速度可能会每个月增加2°~4°,尤其是对于那些需要坐轮椅的患者。如果在生长结束时曲度大于50°,NMS将以每年1°~4°的速度持续进展,而侧弯曲度小于50°时,每年进展速度为0.5°~1°。在手术前必须考虑的一个重要参数是风险-受益比,如果选择得当,手术的结果可能是令人满意的。

20.8　潜在并发症

与特发性脊柱侧弯患者相比,NMS患者的术后并发症发生率要高得多(约30%)。

早期术后并发症包括深部脊柱感染(比特发性脊柱侧弯的风险高10~20倍)、心肺问题、神经问题、营养问题、肠梗阻延长、便秘、液体过载、皮肤溃烂、出血和死亡。晚期术后并发症包括慢性感染、骨不连、尾骨疼痛、曲轴现象、植入物相关问题、矫正缺失和不充分的矫正。

20.9　患者和家属须知

虽然脊柱手术可稍微恢复患者脊柱序列对齐,但它也存在一些潜在缺点。尤其对那些在小而灵活的躯干上已发展有补偿功能的肌肉疾病患者,脊柱融合术和内固定可能会产生不利影响。外科手术会阻止融合节段上的任何进一步生长,可能会加重髋关节畸形。而且对于神经肌肉疾病患者,脊柱侧弯的可能性和严重程度会随着神经肌肉受累程度的增加而增加。

（李力韬　卢春闻　唐国柯　译）

延伸阅读

1. Canavese F, Marengo L, Corradin M, et al. Deep postoperative spine infection treated by negative pressure therapy in patients with progressive spinal deformity. Arch Orthop Trauma Surg. 2018;138(4):463-9.

2. Lonstein JE, Koop SE, Novachek TF, Perra JH. Results and complications after spinal fusion for neuromuscular scoliosis in cerebral palsy and static encephalopathy using luque galveston instrumentation: experience in 93 patients. Spine (Phila Pa 1976). 2012;37:583-91.

3. Sharma S, Wu C, Andersen T, Wang Y, et al. Prevalence of complications in neuromuscular scoliosis surgery: a literature meta-analysis from the past 15 years. Eur Spine J. 2013;22: 1230-49.

第 21 章

体位性脊柱后凸

Federico Canavese, Alpaslan Şenköylü

21.1 定义

体位性脊柱后凸(PK)是最常见的脊柱后凸类型(>40°)。它属于良性疾病,在常规X线片上表现为未见椎体结构异常的胸椎脊柱异常圆形弯曲。

PK是可通过患者的主动矫正或通过整形手术被动矫正复位的可复性畸形。

21.2 自然病程

长期保持不良姿势可能会导致患者的持续性背痛和驼背,它主要影响患者外表的美观。

21.3 体格检查

PK常发生于青少年,大部分是由不良姿势和(或)肌肉无力导致的。临床检查显示为胸椎不正常的弯曲(脊柱后凸),畸形可变,不影响患者的正常活动(图21.1a, b)。神经学评估包括疼痛、麻木、感觉异常、肢体感觉功能、肢体运动功能、肌肉痉挛、无力和肠道/膀胱改变的评估。

21.4 影像学检查

PK的影像学诊断很简单,通常情况下不需要影像学检查。脊柱标准正侧位X线片可研究椎骨结构(椎体楔形变、椎体终板不规则性、椎间盘高度),以及评估脊柱整

F. Canavese (✉)
Department of Pediatric Orthopedic Surgery, Lille University Center, Jeanne de Flandre Hospital, Lille, France
Faculty of Medicine Henri Warembourg, Nord–de–France University, Lille, France
A. Şenköylü
Department of Orthopaedics and Traumatology, Faculty of Medicine, Gazi University, Ankara, Turkey

体矢状位排列情况。为了评估脊柱曲线的灵活度,可在患者仰卧位(对体位有主动变化)时拍摄X线片。

补充检查:脊柱的MRI和CT扫描一般很少应用,除非存在一些可疑征象需要排除其他疾病时才需考虑(存在预警信号,见第11章)。

21.5 鉴别诊断

可能出现异常脊柱后凸畸形的其他疾病包括舒尔曼病后凸畸形(见第22章)、先天性脊柱后凸(见第24章)、与软骨发育不全或神经肌肉障碍有关的后凸畸形(见第20章)、创伤后脊柱后凸(见第4章和第9章),以及椎板切除术后的脊柱后凸。此外,体位性脊柱后凸是儿童和青少年背痛的原因之一(见第11章)。

上述大多数病理是僵硬的,而体位性脊柱后凸则是柔软的(图21.1)。

21.6 治疗方案

儿童性脊柱后凸的治疗目的在于防止弯曲加重和帮助患者恢复正常姿势。物理治疗可加强背部和腹部肌肉,以便与脊柱共同承担负荷,改善姿势,减轻不适与疼痛感。但一些青少年会抗拒物理治疗师建议的锻炼,在这种情况下,周围人应鼓励患者经常从事自己喜欢的运动,如普拉提、瑜伽、游泳、跳舞等活动均有助于加强脊柱旁肌肉并帮助纠正姿势,但成功的关键仍是由患者自己来选择运动类型,因为积极性是

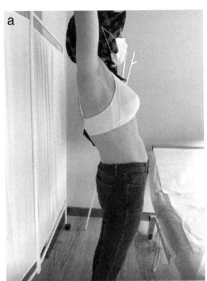
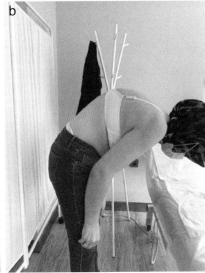

扫码观看高清彩图

图21.1* 患者的重度后凸畸形可通过脊柱过伸进行大部分矫正。这在舒尔曼病后凸畸形患者中是无法完成的。

继续锻炼的最重要因素。

对于骨骼未成熟的患者,如果存在严重畸形和大量生长空间(Risser征0~Ⅱ度)(见附录M),就需要使用支架来支持脊柱生长到正确的姿势(良好的矢状面对齐)。对于胸部过度后凸的患者,Milwaukee式颈胸腰骶支架是最常用的矫形器,通常非常有效。又由于Milwaukee支架对外形的影响,患者常难以坚持,这是该支架最大的缺点。

非甾体抗炎药或止痛药可帮助减轻异常驼背引起的不适。

21.7　预后

大多数PK患者可通过正确姿势的教育引导和增强体育锻炼(加强背部和腹部肌肉以减少不适并改善姿势),将后凸矫正到正常范围内,达到良好的结果。

21.8　潜在并发症

虽然PK是一种良性疾病,但持续保持不良姿势和(或)缺乏治疗可能会导致驼背的进一步加重与持续性疼痛。出现呼吸困难和神经症状(麻木、四肢无力、无法保持平衡、失去正常的膀胱或肠道控制)较少见。如果检测到神经症状,必须对整个脊柱进行磁共振检查(见第11章)。

21.9　患者和家属须知

PK是可通过保持良好姿势进行预防的,因此父母应多鼓励孩子采用正确坐姿,避免大量负重与长期无精打采,保持体育活动(包括呼吸练习)。但需注意的是,父母应采用引导的方式而不是使用命令的口气。另外,虽然目前没有确切的证据支持背包也是导致儿童和青少年背痛和姿势不良的另一个生物力学因素,但孩子们应正确地使用书包,合理调整书包的背带并均匀卸力。

(李力韬　谈应东　唐国柯　译)

延伸阅读

1. Zaina F, Atanasio S, Ferraro C, et al. Review of rehabilitation and orthopedic conservative approach to sagittal plane diseases during growth: hyperkyphosis, junctional kyphosis, and Scheuermann disease. Eur J Phys Rehabil Med. 2009;45(4):595-603.

第 22 章

舒尔曼病

Alpaslan Şenköylü

22.1　定义

舒尔曼病(SD)又称舒尔曼后凸畸形,是指在青少年时期发生的由多级椎体楔形变导致的胸椎或胸腰段的过度僵硬性脊柱后凸畸形(图22.1)。脊柱侧弯协会将过度的脊柱后凸畸形定义为T1和T12之间的矢状位Cobb角超过45°。SD的病因尚不清楚,目前存在几种发病机制假说,包括遗传因素、激素因素、生物力学因素和环境因素。组织病理学研究发现,由于病椎的胶原/蛋白多糖比例改变,导致椎体终板结构失衡,可能是SD的发病机制之一。这种椎体终板的结构改变导致了生长紊乱和椎体前部楔形变(前柱)。SD并不罕见,据报道,其发病率在普通人群中为1%~8%。由于颈腰椎代偿性前凸机制的存在,轻度和中度的SD病例往往没有明显的临床症状,容易被忽略。

22.2　自然病程

SD在大多数患者中是一种良性疾病。约有1/3的患者在青少年时期会出现剧烈疼痛,但这种疼痛在成年后往往会得到改善。心肺问题仅仅在矢状面Cobb角测量超过100°的严重后凸畸形患者中出现。神经系统症状在SD患者中并不常见。

22.3　体格检查

SD的典型表现是在青春期出现的疼痛性的、严重的和僵硬性的背部过度后凸畸形(图22.1)。虽然疼痛一般位于脊柱后凸顶点,但由于椎旁肌肉挛缩,疼痛发生在腰部和肩胛部也较为常见。当患者存在腰痛时,要警惕合并腰椎峡部裂的可能(见第11

A. Şenköylü (✉)

Department of Orthopaedics and Traumatology, Gazi University, Ankara, Turkey

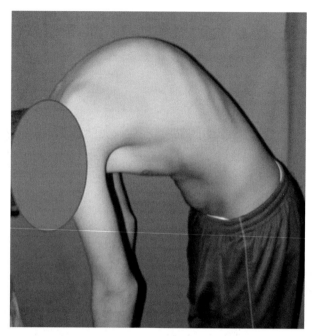

扫码观看高清彩图

图22.1 严重过度后凸畸形青少年患者的临床图片（前屈位）。

章）。脊柱后凸的顶点可发生在胸椎或胸腰椎。由于SD还常常伴有轻度的脊柱侧弯，患者可能出现肩部不等高和（或）剃刀背（Adam前屈试验阳性）（见第16章）。一般来说，SD患者会有颈椎和腰椎的过度前凸来代偿过度的胸椎后凸。SD患者也常会出现腘绳肌和髂腰肌劳损。

　　尽管神经系统问题在SD中很少见，但包括运动和深腱反射评估在内的神经系统检查往往是必不可少的（视频1★）。

22.4　放射学检查（包括高级影像学和分类）

　　对SD患者应要求提供标准的脊柱全长正侧位片（图22.2）。根据Sorensen的定义，侧位片上3个或更多相邻椎体的前部楔形变超过5°是SD的特征性改变，而最近的研究表明，单一节段的楔形变也足以用于诊断SD。SD的其他影像学表现还包括施莫尔结节（第27章），不规则的终板和椎间盘高度降低（图22.3）。然而，这些影像学表现的特异性很低，Sorensen的标准足以诊断。约有1/3的SD患者合并有脊柱侧弯，这些患者应测量冠状位Cobb角（视频1★）。支点过伸位片是术前计划中用于评估脊柱侧弯灵活性的一种实用技术。支点过伸位摄片时，患者仰卧，支点设置在后凸的顶点，并拍摄此时脊柱的侧位片（图22.3）。

　　当怀疑有胸椎间盘突出症时，可进行MRI检查予以明确，因为胸椎间盘突出可能

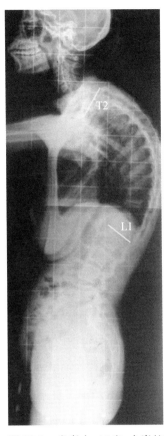

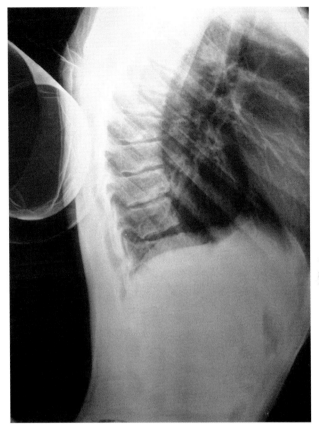

图22.2 患者女,17岁,全脊柱X线片显示伴有严重的疼痛和畸形;矢状面Cobb角(T2–L1)为92°。

图22.3 支点过伸位片。此影像显示了典型的SD改变,包括连续3个>5°的椎体楔形变,施莫尔结节和椎板不规则改变。

会在手术中诱发神经症状(在矫正过度脊柱后凸时)。

SD可分为两型:1型有典型的后凸曲线,顶点位于T6和T8之间;2型SD后凸顶点位于胸腰交界段。2型SD更容易出现持续进展及临床症状。

22.5 鉴别诊断

PK(见第21章)或青春期圆背是另一种常见的矢状面畸形,很容易与SD混淆。PK也可见于青春期,然而这种后凸畸形更柔韧,后凸也更圆润,在影像学上没有显著的形态学改变,如椎体的楔形变和施莫尔结节。PK也常常没有明显的疼痛症状。

其他一些会导致胸椎过度后凸的疾病也应仔细鉴别,包括陈旧性骨折(第7章)、椎板切除术后脊柱后凸、强直性脊柱炎(第54章)、肿瘤/感染等椎体破坏性病变(第52章)。

22.6 治疗方案

非手术治疗包括背部肌肉锻炼和支具固定等,可用于矢状面Cobb角测量45°~75°的有疼痛症状的患者。尽管目前还没有证据表明可通过锻炼来改善脊柱后凸,但锻炼可有效缓解疼痛,而且应作为所有以疼痛为主要症状患者的优先治疗方案。支具治疗对仍处于发育期的患者(Risser征0~Ⅲ度)有效,对于Risser征Ⅳ度或Ⅴ度的患者,支具治疗通常无效。如果脊柱顶点在T8以下,可使用胸腰骶支具(TLSO),且它对2型SD最为有效。对于1型患者,虽然由于患者的依从性不足,支具的效果在某种程度上有所降低,但仍有必要使用Milwaukee支具。

手术治疗适用于伴有疼痛和(或)外观需求、矢状面Cobb角超过75°且对保守治疗无反应的患者。但由于手术需要大范围的融合(通常从T2到L3),必须与患者及其家属深入讨论手术的必要性(视频3★)。神经系统并发症在SD中是罕见的,但这也是手术治疗的直接指征。手术前应采用MRI检查以排除可能的胸椎间盘突出,并采用支点过伸位X线片检查以评估后凸畸形的柔韧性。后路的椎弓根螺钉固定、融合和矫形是标准的手术技术(视频3★)。手术中必须进行多模式的术中神经监测,以避免神经系统并发症。Schwab-2型截骨术可使后柱短缩,用于僵硬的SD病例(图22.4)。正确的融合节段选择和避免过度矫形是防止连接段问题的要点。在Cobb角内最头端的椎体应包括在融合节段中,应确定矢状位稳定椎体(从骶骨后上角画出的垂直线所接触的近端椎体),以及支点过伸位片上垂直于水平面的椎间盘来确定最远端的融合节段。

22.7 预后

通过物理治疗可使相当多患者的疼痛得到缓解,因此物理治疗应作为非手术治疗的第一选择。手术治疗是一种有效的方法,可达到满意的矫形效果,并防止后凸的进一步发展,但它会导致整个脊柱的僵硬。

22.8 潜在并发症

SD可并发慢性背痛、外观不佳和肺功能不全。手术可能存在的并发症包括近端/远端的连接段后凸、伤口感染、假关节形成、神经症状和肠系膜上的动脉综合征。

22.9 患者和家属须知

SD在青春期出现,它的特点是疼痛和姿势不良。疼痛偶尔会影响日常生活和工

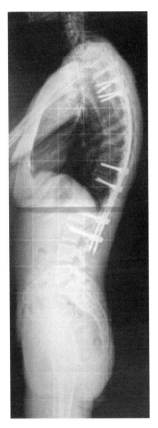

图 22.4　患者的术后侧位片。在后凸畸形的顶点使用了三节段 Schwab-2 型截骨术进行矫正。

作。在疾病的自然过程中，神经系统症状较为少见。

（张强　蔡伟良　晏美俊　译）

延伸阅读

1. Arlet V, Schlenzka D. Scheuermann's kyphosis: surgical management. Eur Spine J. 2005;14: 817–27.

2. Lowe TG, Line BG. Evidence based medicine: analysis of Scheuermann Kyphosis. Spine. 2007;32:S115–9.

3. Wood KB, Melikian R, Villamil F. Adult Scheuermann kyphosis: evaluation, management and new developments. J Am Acad Orthop Surg. 2012;20:113–21.

第 23 章

神经纤维瘤病Ⅰ型的颈椎后凸

Federico Canavese

23.1 定义

神经纤维瘤病Ⅰ型(NF-1)患儿可出现颈椎后凸畸形(CK)。在NF-1患儿中,严重的颈椎后凸畸形较为罕见,且往往与椎体发育不良有关。

23.2 自然病程

由于较低的发病率,继发于NF-1的颈椎后凸畸形患儿的自然病程尚不明确。

23.3 体格检查

体格检查显示,NF-1的颈椎后凸患者颈部短小且活动度低,可伴有疼痛或神经功能障碍。对不伴有临床症状的后凸畸形,这类患者往往有着惊人的容忍度,即使存在椎体脱位。

神经系统症状包括肢体疼痛、麻木、感觉运动异常、肌肉痉挛、无力、步态紊乱和大小便异常(视频1★)。

23.4 影像学检查

CK有典型的影像学改变。颈椎侧位片可看到典型的颈椎后凸改变,伴有椎体发育不良(图23.1)。颈椎后凸可在高位颈椎,也可在头颈交界段,这种后凸在屈伸位时往往是僵硬的。特征性的发育不良性改变是椎体后缘的倾斜、椎管增宽、椎间孔变大、椎弓根缺损,以及细长的横突。

F. Canavese (✉)

Department of Pediatric Orthopedic Surgery, Lille University Center, Jeanne de Flandre Hospital, Lille, France

Faculty of Medicine Henri Warembourg, Nord-de-France University, Lille, France

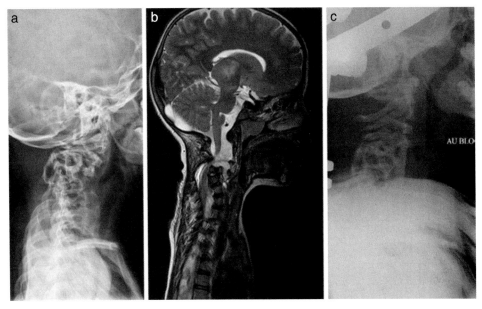

图23.1　(a)NF-1和颈椎后凸患者;(b)MRI显示脊髓和硬膜扩张;(c)前支柱移植物(胫骨)。

CT可提供关于颈椎骨质和三维解剖更具体的信息,可评估颈椎发育不良的严重程度。

MRI有助于获得软组织和脊髓的信息,尤其是可以发现合并的脊柱旁和脊髓的肿瘤,可评估椎管与脊髓的关系、脊髓的状态和硬膜扩张的存在(图23.1)。需要强调的是,MRI检查必须包括大脑和整个脊柱(包括骶骨)。

NF-1患者有可能在椎动脉处合并有动脉瘤。因此,在牵引治疗前,患者应接受MRA和增强CT来评估椎动脉血管瘤是否存在,以免牵引时导致动脉瘤破裂风险。

23.5　鉴别诊断

无。

23.6　治疗方案

对有进行性畸形或症状的患者应进行手术治疗;对大多数骨骼发育不成熟的NF-1且伴有严重颈椎后凸畸形患者,应进行前后路联合的融合手术。术前Halo头环牵引或Halo-vest支架固定(视频2★)有助于实现CK逐步(尽管是部分)且安全的矫形。对于NF-1患者,应使用较小的牵引重量,因为这类患者的颈椎往往因为发育不良而变得脆弱。

手术时,融合可与椎体截骨术一起进行,以恢复颈椎的矢状位排列(但有20%~

25% 的可能性出现新的神经功能障碍）。也可通过前方（结构性支撑）和后部植骨实现"原位"融合（图 23.1）。术后 Halo 支架应佩戴 10~12 周以固定患者颈椎，因为过早活动可能使前方的结构性支撑物移位（视频 1 至视频 2*）。

23.7　预后

通过矫形手术可达到显著的影像学矫正，尽管它有相对较高的神经损伤风险。另一方面，原位融合并不能获得比牵引治疗更大的矫正角度，但它几乎没有新的神经损伤风险。无论采用哪种技术，由于 NF-1 的存在，手术后骨质的侵蚀通常会继续，植骨材料可能会被吸收，从而导致手术失败而需要再次手术（在大多数情况下需要再次后方植骨，但也可能需要前方植骨）。

23.8　潜在并发症

疼痛和神经系统症状是可能发生的。椎旁肌营养不良和脊髓肿瘤的存在增加了矫形手术术中出血和脊髓损伤的风险。术后血肿可能压迫呼吸道而造成呼吸困难，因此术后应仔细监测患者的生命体征。

神经纤维瘤可能恶变为神经纤维肉瘤（神经鞘肿瘤），这个风险贯穿于患者的一生（见第 59 章）。

23.9　患者和家属须知

密切随访极其重要，因为并发症的出现和畸形进展很常见。

（张强　蔡伟良　晏美俊　译）

延伸阅读

1. Helenius IJ, Sponseller PD, Mackenzie W, et al. Outcomes of spinal fusion for cervical kyphosis in children with neurofibromatosis. J Bone Joint Surg Am. 2016;98(21):e95.
2. Crawford AH, Schumaier AP, Mangano FT. Management of cervical instability as a complication of neurofibromatosis type 1 in children: a historical perspective with a 40-year experience. Spine Deform. 2018;6(6):719-29.

扫码获取
☆ 医学资讯
☆ 教学视频
☆ 高清彩图
☆ 交流社群
☆ 推荐书单

第 24 章

先天性脊柱后凸

Michael Ruf

24.1 定义

先天性脊柱后凸是一种矢状位畸形,由发生在胚胎早期的畸形引起(见第12章)。后方的半椎体畸形(发育不良)导致尖锐的后凸畸形,而前方(分节不良)导致前方椎体融合。因此,脊柱的前后生长不同步(不平衡,后方>前方)导致了进行性脊柱后凸。通常混合性畸形比较常见。先天性脊柱后凸的另一个原因是脊柱后部结构的遗传性缺失或弱化(后部张力带结构的失效)。

24.2 自然病程

先天性脊柱后凸和脊柱后侧弯通常进展迅速,导致严重的畸形(继发于发育不良的畸形为每年2.5°~5°,混合性畸形更为迅速)。畸形的进展在青春期生长高峰时加速,而在骨骼成熟期则减慢。胸腰交界区是受影响最大的脊柱节段,尤其是胸腰交界区的后凸往往导致胸椎后凸减少和腰椎代偿性前凸,以维持躯干平衡。

与先天性脊柱侧弯相比,先天性脊柱后凸发生神经功能障碍的风险要高得多:锐角度的后凸作为一个压迫支点,长期损害脊髓导致脊髓病变。需要强调的是,先天性脊柱脱位(CDS)患者在轻微外伤后可能会出现严重的神经系统症状,一部分CDS患者可能在子宫内就造成脊髓损伤。

24.3 体格检查

体格检查包括以下几方面。

M. Ruf (✉)

Center for Spine Surgery, Orthopedics, and Traumatology, SRH Klinikum Karlsbad–Langensteinbach, Karlsbad, Germany

e-mail: Michael.Ruf@srh.de

- 脊柱后凸的位置和严重程度。
- 触诊或叩诊时有触痛感。
- 代偿的节段性前凸。
- 躯干平衡(铅垂线)。
- 后凸节段的柔韧性(主动和被动活动)。
- 神经系统检查(视频6*);如有必要,建议完善运动诱发(MEP)和体感诱发电位(SSEP)检查。
- 肺功能测试。
- 患者的大体照片。

24.4 影像学检查

脊柱(包括臀部)的全长正侧位X线片可显示脊柱的后凸畸形及代偿性改变(胸椎后凸不足和腰椎过度前凸)。侧位片可测量由椎体畸形引起的局部脊柱后凸角度,以及总的胸椎后凸角、腰椎前凸角、颈椎前凸角、骨盆入射角、骨盆倾斜角、骶骨倾斜角、C7铅垂线等参数。在脊柱后凸的顶点放置支点拍摄仰卧位支点过伸侧位片有助于评估后凸畸形的柔韧性。

MRI是必需的,以排除脊髓的压迫及骨髓病。

三维重建CT对于评估脊柱解剖结构和畸形非常重要。

24.5 治疗方案

先天性脊柱后凸需要早期治疗,因为该病通常会进行性加重,神经系统损伤的风险很高。保守治疗对该病无效,无论是支具、石膏还是物理治疗,都不能阻止畸形的进一步发展。延迟治疗会使畸形和代偿性弯曲进一步加重。

手术是治疗的首选,应尽早进行,以避免畸形僵硬化及神经功能损伤。

手术选择包括后-前方联合手术和单纯前路手术。单纯前路矫形而不做后路固定易导致患者生长过程中再次出现渐进性后凸。

如果是后半椎体引起的脊柱后凸,则通过后路切除异常的椎体。切除相邻的椎间盘,并在前方放置一个融合器。通过后方钉棒系统的加压来达到稳定和矫形的目的(见第12章);前方的骨桥可从后路或者再进行一次前路手术来切除(图24.1)。

先天性畸形的后凸顶点往往会随着时间的推移而逐渐融合。因此,延迟治疗会使手术难度增加,往往需要进行截骨术来实现矫形。后方的楔形截骨术或椎体切除

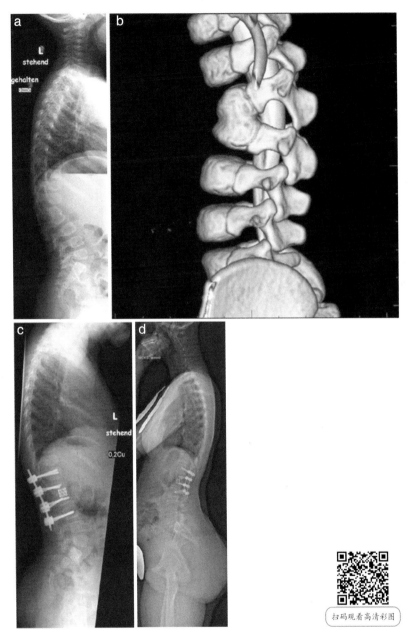

扫码观看高清彩图

图24.1　患者女，2岁，L2/3椎体分节不良。(a)侧位片和(b)三维CT。(c)后路截骨、融合器置入和L1—L4椎弓根钉固定术后侧位片；(d)14岁随访时的侧位片。注意对生理性矢状位的矫正和脊柱的进一步生长。脊柱前部的生长相较于后方的固定，增加了脊柱前凸（张力带）。

术通常可通过单一的后路实现，因为畸形的顶点是后移的。在翻修病例或大血管走向异常的情况下，可能需要采用前路手术。脊髓附近的操作必须慎之又慎，强烈建议使用术中神经监测，必须避免牵拉或平移脊髓。后路的固定和前方的稳定支撑可提供安全而可靠的稳定性（图24.2）（视频5和视频7★）。

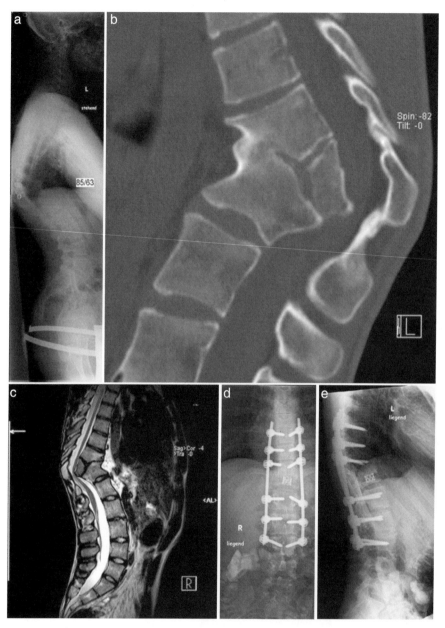

图24.2 (a,b)患者,22岁,T10/11椎体前方融合,后方形成半椎体。(c)患者出现了进行性骨髓病,伴有痉挛性截瘫。(d,e)后方半椎体切除融合术后的正侧位X线片,神经系统恢复缓慢。在儿童时期及早手术,可能会避免神经系统功能障碍。

24.6 预后

如果不进行矫形手术,在大多数情况下,患者会出现肺功能下降和进行性神经功能损伤。早期治疗可恢复生理上的矢状位平衡,从而避免神经系统损伤的发生。延迟治疗会导致更广泛、复杂的手术，神经损伤的风险更高，躯干平衡方面的矫形效果更差。

24.7　潜在并发症

在需要广泛截骨以矫形的严重病例中，特别是原本合并有脊髓病变的患者，或在翻修病例中，神经功能损伤的风险很大。

24.8　患者和家属须知

先天性脊柱后凸是一种严重的疾病，有可能造成严重的后果。对于轻度畸形，需要定期随访。如果病情进展，建议尽早手术。

（张强　蔡伟良　晏美俊　译）

延伸阅读

1. McMaster MJ, Singh H. Natural history of congenital kyphosis and kyphoscoliosis. A study of one hundred and twelve patients. J Bone Joint Surg Am. 1999;81(10):1367–83.
2. Atici Y, Sökücü S, Uzümcügil O, Albayrak A, Erdoğan S, Kaygusuz MA. The results of closing wedge osteotomy with posterior instrumented fusion for the surgical treatment of congenital kyphosis. Eur Spine J. 2013;22(6):1368–74.
3. Wang S, Aikenmu K, Zhang J, Qiu G, Guo J, Zhang Y, Weng X. The aim of this retrospective study is to evaluate the efficacy and safety of posterior-only vertebral column resection (PVCR) for the treatment of angular and isolated congenital kyphosis. Eur Spine J. 2017;26(7):1817–25.

第 **25** 章

峡部裂和腰椎滑脱

Yann Philippe Charles

25.1 定义

峡部裂是一种临床上常见的腰椎峡部(关节间段)不连,多见于L5节段,L4和L3节段也有发生。腰椎滑脱是指头侧椎体相对尾侧椎体向前方滑动(滑脱),多见于L5–S1节段(图25.1),这是L5/S1节段局部后凸的一个重要原因。腰椎滑脱的严重程度根据Meyerding进行分类:<25%(1级)、25%~50%(2级)、50%~75%(3级)和>75%(4级)(见附录K)。1级和2级被定义为低度滑脱,而3级和4级则为高度滑脱。头侧椎体完全前移被定义为腰椎滑脱。

25.2 自然病程

峡部裂的发病机制与其在生长发育中所出现的疲劳性(峡部)骨折相似。引起峡部不连的因素很多,如峡部发育异常可导致发育性峡部裂(图25.2)。在生长发育过程中,重复的微小创伤也是一种风险因素,如过度拉伸(体操)。在白种人群中的峡部裂发病率高达7%,这可能与遗传基因相关。矢状位上较宽的骨盆(较大的骨盆入射角)会增加腰椎前凸角,这使得L5峡部承受着更大的压力,更易出现峡部裂。腰椎滑脱的程度也会随着生长发育而逐步加重,并在腰骶交接区形成后凸畸形。在3级和4级腰椎滑脱及腰椎脱位病例中,L5和S1神经根会被拉长,并出现根性症状。成年后,腰椎滑脱会导致椎间盘过早退化,从而引起腰痛(见第41章)。

Y. P. Charles (✉)

Service de Chirurgie du Rachis, Hôpitaux Universitaires de Strasbourg, Faculté de Médecine,
Maïeutique et Sciences pour la Santé, Université de Strasbourg, Strasbourg, France
e-mail: YannPhilippe.CHARLES@chru-strasbourg.fr

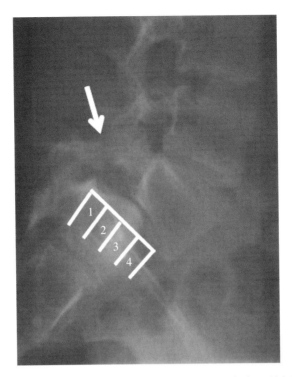

图25.1 L5-S1腰椎滑脱,L5前移(Meyerding 2级)。箭头所指为L5峡部裂(见附录 K)。

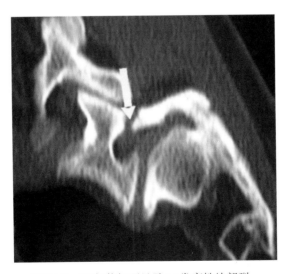

图25.2 CT矢状切面显示L5发育性峡部裂。

25.3 体格检查

除神经系统检查外,还应对脊柱、髋部和下肢进行专科检查。询问患者是否存在腰痛,并用视觉模拟量表(VAS 1~10)进行评估。下肢疼痛和麻木也可能出现,同时明确下肢疼痛部位是否为L5和S1神经根支配的皮节区,又被称为坐骨神经痛或根性疼痛。下肢后侧的不连续性痛,如疼痛止于大腿、膝盖、小腿等部位,也会产生类似坐骨神经痛的症状,这被称为假性根性痛。这类疼痛可能是由背部或腿部肌腱收缩造成的。

需要触诊判断腰骶部的疼痛程度和椎旁肌的紧张度。对于高度滑脱患者,腰骶部后凸畸形易被发现。临床上,可采用Schober法测量腰椎活动度:画出两个点,一个点位于骶骨上平面,另一个点位于骶骨上平面上10cm,如果躯干最大程度前屈时,两点间距增加至15cm(Schober法10/15cm),则腰椎活动度属于正常,两点间距不足15cm提示腰椎活动度受限。

神经系统检查的重点是感觉和运动的根性定位。感觉方面应检查麻木程度,采用针刺试验进行检查。运动方面需要根据医学研究委员会的1~5级标准进行肌力测试。在重度腰椎滑脱症患者中,部分患者会出现肌无力的情况,尤其是L5峡部裂。另外,也需要检查患者的括约肌功能,询问患者有没有不正常的排尿情况。

25.4　影像学检查

标准的放射检查包括腰骶椎的正侧位X线片,矢状位排列应在脊柱全长侧位片(EOS)上测量。外科医生可在侧位X线片上量化L5-S1椎体后凸程度。侧位片可显示峡部裂和腰椎滑脱的程度(图25.1)。在无滑脱的情况下,腰骶部斜位X线片有助于识别峡部骨质不连续,呈现出经典的"苏格兰犬项圈"征(图25.3)。

CT能显示清晰的骨质病灶。如果X线片不能确定是否存在峡部裂,那么CT则有助于确诊(图25.4)。在任何情况下,儿童及青少年都应该尽量避免CT所产生的辐射,所以CT不应作为首选。

对腰痛患者来说,MRI可用来评估椎间盘病变(图25.5)。椎间盘退变是青少年和成人腰痛的重要原因。另外,MRI也有助于评估侧隐窝狭窄和椎间孔狭窄。在L5-S1节段,L5神经根因椎体前移而被拉长,且峡部裂区域形成的纤维软骨结节(Gill结节)可导致椎间孔狭窄。

25.5　鉴别诊断

在儿童和青少年中,非特异性腰痛(腰肌劳损)可能需要考虑(见第11章)。在脊柱畸形中,舒尔曼病(见第22章)和腰骶部先天性畸形可引起背痛(见第32章)。脊柱外伤也需做体检来排除。炎症性疾病(关节炎)、原发性或继发性肿瘤和感染(脊椎盘炎、卜德氏病)在儿童中较为少见。

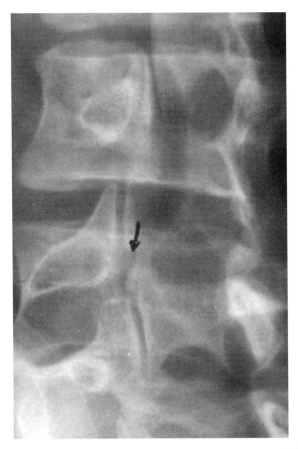

图25.3　腰骶椎的斜位片显示经典的"苏格兰犬"图像,其中项圈代表峡部裂。

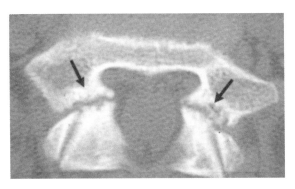

图25.4　轴位CT检查显示L5峡部双侧出现峡部裂(未愈合)。

　　退行性腰椎滑脱症是老年患者常见的一种疾病,常发生在L4-L5节段,与腰椎的退行性变有关,如关节突关节炎和椎管狭窄(见第45章和第46章)。这种类型的腰椎前移不存在峡部裂。

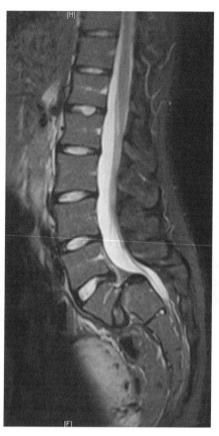

图25.5　T2加权矢状位MRI显示L5–S1滑脱节段的椎间盘退变。

25.6　治疗方案

　　峡部裂和轻度腰椎滑脱症以保守治疗为主。在生长发育期间,应暂时停止体育运动。对于主诉腰痛的患者,可使用止痛药和非甾体抗炎药,并佩戴支具治疗。对于成人而言,可在CT引导下进行峡部裂的封闭治疗。物理治疗主要侧重于加强椎旁和腿部肌肉拉伸放松。对于年轻患者,很少需要进行峡部重建和融合术。而对于保守治疗后仍存在椎间盘退变和腰痛的成年患者,可能需要通过后路或前路融合术进行手术治疗。

　　重度腰椎滑脱症通常需要进行L5神经根减压术(L5后弓切除术)结合后路和椎体间融合术。手术的目的在于减轻滑移程度和L5–S1节段的局部后凸畸形。无内固定融合术只能用于儿童患者。成人患者通常需要进行L4–S1节段融合(图25.6)。目前,存在多种椎体间融合术,包括椎体间融合器融合(PLIF、TLIF)或经骶骨–腰椎植骨融合。术前应评估所需复位的程度(视频1*)。对于脊柱骨盆序列平衡的患者,原位

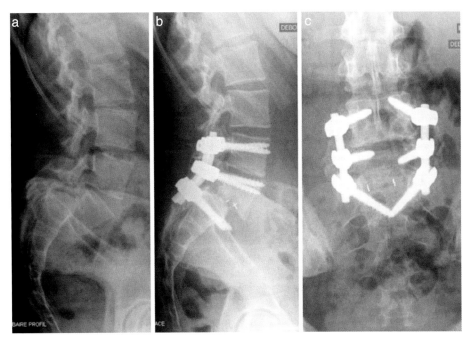

图 25.6　术前和术后透视片显示重度腰椎滑脱的手术策略,包括神经根减压、L4~S1 后方内固定植入、滑脱复位、后外侧和椎间植骨融合。

融合是一种合理的治疗方法,而对于脊柱骨盆序列不平衡的患者(骨盆后倾伴有较高的骨盆倾斜角),应谨慎进行矫形复位。

25.7　预后

保守治疗通常可改善峡部裂和低度腰椎滑脱患者的生活质量。手术治疗适用于重度腰椎滑脱患者,可改善脊柱骨盆序列和功能疗效。

25.8　潜在并发症

手术治疗重度腰椎滑脱的主要风险为神经并发症,完全复位有可能导致 L5 神经根牵拉和瘫痪。

25.9　患者和家属须知

峡部裂和低度腰椎滑脱在人群中很常见,只需对有症状的患者进行治疗。重度腰椎滑脱较为少见,常需要手术治疗。

（陈睿　晏美俊　唐国柯　译）

延伸阅读

1. Alzakri A, Labelle H, Hresko MT, Parent S, Sucato DJ, Lenke LG, Marks MC, Mac-Thiong JM. Restoration of normal pelvic balance from surgical reduction in high-grade spondylolisthesis. Eur Spine J. 2019;28(9):2087-94.

2. Hresko MT, Labelle H, Roussouly P, Berthonnaud E. Classification of high-grade spondylolistheses based on pelvic version and spine balance: possible rationale for reduction. Spine (Phila Pa 1976). 2007;32(20):2208-13.

3. Warner WC Jr, de Mendonça RGM. Adolescent spondylolysis: management and return to play. Instr Course Lect. 2017;66:409-13.

扫码获取
☆ 医学资讯
☆ 教学视频
☆ 高清彩图
☆ 交流社群
☆ 推荐书单

第 **26** 章

儿童和青少年的椎间盘膨出和突出

Federico Canavese

26.1 定义

椎间盘膨出必须与椎间盘突出区分开来。椎间盘膨出是指髓核仍包含在椎间盘纤维环内,而椎间盘突出是指髓核突破纤维环向外挤出。

26.2 自然病程

虽然椎间盘突出症在成人中很常见,但在儿童中却相对少见(儿童发病率为5%)。

最先是椎间盘高度下降,随后椎间盘向后膨出或突出到椎管(颈椎、胸椎或腰椎),加上黄韧带向内膨出,可导致椎管狭窄(动态性或持续性)。疼痛可放射至背部,有时可放射至上肢(颈椎间盘突出,但罕见)和下肢(腰椎间盘突出,更常见)。

26.3 体格检查

与成年患者相比,儿童和青少年患者对疼痛的描述往往不够具体,或主诉有其他症状,这导致诊断前的病程较长。重要的是,儿童和青少年较少出现麻木和无力等神经症状。

与椎间盘突出相关的因素包括外伤史(背部受过伤)或与运动有关的损伤、重复或过度轴向负荷的活动、体能不佳、活动受限、脊柱畸形(脊柱侧弯、移行椎畸形、峡部裂和腰椎前移)、肥胖等。

临床症状常表现为急性腰痛和(或)下肢根性疼痛。小儿患者通常对疼痛的描述

F. Canavese (⊠)

Department of Pediatric Orthopedic Surgery, Lille University Center, Jeanne de Flandre Hospital, Lille, France

Faculty of Medicine Henri Warembourg, Nord-de-France University, Lille, France

不够具体,或伴有其他症状,因此诊断时间较长。

神经系统检查至关重要,因为椎间盘突出的患者可进展为广泛的神经系统缺陷,症状从轻微到极严重不等。根据椎间盘病变的位置,可出现根性疼痛(上肢或下肢,可伴随无力)、进行性神经功能损伤(上肢或下肢)、感觉异常(麻木或刺痛,运动障碍很少见)、腱反射变化、膀胱和肠道功能障碍。其他的症状还包括:疼痛在休息后有所缓解,在久坐、弯腰、拾重物或扭动时有所加重,在走动或改变姿势后疼痛减轻。

在患有腰椎间盘突出症的儿童和青少年中,直腿抬高试验阳性率超过90%。

26.4 影像学检查

全脊柱的常规X线检查是最初的影像学检查,可帮助确定椎间隙是否变窄,还有助于排除引起背痛的其他原因(见第11章)。

如果怀疑椎间盘病变,最好进行磁共振检查:①确定椎间盘和韧带的结构变化;②评估软组织和神经结构。

虽然这种退行性变在儿童和青少年中很罕见,但CT可显示关节间隙狭窄(轴向骨窗图像)及软骨下硬化。

26.5 鉴别诊断

椎间盘疾病在儿童中并不常见。因此,应首先考虑引起背痛的其他常见病因(见第11章)。

26.6 治疗方案

正确的临床诊断及影像诊断对判断椎间盘突出及突出的严重程度,并采取适当的处理方法是十分必要的。

保守治疗应作为首选,包括休息、物理治疗(用以改善活动度、柔韧性和强度)、限制活动(锻炼)和使用非甾体抗炎药。物理治疗相当重要,因其可加强椎旁和腹部肌肉,从而改善脊柱姿势并减轻疼痛。佩戴支具适用于病情较重的患者,可用于物理治疗前以减轻疼痛。如果神经根刺激症状持续加重,可选择神经阻滞治疗。

然而,小儿患者对保守治疗的反应不如成人,选择手术治疗的可能性更大。相比成人脱水和退行性变的椎间盘,小儿椎间盘组织具有更大的弹性和更多的水分,这会导致手术难度更大。此外,儿童椎间盘突出很少会像成年退化的椎间盘一样发生脱水、萎缩和吸收(见第42章、第44章、第45章)。因此,开放性手术(椎间盘切除术)通常优于内镜技术。

手术治疗仅适合保守治疗无效的患者。手术指征包括：①保守治疗4~6周仍无效的严重疼痛；②影响日常活动的致残性疼痛；③马尾综合征；④进行性神经功能损伤；⑤伴有脊柱畸形。

26.7　预后

手术治疗的短期预后良好（根性疼痛及神经症状消失）。手术后，儿童和青少年可快速回到学校和运动中。大多数患者疗效满意，并发症也较少，但有12%~28%的病例在以后的生活中可能需要再手术治疗。

26.8　潜在并发症

无症状和严重的椎间盘突出可导致永久性神经损伤（在骨骼不成熟的患者中很少见）。

26.9　患者和家属须知

虽然椎间盘突出症在成人中很常见，但在儿童中却相对少见。研究表明，在患有椎间盘突出症的青少年中，有13%~57%的一级亲属患有同样的疾病。在10岁以下的患者中，椎间盘突出症的发病率较低，但在青少年人群中发病率却有所上升。手术治疗的短期预后令人满意，但多达28%的患者可能需要在以后的生活中再次接受手术治疗。此外，患者成年后仍有可能发生退行性变。

（陈睿　晏美俊　唐国柯　译）

延伸阅读

1. Dang L, Liu Z. A review of current treatment for lumbar disc herniation in children and adolescents. Eur Spine J. 2010;19(2):205-14.
2. DeLuca PF, Mason DE, Weiand R, Howard R, Bassett GS. Excision of herniated nucleus pulposus in children and adolescents. J Pediatr Orthop. 1994;14:318-22.
3. Poussa M, Schlenzka D, Maenpaa S, Merikanto J, Kinnunen P. Disc herniation in the lumbar spine during growth: long-term results of operative treatment in 18 patients. Eur Spine J. 1997;6:390-2.

第 **27** 章

施莫尔结节

Federico Canavese

27.1 定义

施莫尔结节(SN)或椎体内椎间盘突出是指椎间盘的髓核组织向相邻椎体终板内突出。如果施莫尔结节接触到椎体内的骨髓,则会诱发炎症反应。

27.2 自然病程

施莫尔结节相当常见,而且大多无症状。尸体解剖研究发现,在所有年龄段中,约75%的人有施莫尔结节,其中男性更为常见。

27.3 体格检查

施莫尔结节可能是导致年轻人腰痛的潜在因素(见第11章),尽管一般没有任何症状(慢性施莫尔结节),有症状者常表现为背痛和僵直(急性许莫氏结节),以及腰部和胸腰部活动范围受限。神经系统也应进行检查(视频5★)。

27.4 影像学检查

诊断施莫尔结节的最佳方法是MRI检查,尽管普通X线片(侧位片)也能识别。从影像学角度看,施莫尔结节表现为相对较小的圆形透视样病变,有/无硬化边缘,累及下胸椎和腰椎椎体的下终板和(或)上终板(图 27.1)。

MRI可很好地从矢状位上鉴别出施莫尔结节。施莫尔结节的信号特点与邻近椎间盘一样,伴有薄层硬化边缘。急性突出常表现为骨髓水肿和边缘强化。

F. Canavese (✉)

Department of Pediatric Orthopedic Surgery, Lille University Center, Jeanne de Flandre Hospital, Lille, France

Faculty of Medicine Henri Warembourg, Nord-de-France University, Lille, France

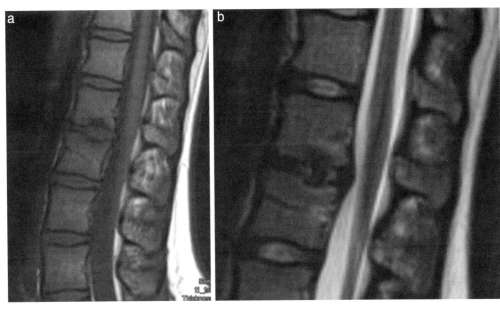

图27.1　施莫尔结节和椎间盘退变(腰椎,L1-L2 间隙)。(a)MRI T1;(b)MRI T2。

CT也能识别施莫尔结节,其特征与普通 X 线片相同。

27.5　鉴别诊断

对于有症状的患者,应排除其他引起背痛的因素(见第 11 章),尤其是感染和恶性肿瘤(不同的放射学表现)。

27.6　治疗方案

尽管大部分施莫尔结节并无症状,但也有部分会引起慢性背痛。施莫尔结节的大部分症状可自行缓解或对保守治疗有效(如非甾体抗炎药、肌松剂、物理治疗等)。对于保守治疗无效的慢性致残性背痛患者,可通过融合手术(切除或不切除椎间盘)来缓解症状。对于患有舒尔曼病(见第 22 章)并伴有施莫尔结节(疼痛源)的患者,可进行手术治疗。

27.7　预后

施莫尔结节相关的大部分症状都可自行消失或通过保守治疗而减轻(部分可能持续一段时间,甚至达 1 年之久)。极少数患者存在致残性疼痛而需要手术治疗。

27.8 潜在并发症

施莫尔结节多见于舒尔曼病(见第22章),患者脊柱变得更加僵硬且活动度降低。因此,正常情况下分布在髓核各处的力会集中在一个有限的区域,导致上终板和(或)下终板凹陷变形。

27.9 患者和家属须知

施莫尔结节具有相当高的遗传性(>70%)。疼痛或有症状的施莫尔结节会严重影响生活质量。但至今对该病仍缺乏有效的治疗手段。

(陈睿 晏美俊 唐国柯 译)

延伸阅读

1. Fahey V, Opeskin K, Silberstein M, Anderson R, Briggs C. The pathogenesis of Schmorl's nodes in relation to acute trauma. An autopsy study. Spine (Phila Pa 1976). 1998;23:2272-5.
2. Hasegawa K, Ogose A, Morita T, Hirata Y. Painful Schmorl's node treated by lumbar interbody fusion. Spinal Cord. 2004;42(2):124-8.
3. Takahashi K, Miyazaki T, Ohnari H, Takino T, Tomita K. Schmorl's nodes and low-back pain. Analysis of magnetic resonance imaging findings in symptomatic and asymptomatic individuals. Eur Spine J. 1995;4:56-9.

第 28 章

先天性斜颈（非外伤性斜颈）

Federico Canavese

28.1 定义

先天性斜颈（C-TO）是由于胸锁乳突肌挛缩或纤维化而导致头部相对于躯干倾斜且旋转的一种疾病，该病出生时即可存在。

倾斜出现于受累胸锁乳突肌一侧，并有部分蔓延至颈部，但面部和下颚的旋转则偏向对侧。倾斜部位主要集中在C1和C2水平。

根据病因和可复性，先天性斜颈可分为3种类型：姿势型（pTO）、肌肉型（mTO）、骨型（oTO）。

28.2 自然病程

先天性斜颈可导致颅骨畸形（斜头畸形），未经治疗的患者可出现面部不对称，其特征为眼睛和嘴（通常是平行的）之间对线不齐。在年龄较大的儿童中，先天斜颈通常会伴随斜头畸形，耳朵与肩膀的高度存在差异，还有面部畸形。如果治疗太迟，颅面骨结构畸形将得不到纠正。

28.3 体格检查

临床查体要关注头部和颈椎是否存在对线不齐，并检查颈椎活动度。儿童在确诊时的年龄决定了其临床症状的严重性，同时还应进行神经系统检查（视频3*）。

根据临床经验，pTO可以完全复位（无肌肉紧绷或被动活动范围受限），mTO可部分复位（胸锁乳突肌紧绷和被动活动范围受限），而oTO不可复位（见第29章）。

F. Canavese (✉)
Department of Pediatric Orthopedic Surgery, Lille University Center, Jeanne de Flandre Hospital, Lille, France
Faculty of Medicine Henri Warembourg, Nord-de-France University, Lille, France

对于 mTO,应检查胸锁乳突肌外侧的远端三分之一处是否有压痕或肿胀(图28.1)。这种肿胀很少在出生时出现,而是在出生后第二周至第四周内出现,并在出生后几个月内消失,最终完全恢复弹性或被纤维化替代。

- 出生时诊断的先天性斜颈需要对双髋进行检查,以排除髋关节发育不良;先天性斜颈是一种错位,它的存在会增加髋关节发育不良的风险(多达 15% ~ 20% 的病例出现先天性斜颈合并髋关节发育不良)。

- 先天性斜颈可与其他肌肉骨骼异常相关联,如跖骨内收、方形外翻足和臂丛神经麻痹。

28.4　影像学检查

先天性斜颈通常不需要进行影像学检查。如果是骨性斜颈,标准的脊柱正侧位X 线片可以确定潜在的骨畸形。

颈椎 CT 和 MRI 等辅助检查一般没有必要,而且也不需要立即检查。

整个脊柱和头骨的 MRI 可确定潜在的脊髓异常或脊柱发育不良。CT 检查可确认有无骨质异常。

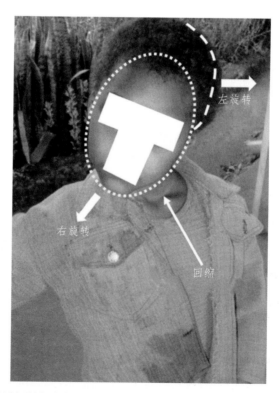

图 28.1　先天性斜颈(未治疗)。胸锁乳突肌左侧回缩;枕骨向左旋转,下巴向右旋转。

28.5　鉴别诊断

应排除以下情况：脑肿瘤(尤其是颅后窝肿瘤)、先天性脊柱侧弯(见第12章)、Klippel-Feil综合征(见第29章)、Chiari畸形(见第30章)、脊髓空洞症(见第31章)、颈椎肿瘤、单侧先天性胸锁乳突肌缺失、眼球扭转、视力障碍和桑迪弗综合征(肌张力障碍引起的扭转和脊柱侧弯，发作通常持续1~3分钟，一天最多可发作10次，多与进食有关，也有报道合并呕吐、饮食困难、贫血、上腹部疼痛、吐血、眼球活动异常、反流性食管炎等)。

放射学检查可以区分骨型和肌肉型的病因(图28.2)。

非胸锁乳突肌异常的斜颈特征主要为颈部活动正常，为了纠正这类斜颈，需要评估潜在病因并进行治疗。

Grisel综合征和外伤性寰枢关节脱位也是大龄儿童斜颈的重要鉴别诊断依据(见第3章)。

28.6　治疗方案

初期治疗的重点是手法拉伸、固定和密切随访。

如果经过4~6个月的保守治疗仍无改善，被动旋转和侧弯度下降>15°，存在胸锁乳突肌紧张或胸锁乳突肌远端三分之一处出现压痕或肿胀(预后不良因素)，则应进行手术治疗。手术包括单侧/双侧胸锁乳突肌松解术或Z形松解术。双侧松解和Z-松解术适用于矫正被忽视的病例。

28.7　预后

如果治疗得当，90%~95%的儿童在一岁以内病情就会好转，如果在出生后前6个月前开始治疗，97%的患者病情会好转。对于5岁以上儿童，治疗的方法和疗效尚

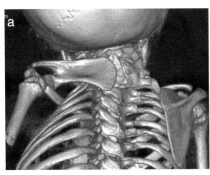
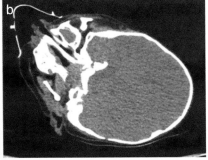

扫码观看高清彩图

图28.2　(a)患有短颈畸形和施普伦格氏畸形的骨性斜颈患者(CT检查)；(b)严重颅内翻(CT检查)。

存争议。

术后效果可根据 Lee 等的标准进行评估(优:17~18分;良:15~16分;一般:13~14分;差:<12分)(表28.1)。

28.8　潜在并发症

未经治疗的患者会出现面部不对称,包括眉毛凹陷、颧骨凹陷、下颌偏斜、鼻尖偏斜、患侧眶下部发育不良、颅缝向患侧偏斜、同侧耳朵向后向下移位,以及颅面部骨骼结构畸形。早期治疗对于预防面部不对称非常重要,因为面部不对称是不可逆的。

表28.1　根据 Lee 等的术后疗效评估

分数	颈部运动	头部倾斜	疤痕	胸锁乳突肌柱缺失	胸锁乳突肌外侧带缺失	面部不对称
3	完全	无	完美	无		
2	旋转缺失或侧屈 <10°	轻度	轻微			
1	旋转缺失或侧屈 11°~25°	中度		明显,外观可接受		中度
0	旋转缺失或侧屈 >25°	重度	不可接受			严重

28.9　患者和家属须知

如果在早期(6个月以内)确诊并进行治疗,保守治疗可获得较好的疗效,大多数患者可自行恢复。对于年龄较大的患者(1~4岁),矫形手术可同时改善外形和功能。对被忽视的5岁以上儿童,其治疗方式及疗效尚有争议,且骨骼畸形不能被纠正。

(陈睿　晏美俊　唐国柯　译)

延伸阅读

1. Cheng JC, et al. The clinical presentation and outcome of treatment of congenital muscular torticollis in infants—a study of 1,086 cases. J Pediatr Surg. 2000;35(7):1091–6.
2. Lee EH, Kang YK, Bose K. Surgical correction of muscular torticollis in the older child. J Pediatr Orthop. 1986;6:585–9.
3. Sudesh P, et al. Results of bipolar release in the treatment of congenital muscular torticolis in patients older than 10 years of age. J Child Orthop. 2010;4(3):227–32.
4. Yu CC, et al. Craniofacial deformity in patients with uncorrected congenital muscular torticollis: an assessment from three-dimensional computed tomography imaging. Plast Reconstr Surg. 2004;113(1):24–33.

第 29 章

Klippel-Feil 综合征

Mehmet Çetinkaya, Alpaslan Şenköylü

29.1 定义

Klippel-Feil综合征(KFS)又称短颈畸形,主要特征是胚胎形成的前3~8周内,由于发育轴分化失败,出现两个或多个颈椎的先天性联结或融合。患病率为1/40 000新生儿,女性(60%)比男性更常见。

融合的椎体将限制颈椎活动,导致斜颈(继发于骨骼畸形,见第28章),并引起慢性头痛和颈背部肌肉疼痛,受影响节段和融合节段的进展决定了疼痛的程度。

Feil在1919年鉴定并描述了3种形态学亚型。1型包括大量颈椎融合,无胸椎累及,发展为连续或不连续骨块。2型在一个融合节段内有两个或两个以上颈椎,可伴有半椎体、枕-枢(O-C2)融合或其他异常。3型为颈椎融合伴下胸椎或腰椎融合的患者(图29.1)。

Clarke等(1988)根据颈椎融合位置对KFS进行分型。依据此分型,KFS1型为常染色体隐性遗传且伴有C1-C2融合;KFS2型为常染色体显性遗传且伴有C2-C3融合;C3融合为KFS3型,其特征是低外显率或常染色体隐性遗传;KFS4型具有X连锁特征和与颈部融合相关的眼部异常。

GDF6、GDF3、MEOX1、SGM1、Notch和Pax基因与KFS出现相关。

29.2 自然病程

KFS患者通常无症状。KFS是一种出生即存在的先天畸形,尽管症状轻微的病例

M. Çetinkaya

Department of Orthopaedics, Spinal Unit, Stellenbosch University Faculty of Medicine and Health Sciences, Western Cape, South Africa

A. Şenköylü (✉)

Department of Orthopaedics & Traumatology, Gazi University School of Medicine, Ankara, Turkey

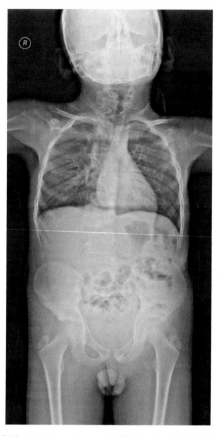

图 29.1 14 岁男性患儿,诊断为 3 型 Klippel-Feil 综合征。注意其有脊柱侧弯和斜颈的表现,颈段、胸段和腰段脊柱融合。

可能在症状进展后才会被诊断,偶有无症状病例被诊断出来。KFS 可因骨骼畸形导致自发性神经系统症状。颈部中轴的症状与分型高度相关,而神经根性和脊髓症状主要见于 KFS2 型和 3 型(Fiel 分型)。Jovankovicova 等报道,颈椎融合还可合并大量其他相关异常,如脊柱侧弯(60%,多为先天性)、隐性脊柱裂(45%)、肾脏异常(35%~55%)、肋骨畸形(20%~30%)、耳聋(30%~40%)、联带运动(20%)、Sprengel 畸形(先天性高肩胛症)(20%)、先天性心脏病(8%~14%)。

KFS 可因长期进展而出现椎管狭窄和脊髓病变。然而,椎骨融合本身会损伤头部、颈部或背部的神经。轻微的低能量创伤即可加重临床症状,甚至引起脊髓损伤,特别是在已合并椎管狭窄的情况下。

29.3 体格检查

经典的临床三联征包括短颈、后发际线低平和颈部活动受限(少于 50% 的患者)。

还可合并Sprengel畸形、颌骨异常、部分听力丧失、斜颈(见第28章)和脊柱侧弯(见第12章)(图29.2)。斜颈可引起面部不对称和斜头畸形。

大约30%的患者有额外的骨骼异常。合并Sprengel畸形时,通常表现为发育不全的肩胛骨隆起、颈项部肿块,以及肩关节活动范围受限。在个别病例中会出现因椎板闭合不全导致的脊髓外露,或在闭合缺陷层面的皮肤上有一簇毛发或凹陷,有时伴随神经功能不全(见第31章)。

部分患者可合并有失聪症状,常继发于传导性耳聋、感音神经性耳聋或混合性耳聋。KFS也可出现多种视觉障碍,如斜视、会聚性斜视、眼震和角膜瘤。其他畸形包括斜颈和腭裂,比例高达17%。

极少数患者可出现腹中隔缺损,单侧或双侧肾发育不全或缺如,肾旋转异常或异位,以及输尿管狭窄导致的肾积水。颈椎失稳相关的脊髓损伤导致神经系统并发症。神经功能障碍轻者可表现为根性症状,重者可发展为截瘫,甚至是全瘫。神经并发症往往发生在20~30岁,可无诱因自发或轻微创伤之后出现。这些并发症可能包括疼痛、联带运动或镜像运动,以及反射亢进、偏瘫、截瘫、脑神经麻痹等(视频3*)。

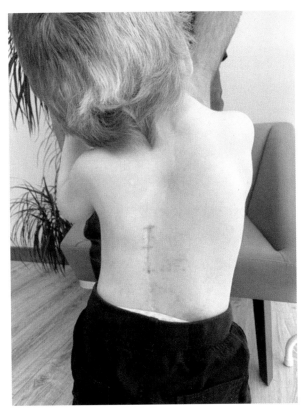

扫码观看高清彩图

图29.2*　患者男,2岁,Klippel-Feil综合征表现为脊柱侧弯和斜颈。

29.4 影像学检查

X线片需拍摄颈椎正侧位和寰枢椎张口位。诊断不需要进一步的影像学技术。但可能需要MRI或CT来评估颅底内陷、椎管狭窄或其他中枢神经系统异常的存在。

在X线片上，颈椎融合最常见于C5-C6和C2-C3水平。必须仔细评估任何不稳定的迹象和退行性改变。典型表现为颅底凹陷、寰枢椎不稳、退行性改变及椎间盘钙化。

29.5 鉴别诊断

不典型的病史、查体和影像学检查会给临床诊断带来挑战。一些可引起颈椎融合的疾病应与KFS相鉴别，包括强直性脊柱炎、青少年特发性关节炎、椎间盘炎慢性并发症、创伤后融合、手术融合、脊柱畸形和先天性肌性斜颈。KFS也可能是其他异常的一部分，如MURCS（缪勒管发育不全、肾发育不全、颈胸椎体发育不良）、Sprengel畸形和Wildervanck综合征。

29.6 治疗方案

KFS通常在儿童时期即可被诊断，但有时也会因为一些不典型症状而延误诊断。做出诊断后，骨科医生必须认识到高风险的骨骼异常（特别是颈椎），找出所有相关的异常，并进行适当的转诊。

保守治疗应作为首选，可使用颈托、支具、非甾体抗炎药或其他止痛药。然而，必须向患者强调相关的脊髓异常可能，容易出现低能量创伤导致脊髓损伤，以及其他器官异常时可能需要早期干预。

KFS预后相对较好。患者应尽量避免颈部外伤，因为轻微的颈部创伤容易导致脊髓损伤。C3以上的先天性融合大多无症状，但需要避免身体接触性运动，特别是当寰椎枕骨化时。对于C3以下的融合，如果没有严重的重要器官异常，可在任何年龄段表现出症状。相关的疾病如颅底凹陷、邻近节段疾病和脊柱不稳则需要单独处理。

29.7 预后

KFS患者的预期寿命与普通人群相似。影响到生活质量和生存的因素主要取决于其他并发畸形。大多数患者仅需保守治疗或生活方式的调整和改变即可，很少有手术干预的指征。当出现有症状的颅底凹陷症、高度退行性改变、邻近节段病变、脊髓损伤、椎管狭窄和不稳定者则需要脊柱内固定手术，根据具体情况选择是否需要减压。

29.8　潜在并发症

据报道，KFS的并发症包括椎管狭窄、脊髓损伤、脊柱不稳、退行性改变、颅底凹陷和邻近节段疾病。

29.9　患者和家属须知

KFS患儿预期寿命与普通人群一致。某些情况下，也允许身体接触性运动。但对于存在枕部至C3融合或长节段融合（超过3节段）时，必须避免任何可能造成颈椎创伤的活动，因为这类患者脊髓损伤的风险较高。因此，需要尽量避免接触性运动、体操、重体力运动或创伤性活动，取而代之的可以是适度的日常活动和轻度、非接触性运动。

（李森　蔡伟良　晏美俊　译）

延伸阅读

1. Frikha R. Klippel-Feil syndrome: a review of the literature. Clin Dysmorphol. 2020;29(1):35-7.
2. Mahirogullari M, et al. Klippel-Feil syndrome and associated congenital abnormalities: evaluation of 23 cases. Acta Orthop Traumatol Turc. 2006;40(3):234-9.
3. Feil A. L'absence et la diminution des vertèbres cervicales (etude clinique et pathologique); le syndrome de reduction numérique cervicale. Thesis de Paris; 1919.

扫码获取
☆ 医学资讯
☆ 教学视频
☆ 高清彩图
☆ 交流社群
☆ 推荐书单

第 30 章

Chiari 畸形

Robert Mertens, Majd Abdulhamid Samman, Peter Vajkoczy

30.1 定义

Chiari 畸形是以奥地利病理学家 Hans Chiari 的名字命名的一组先天性或后天性后脑异常。大多数的 Chia 畸形是 1 型和 2 型,而其余类型罕见。

- 0型:0型又称为脊髓空洞症,无小脑扁桃体下疝,对后颅窝减压手术有反应,临床罕见。

- 1型:1型是最轻微的类型,先天性或后天性的小脑扁桃体向枕骨大孔以下移位超过 5mm,正常以 3~5mm 为边界。

  - 1.5型:小脑扁桃体疝和枕骨大孔以下突出。

- 2型:2型也称为 Arnold-Chiari 畸形,以小脑扁桃体、脑半球、蚓部、脑桥、髓质和第四脑室由枕骨大孔的疝出为特征,通常伴有神经管缺陷,如脑膜膨出。

- 3型:3型是最严重的类型,与小脑和幕上组织向枕骨大孔以下的枕骨下脑组织疝出有关。患者通常不能过正常的生活。

- 4型:小脑发育不良,枕骨大孔下方无后脑部的疝出。

30.2 体格检查

Chiari 畸形 1 型(CM1)患者表现为脑积水、脊髓空洞症(见第 31 章),或脑干受压。尽管如此,患者可能没有症状,脊柱侧弯可能是唯一的症状。所有儿童特发性脊柱侧弯必须行 MRI 检查脊髓和颅颈交界处。CM1 通常确诊于 10~30 岁,最常见的症状是枕下头痛和颈部疼痛,其次大多是单侧感觉运动障碍。体格检查的特征性征象有下行

R. Mertens · M. A. Samman · P. Vajkoczy (☒)

Department of Neurosurgery and Pediatric Neurosurgery, Charite Universitatsmedizine, Berlin, Germany

e-mail: robert.mertens@charite.de; majd.samman@charite.de; peter.vajkoczy@charite.de

眼球震颤,伴有萎缩或无力的反射亢进、步态障碍及小脑征象,如共济失调(视频 3★)。

Chiari 畸形 2 型(CM2)患者表现为脑干压迫、脑积水、脊髓脊膜膨出和后组脑神经功能障碍。通常在儿童期发病,成年期不常见。新生儿往往会出现严重的脑干功能障碍和快速的神经退化,而年龄较大的儿童症状很少如此严重。体格检查的重要体征包括吞咽困难、呼吸窘迫、呼吸暂停、喘鸣,以及眼球震颤和角弓反张。乏力可能进展为四肢瘫痪(视频 3★)。

30.3　影像学表现

神经放射学检查对于诊断 Chiari 畸形和排除任何相关解剖病理是至关重要的。
- 脑和颈椎的 MRI 是诊断的选择。
- 脑脊液流动检查(MRI 成像),使用各种 MRI 技术可显示脑脊液流经枕骨大孔,这是典型的病损表现。
- CT 和 CT 脊髓造影:当无法进行 MRI 或无法获得 MRI 时,可使用脊髓造影。由于骨性伪影,未增强经颅彩色多普勒(eCT)在评估后颅窝病变时存在缺陷。
- 超声检查是产前检查中被广泛应用的常规检查,以跟踪宫内发育和发现先天性异常,如神经管缺陷或脑室扩大。
- 颅骨位片可显示婴儿脑积水导致的比例失调。

30.4　鉴别诊断

表 30.1 对鉴别诊断的概述。

30.5　治疗方案

表 30.1　CM1 和 CM2 的鉴别诊断

发现	Chiari 畸形 CM1	Chiari 畸形 CM2
下疝结构	小脑扁桃体	小脑半球、蚓部、扁桃体、脑桥、髓质、第四脑室
延髓下疝	不常见	存在
脊髓空洞症	可能存在	可能存在
脊柱裂(脊髓脊膜突出)	可能存在	多数存在
脑积水	可能存在	多数存在
发病年龄	青少年/成人	婴儿
症状	枕下头痛、颈痛	脑积水和脑干/后组脑神经功能障碍,表现为吞咽困难、呼吸窘迫、呼吸暂停、喘鸣、下跳性眼震

(待续)

表30.1 CM1和CM2的鉴别诊断(续)

发现	Chiari 畸形 CM1	Chiari 畸形 CM2
MRI T2矢状位	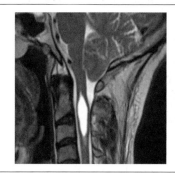	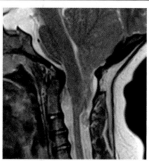

对于有症状的CM1,由于患者在发病后<2年内早期手术效果最佳,因此推荐采用后颅窝减压(PFD)。无症状患者或长期症状稳定的患者可观察随访,出现症状或症状加重的迹象时,考虑手术治疗。然而无症状患者出现脊髓空洞症时,大多数神经外科医生建议手术干预。

对于有症状的CM2,推荐PFD。在有脑积水的情况下,只要患者能够耐受手术,建议尽快在PFD前植入分流系统。对于存在喂养困难,呼吸功能不全和呼吸暂停的严重患者,需要ICU管理。如果患者因喉部麻痹而出现喘鸣,必须考虑临时气管切开术。

枕下开颅、C1(有时是C2/C3)椎板切除、加或不加硬脑膜成形术和扁桃体切除以减压颈髓交界,重建脑脊液流动和缩小空洞是首选的手术治疗方法。PFD的一般手术技术如下图30.1,从左上到右下所示:(a)俯卧位 Mayfield 头架固定头部,颈部屈曲;(b)从C4棘突到枕外隆凸的中线皮肤切口;(c)切开筋膜和分离肌肉;(d)充分暴露枕骨;(e)和(f)枕骨大孔上方切除3cm×4cm骨瓣,切除C1椎板。

然后,打开寰枕后膜,切开硬脑膜收缩带,切开硬脑膜外层(图30.2)。

严重者可行硬脑膜贴片移植,加或不加扁桃体缩小的硬脑膜成形术(PFDD)。PFDD的过程如图30.3从左到右所示:硬脑膜做宽的Y型开口(注意下矢状窦;保持蛛网膜层完整);补片缝合(自体补片,如筋膜补片、帽状腱膜补片、异种补片、合成替代物)。

无硬膜成形术的PFD可产生与PFDD相当的临床和影像学结果,并发症风险较低(疼痛、不健全状态、脑脊液瘘)。因此,硬脑膜闭合的PFD优于PFDD(图30.4)。

在腹侧脑干受压的病例中,一些学者建议进行额外的经口斜坡–齿状突切除术。

30.6 预后

一般认为,有症状的大龄儿童和成人术后的预后良好。据报道,成功的手术干预

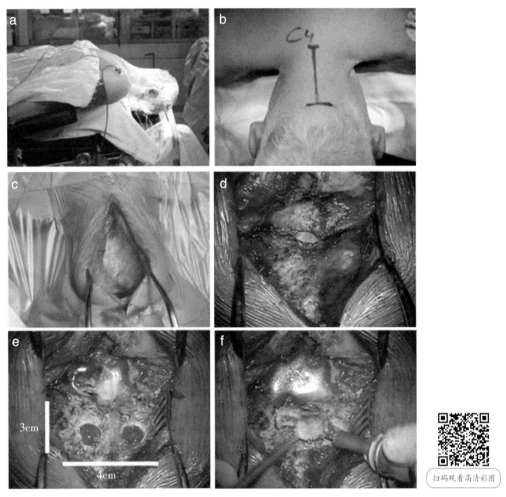

图30.1* 枕骨下颅骨切开PED。(a)俯卧位;(b)正中切口标记线自C4至枕骨粗隆;(c)皮肤筋膜切开暴露肌肉;(d)暴露枕骨;(e)枕骨大孔上骨开窗,范围3cm×4cm;(f)C1椎板切开术。

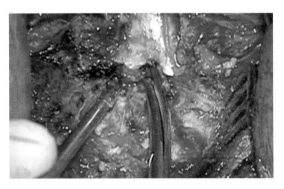

图30.2* 寰枕后膜分离切除。

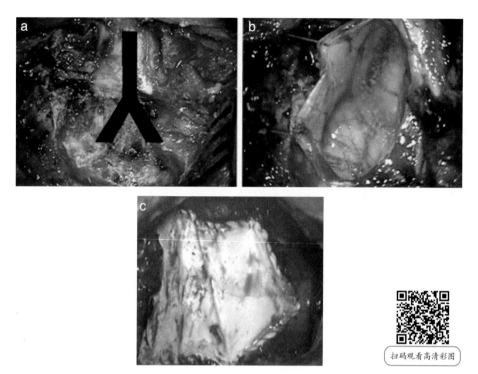

图30.3 硬膜补片成形术。(a)硬膜Y形切开;(b)切开硬膜后见完整蛛网膜;(c)硬膜补片缝合闭合硬膜。

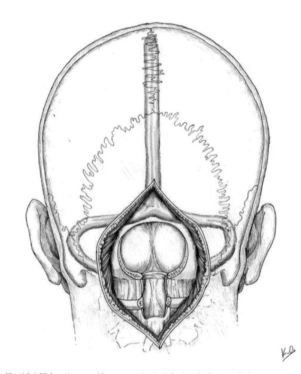

图30.4 枕骨下颅骨切开PED并于C1后弓进行切除术,硬膜完整。(Illustration by Kimberly Ohm.)

几乎完全缓解症状;如果在青春期生长高峰之前进行早期的减压,在一些患者中可观察到自发性退变的早期胸段脊柱侧弯。

在CM1中,疼痛通常在术后显著改善,伴有小脑症状的患者效果最好,而乏力症状缓解较差。症状持续两年以上与预后较差相关。在CM2中,2/3的患者表现出(接近)完全的症状缓解,而20%的患者没有收益。最重要的影响预后因素是术前缺陷、呼吸骤停和喉部麻痹的快速恶化,这些患者通常表现出较差的预后。

30.7 潜在并发症

一般的手术并发症包括脑脊液漏、硬膜下积液、伤口感染、脑膜炎、脑室炎、血管损伤和脑积水。

与后颅窝减压相关的手术并发症包括开颅后小脑疝导致的症状复发及脑干损伤或脑卒中。

一些患者可能出现颅颈交界区的后凸畸形,这可通过同时后路颅颈交界区固定融合来预防。

30.8 患者和家属须知

无症状的CM1患者需随访;出现症状时,建议在发病后两年内手术,术后效果良好。有症状的CM2患者需要手术治疗,手术结果取决于畸形的严重程度和恶化的速度。

(李淼 蔡伟良 晏美俊 译)

延伸阅读

1. Iskandar BJ, Hedlund GL, Grabb PA, Oakes WJ. The resolution of syringohydromyelia without hindbrain herniation after posterior fossa decompression. J Neurosurg. 1998;89(2):212–6.
2. Carmel PW. Management of the Chiari malformations in childhood. Clin Neurosurg. 1983;30:385–406.
3. Dyste GN, Menezes AH, VanGilder JC. Symptomatic Chiari malformations. An analysis of presentation, management, and long-term outcome. J Neurosurg. 1989;71(2):159–68.
4. Jiang E, et al. Comparison of clinical and radiographic outcomes for posterior fossa decompression with and without duraplasty for treatment of pediatric chiari i malformation: a prospective study. World Neurosurg. 2018;110:e465–72.
5. Cabraja M, Thomale U-W, Vajkoczy P. Spinal disorders and associated CNS anomalies—tethered cord and Arnold-Chiari malformation. Orthopade. 2008;37(4):347–55.
6. Pollack IF, Pang D, Albright AL, Krieger D. Outcome following hindbrain decompression of symptomatic Chiari malformations in children previously treated with myelomeningocele closure and shunts. J Neurosurg. 1992;77(6):881–8.

第 31 章

脊柱裂

Burak Karaaslan, Alp Özgün Börcek

31.1 定义

脊柱裂(SD)是一类疾病的概括性总称,包括先天性中线神经管缺陷。骨、神经或其他间质组织的中线闭合有缺陷。脊柱裂可分为开放性脊柱裂(又称显性脊柱裂,缩写为SBA)和闭合性脊柱裂(又称隐性脊柱裂,缩写为SBO)。开放性脊柱裂包括半脊膜膨出、脑脊膜膨出、脊髓脊膜膨出和半脊髓脊膜膨出。闭合性脊柱裂包括脂肪瘤型脊髓脊膜膨出、皮毛窦、脊髓纵裂、神经管原肠囊肿和发育性肿瘤(如脊柱脂肪瘤)(表31.1)。

表31.1 脊柱裂分型

显性脊柱裂	隐性脊柱裂	
	有皮下肿块	无皮下肿块
·脊髓脊膜突出	·脂肪脊髓脊膜膨出	单纯
·脑脊膜膨出	·脂肪脊髓膨出	·脊柱脂肪瘤
·半脊髓膨出	·终丝囊肿	·终丝牵拉征
·半脊髓脊膜突出	·脑脊膜膨出	·皮毛窦
		·终末脊髓囊性变
		复杂型
		脊索中线整合障碍
		·脊髓纵裂
		·神经管原肠囊肿
		节段性脊索形成障碍
		·尾骨发育不全
		·节段性脊柱发育不良

B. Karaaslan · A. Ö. Börcek (✉)

Division of Pediatric Neurosurgery, Gazi University Faculty of Medicine, Ankara, Turkey

e-mail: burakkaraaslan@gazi.edu; alpborcek@gazi.edu.tr

31.2　体格检查

SBO的临床症状通常由脊髓栓系所致。脊髓栓系可引起背部疼痛、会阴部感觉丧失、脊髓病变导致的下肢表现、尿失禁和神经性膀胱(视频3★)。

隐匿性脊柱裂可伴有皮肤表现(多毛、凹陷、毛细血管瘤或窦道),如图31.1所示。

SD一种先天性脊柱畸形,因此其同时伴有其他先天性系统畸形的情况并不少见。最常见伴发泌尿系先天畸形。研究表明,几乎25%的SD患者有泌尿系统病变。此外,不同类型的心血管、肾脏和骨骼(特别是下肢)畸形也有报道。

31.3　影像学表现

CT有助于评估骨畸形(图31.2)。MRI是放射学的金标准。因为这些患者合并多发性先天畸形并不罕见,有必要做完整的脊柱和颅脑MRI扫描。

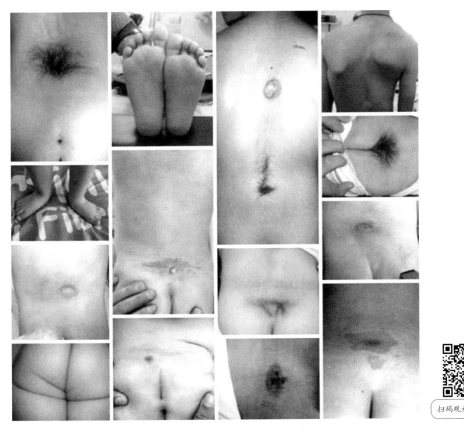

扫码观看高清彩图

图31.1* 脊柱裂患者伴发的不同类型皮肤表现和骨骼畸形。(GUFM Division of Pediatric Neurosurgery archive.)

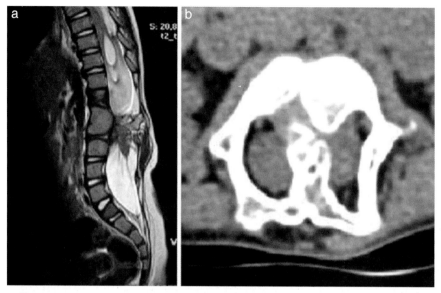

图31.2　(a)SCM患者的T2加权矢状位MRI图像；(b)轴位CT扫描显示中线骨性间隔。

31.4　治疗方案

开放性脊柱裂应尽快进行手术治疗。局部感染和中枢神经系统感染是这些患者的主要潜在危险。手术的主要目的是关闭脊柱开口，避免神经组织暴露于感染风险中。

闭合性脊柱裂的临床症状通常是由脊髓栓系所致。神经功能缺陷通常进展缓慢，并与身体发育同时发生。对于有神经症状的患者，应尽快进行手术解除栓系。手术治疗的目的也是解除脊髓的栓系。

文献中关于无症状的SBO(如脊柱脂肪瘤，包括脂肪膜脊膜膨出)的治疗存在争议。一些研究提倡早期进行预防性松解手术。然而，Kulkarni等报道的保守治疗无症状脊柱脂肪瘤的随访结果显示早期手术与保守治疗对神经功能恶化的随访结果无统计学差异。

由于闭合性脊柱裂患者多有潜在的神经系统问题，手术后病情进一步恶化的风险较大，因此在手术过程中应采取各种预防措施。术中神经监测(IONM)是这些措施中最重要的。在任何可能的情况下，外科医生都应该依靠IONM带给术者(在医学和法律方面)和患者的安全。

31.5　预后

有症状的SBO最重要的预后指标是早期诊断和治疗。因为严重的神经功能缺陷在手术后可能无法逆转。另一方面,SBA最重要的预后参数是缺损的位置和相关的神经功能缺损程度。低平面的病变和良好的下肢自主运动具有良好的功能预后。

31.6　潜在并发症

脑积水常见于SBA患者,通常需要脑脊液分流。与SBA相关的其他全身性疾病有椎体畸形、泌尿生殖系统和胃肠道功能障碍。

脊柱畸形(如脊柱侧弯)可与脊柱发育不良一起出现。脊柱侧弯是脊髓栓系的结果。因此,不解除脊髓栓系的脊柱侧弯手术矫正将是一场灾难。

乳胶过敏常见于腹裂,尤其是脊髓脊膜膨出的患者。频繁和过早的接触乳胶产品可能出现乳胶过敏。这些患者应使用无乳胶手术器械,以避免乳胶过敏。

31.7　患者和家属须知

虽然手术关闭SBA和手术解除栓系对症状性SBO通常是必要的,但脊柱裂是一种先天性胚胎学疾病。没有单一的干预措施可以纠正特定患者的所有问题。解剖、泌尿、整形和神经方面的问题需要不同的管理技术,并且必须由多学科团队进行终身医疗随访。预防起着重要作用,值得一提的是怀孕前补充叶酸和叶酸盐已被证明对预防先天性神经管中线缺陷有用。

(李淼　蔡伟良　晏美俊　译)

延伸阅读

1. Guggisberg D, Hadj-Rabia S, Viney C, Bodemer C, Brunelle F, Zerah M, et al. Skin markers of occult spinal dysraphism in children—a review of 54 cases. Arch Dermatol. 2004;140(9): 1109–14.

2. Pang D. Perspectives on spinal dysraphism: past, present, and future. J Korean Neurosurg Soc. 2020;63(3):366–72.

3. Copp AJ, Stanier P, Greene NDE. Neural tube defects: recent advances, unsolved questions, and controversies. Lancet Neurol. 2013;12(8):799–810.

第 32 章

第5腰椎横突肥大综合征

Federico Canavese

32.1 定义

Bertolotti综合征(BS)又称为第5腰椎骶骨化,是一种先天性腰骶椎过渡性异常,其特征是L5的(单侧/双侧)横突肥大与髂翼和(或)骶骨合并或连接。

32.2 自然病程

BS与先天性腰骶椎过渡性异常有关。肥大的横突骨化发生在骨骼成熟末期,此时可能出现撞击症状。因此,在儿童时期无症状的畸形可能在成年后出现症状。特别是,一般人群中约5%的腰痛病例是由BS引起的(在30岁以下的人群中为15%~20%)。

未经治疗的患者可发展为致残的慢性腰痛和神经系统并发症(下肢疼痛),这些并发症与肥大横突与其下方神经根之间的挤压有关。

32.3 体格检查

BS是年轻患者腰痛的常见原因(见第11章和第41章)。腰骶脊柱的过渡性异常通常与腰骶或臀部疼痛有关。需完成神经系统体格检查(视频3*)。

32.4 影像学表现

BS的影像学诊断很简单。在大多数情况下,腰骶椎的标准正位X线片可以识别L5的横突肥大(图32.1);腰骶关节30°正位X线片位(Ferguson)在检测腰骶移行部位

F. Canavese (✉)

Department of Pediatric Orthopedic Surgery, Lille University Center, Jeanne de Flandre Hospital, Lille, France
Faculty of Medicine Henri Warembourg, Nord-de-France University, Lille, France

的异常时具有较高的灵敏度。根据横突的形状和有无新关节,Castellvi分类确定了4种类型的腰骶移行椎(见附录L)。

辅助检查(如腰骶椎的MRI和CT)可以证实腰骶移行部异常,包括L5的单侧或双侧骶骨化(图32.2),横突向畸形,以及横突–骶骨/髂翼新关节(假关节)的存在或缺失。MRI可以显示受累横突的髓内骨水肿,并经常显示L5-S1椎间盘发育不全。

骨显像可以反映假关节的严重程度,以及骶髂横突撞击的迹象,为BS的诊断提供

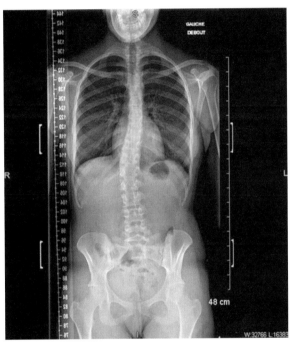

图32.1 脊柱全长正位X线片显示L5-S1异常(左侧)和脊柱侧突相关的背部疼痛。

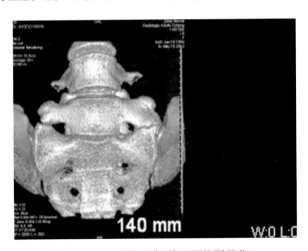

图32.2 CT三维重建(第五腰椎骶骨化)。

额外的支持。

32.5 鉴别诊断

临床上应排除儿童腰痛的其他原因(见第11章)。

32.6 治疗方案

儿童BS的治疗仍存在争议,主要方法包括物理治疗、药物治疗、局部神经阻滞和手术。最初推荐使用非甾体类抗炎药和(或)肌肉松弛剂。对药物治疗或康复治疗无效的病例,以及局部神经阻滞有短暂疗效的病例,可以通过手术切除肥大横突。如果疼痛与椎间盘退变或不稳有关,建议采用后路节段融合。

为了确认BS的责任病灶,可以在透视下对横突–骶骨/髂翼假关节进行皮质类固醇和局部麻醉药物做局部神经阻滞。局部神经阻滞可用于区分仅发源于假关节的疼痛(注射后疼痛完全缓解)和由于L4或L5神经根刺激而产生的额外疼痛。

32.7 预后

保守治疗结局多变,手术治疗的患者症状应得到缓解。但如果治疗太晚,减压后神经症状可能无法完全缓解。

32.8 潜在并发症

未经治疗的患者可出现致残性腰痛和神经系统并发症(下肢疼痛),这些并发症与肥大横突和其下方的神经根之间的撞击有关。

32.9 患者和家属须知

大约20%的受试者出现横突肥大,另一方面,在不到10%的BS患者中发现L5横突与骶骨和(或)髂翼之间存在新关节(假关节)。

BS可能是慢性腰痛的一个原因。在某些情况下,可能会出现神经症状。如果治疗太晚,可能无法完全缓解。

(李森 蔡伟良 晏美俊 译)

延伸阅读

1. Bertolotti M. Contribution to the knowledge of the defects of regional differentiation of the vertebral column with special attention to the fusion of the fifth lumbar vertebra to the sacrum. Radiol Med. 1917;4:113–4.
2. Castellvi AE, Goldstein LA, Chan DP. Lumbosacral transitional vertebrae and their relationship with lumbar extradural defects. Spine (Phila Pa 1976). 1984;9(5):493–5.

第 **33** 章

骨样骨瘤和骨母细胞瘤

Krishna V. Suresh, Paul D. Sponseller

33.1 定义

　　骨样骨瘤是一种成骨性良性肿瘤,其特点是一个小的X线透光病灶,通常小于2cm,产生高水平的前列腺素和骨钙素(图33.1)。骨母细胞瘤在形态学和遗传学上与骨样骨瘤相似,但主要区别在于病变大小(大于2cm)、受累部位、临床表现和治疗选择(图33.2)。骨样骨瘤和骨母细胞瘤分别占所有良性骨肿瘤的10%和3%。在脊柱中,原发性骨母细胞占所有脊柱骨源性肿瘤的10%。

33.2 自然病程

　　未经治疗的骨样骨瘤会在数年内自发缓解。相反,未经治疗的骨母细胞瘤则会

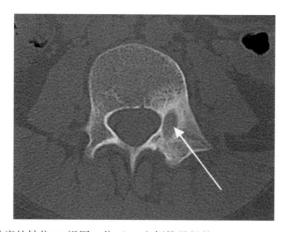

图33.1 腰椎骨样骨瘤的轴位CT视图。位于L4左侧椎弓根的1.5cm×0.7cm×0.7cm溶骨性病变,请注意反应性硬化边缘。箭头指示病变位置。

K. V. Suresh · P. D. Sponseller (✉)

Department of Orthopaedic Surgery, The Johns Hopkins University Hospital, Baltimore, MD, USA

e-mail: kvangip1@jhmi.edu; psponse@jhmi.edu

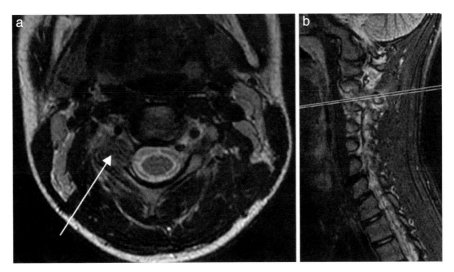

图33.2 颈椎骨母细胞瘤的T2加权核磁共振图像。(a)轴位扫描：箭头示C2右侧椎弓根的病变。(b)矢状位扫描：横线指示病变水平，病变呈现为围绕中央瘤巢的高信号区。

逐渐发展，导致疼痛加剧，损害周围健康骨质，并压迫毗邻的神经血管结构。

33.3 体格检查

骨样骨瘤和骨母细胞瘤的体格检查类似（表33.1）。体格检查可能发现病变区域骨骼触痛、肿块，并可合并受累肢体畸形、渗出、挛缩或肌肉废用性萎缩。全面的神经系统检查是必不可少的，特别是对于已知或疑似脊柱受累的患者（视频3★）。脊柱受累可能表现为姿势性侧弯，伴随静息或活动中的肌肉痉挛。局部神经症状与病变水平、软组织扩展程度、骨破坏和脊髓受压程度高度关联。

临床上，骨样骨瘤通常好发于20岁左右的青年，但也可见于儿童患者。最常见的主诉是逐渐加重的钝痛，尤其是夜间加重，与活动有关或无关（见第11章和第41章）。特征性临床表现是疼痛在使用非甾体类抗炎药物后会缓解。骨样骨瘤最常见于下肢

表33.1 骨样骨瘤和骨母细胞瘤的比较

	骨样骨瘤	骨母细胞瘤
发病率	占良性骨肿瘤的10%	占良性骨肿瘤的3% 占所有脊柱骨肿瘤的10%
大小	<2cm	>2cm
位置	股骨近端>胫骨干>脊柱	脊柱>肱骨近端>髋部
自然病程	自发缓解	进行性加重
症状	夜间疼痛，通过非甾体类抗炎药可缓解	多为慢性疼痛，钝痛感，非甾体类抗炎药不能缓解。脊柱受累容易出现神经症状。
治疗方式	首选药物治疗（非甾体类抗炎药）	首选手术治疗（射频消融或手术切除）

（50%）、脊柱（15%）、手（10%）、足（5%）。患者可能出现跛行、肌肉萎缩、双下肢不等长和病变部位压痛。脊柱受累患者可能出现脊柱侧弯（图 33.3）、局部炎症反应引起椎旁肌痉挛，以及活动受限。骨母细胞瘤的临床表现与骨样骨瘤相似，但对非甾体类抗炎药反应性差。与骨样骨瘤患者相比，骨母细胞瘤更常见于孤立性脊柱受累，有 40% 的患者存在孤立性脊柱病变。症状可以涉及脊柱相关的任何方面，约三分之一的患者会出现神经症状，甚至截瘫。由于软组织受累和肿块效应，约 50% 的患者会出现根性症状，椎旁肌痉挛和脊柱活动受限也可能存在。

33.4　影像学检查

在 X 线片上，骨样骨瘤表现为一个小于 2cm 的放射透光病灶，周围有反应性硬化。骨母细胞瘤看起来与骨样骨瘤非常相似，但是病变较大（>2cm）。对于位于脊柱内或瘤巢周围皮质骨增厚的病例，病变在 X 射线片上可能不容易显示。在这些情况下，CT 是诊断脊柱病变的首选影像学检查方法，用于确定病变大小和位置（图 33.1）。通常不推荐 MRI，因为可能出现"闪烁现象"，即与病变相邻的软组织肿胀和水肿，可能会误导提示为恶性或感染性病灶。如果进行了 MRI 成像，病变会在 T2 序列上显示为高信号，这是由病变的钙化和血管化引起的。对于骨母细胞瘤，病变通常位于脊椎的后部结构，包括椎板、椎弓根、横突和棘突（图 33.2）。

33.5　鉴别诊断

骨样骨瘤的鉴别诊断，包括骨母细胞瘤（表 33.1）、应力性骨折和骨髓炎。支持骨样骨瘤的特征，包括①休息或活动时都有疼痛，病变与骨皮质平行（应力性骨折中骨折线通常是垂直或斜向的，休息时疼痛可缓解）；②病变<2cm（与骨母细胞瘤>2cm 的尺寸相反）；③没有感染的全身征象，没有放射学上的骨膜反应或隆起、骨膜化脓或明显的骨皮质破坏（这些都可见于骨髓炎）（图 33.3）。骨母细胞瘤的鉴别诊断与骨样骨瘤有重叠之处，但也需与骨肉瘤（见第 38 章）和动脉瘤样骨囊肿（见第 56 章）鉴别。

33.6　治疗选择

对于骨样骨瘤，首选治疗方法是临床观察和非甾体类抗炎药治疗。约有 50% 的病例可以仅使用非甾体抗炎药来治疗。对于脊柱骨样骨瘤患者，如果没有并发脊柱侧弯，可以使用非甾体抗炎药来控制疼痛。而对非甾体抗炎药无效的患者，必须考虑骨母细胞瘤，并建议进行手术治疗。对于骨母细胞瘤，药物治疗效果不佳。手术治疗

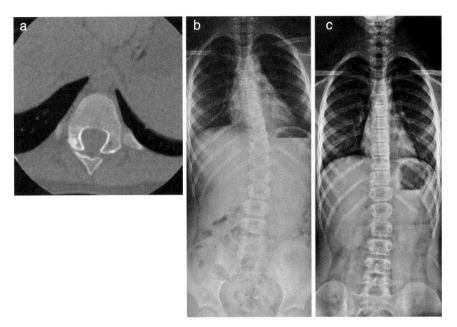

图33.3　女性患者T11椎体骨母细胞瘤切除后的脊柱侧弯状况。(a)术前轴位CT显示骨母细胞瘤位于右侧T11上关节突，橙色箭头指示病变。(b)术前正位片显示朝向左侧的中度侧弯，约为24°，橙色线代表端椎。(c)术后六个月拍摄的正位片显示侧弯得到改善。

可以采用CT引导下的射频消融(RFA)或浅表切除。对于药物治疗无效并且有关节周围四肢病变的患者，RFA是首选治疗方法。通常情况下，由于存在高风险的热性神经血管损伤，不建议对脊髓或神经根紧邻病变部位进行RFA。对于这些患者中，建议进行手术切除，可以选择刮除、活检或整块切除(首选选项)。与这些病变相关的脊柱侧弯很少需要额外的治疗，通常在切除后会得到缓解。

33.7　预后

通常去除X线透亮区病损后即可完全缓解疼痛。对于骨母细胞瘤，手术切除的预后良好，如果病变已经扩展到骨外，复发率可能高达20%。目前，已经鉴别出一种局部侵袭性的骨母细胞瘤亚型，更常见于年龄较大的患者。侵袭性亚型可以表现出更显著的椎体和硬膜外侵犯。

33.8　潜在并发症

经射频消融治疗的患者中，有10%~15%可能出现病变复发。采用刮除方法进行表浅切除的患者中，复发率通常为10%~20%。成功的手术治疗依赖于完全切除瘤巢并确保没有残留。

33.9 患者和家属须知

骨样骨瘤和骨母细胞瘤都是良性骨肿瘤，具有良好的预后。一部分骨样骨瘤对药物治疗反应良好，可以保守治疗，症状可自行缓解。而骨母细胞瘤通常是侵袭性的，需要外科干预。

（王贵元　唐国柯　李力韬　译）

延伸阅读

1. Galgano MA, Goulart CR, Iwenofu H, Chin LS, Lavelle W, Mendel E. Osteoblastomas of the spine: A comprehensive review. Neurosurgical Focus. 2016; 41(2): 2-9. https://doi. org / 10.3171/2016.5.FOCUS16122.
2. Iyer RS, Chapman T, Chew FS. Pediatric bone imaging: diagnostic imaging of osteoid osteoma. AJR. Am J Roentgenol. 2012;198(5):1039-52. https://doi.org/10.2214/AJR.10.7313.
3. Wu M, Xu K, Xie Y, Yan F, Deng Z, Lei J, Cai L. Diagnostic and management options of osteoblastoma in the spine. Medical Science Monitor: International Medical Journal of Experimental and Clinical Research. 2019;25:1362-72. https://doi.org/10.12659/MSM.913666.

扫码获取
☆ 医学资讯
☆ 教学视频
☆ 高清彩图
☆ 交流社群
☆ 推荐书单

第 34 章

骨软骨瘤和多发性遗传性外生骨疣

Krishna V. Suresh, Paul D. Sponseller

34.1 定义

骨软骨瘤是一种良性病变,源自异常的软骨,通常表现为长骨干骺端出现覆盖骨性突起的软骨帽。该病变在脊柱中很少见,大约占所有脊柱良性肿瘤的3%(图34.1和图34.2)。孤立性骨软骨瘤或由偶发突变、骨折涉及生长板或放射治疗(简称放疗)引起。

多发性遗传性外生骨疣(MHE)(EXT1、EXT2或EXT3抑癌基因生殖系突变的常染色体显性遗传),也被称为遗传性多发性骨软骨瘤(HMO),是一种以附肢骨或中轴骨出现两个或更多骨软骨瘤为特征的疾病(图34.3)。9%~11%的脊柱骨软骨瘤是由MHE引起的(患病率约为1:50 000)。

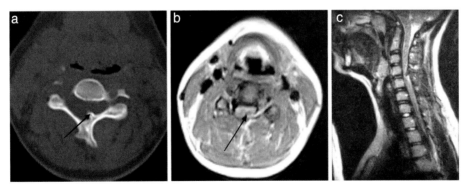

图34.1 一名14岁女性,有多发性遗传性外生骨疣(MHE)和C4椎板的骨软骨瘤病史。(a)术前CT横断面图像显示左侧C4椎板病变;(b)术前磁共振横断面图像;(c)术前磁共振矢状面图像,箭头标示了病变的位置。(Courtesy of Prof. Alpaslan Şenköylü.)

K. V. Suresh · P. D. Sponseller (✉)

Department of Orthopaedic Surgery, The Johns Hopkins University Hospital, Baltimore, MD, USA

e-mail: kvangip1@jhmi.edu; psponse@jhmi.edu

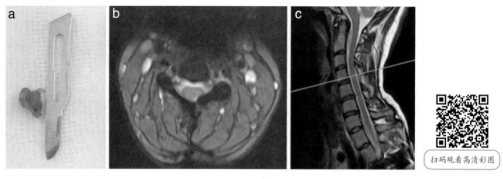

扫码观看高清彩图

图34.2* 一名14岁女性,有多发性遗传性外生骨疣病史,C4椎板骨软骨瘤病。手术后影像:(a)切除的脊柱骨软骨瘤大体图;(b)术后4年的轴位MRI未见复发;(c)术后4年矢状位MRI未见复发。(Courtesy of Prof. Alpaslan Şenköylü.)

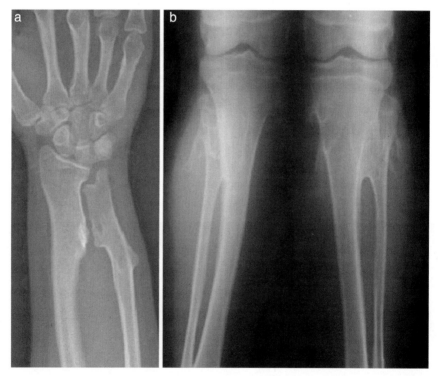

图34.3 MHE患者上肢和下肢的骨软骨瘤。(a)右手正位X线片显示尺桡骨远端病变;(b)下肢正位X线片显示双侧胫骨近端病变,可以注意到右胫骨的外翻畸形。(Courtesy of Prof. Alpaslan Şenköylü.)

34.2 自然病程

骨软骨瘤在儿童时期持续生长,幼年骨骺关闭后停止生长。脊柱骨软骨瘤患者会因肿瘤压迫出现相应神经症状,在病变得到适当切除后预后良好。通常认为疾病相关死亡率微不足道,因此预后非常好。

34.3 体格检查

脊柱骨软骨瘤可能完全无症状,也可能出现触痛、脊柱活动范围减小或神经功能受损症状。这些症状取决于病变位置,最常见部位是颈椎,应进行全面神经系统检查,以评估是否存在运动或感觉功能异常(视频3*)。应注意脊柱活动范围,以及触诊时是否存在局部压痛,还应进行全面的关节和四肢检查,以评估是否存在可触及的肿块或成角畸形。

大多数脊柱骨软骨瘤位于椎管外,而在多发性遗传性外生骨疣(MHE)患者中,椎管内骨软骨瘤的发生率为27%。在没有椎管受累的患者中,症状主要局限于病变区域的机械性疼痛。在椎管受累患者中,坐骨神经痛和压迫性脊髓病是最常见的表现。先前已有记录表明,脊柱骨软骨瘤可以表现为严重的颈脊髓病,包括明显步态异常、感觉丧失和弥漫性反射亢进,尽管这种表现很少见。症状通常由病变压迫效应、病变内骨折或恶性转化引起。神经、肋骨和肌腱的局部压迫可能导致在主动活动时出现明显疼痛,并限制关节活动范围。在四肢,通常会触及肿块,多数病变位于股骨远端(30%)、胫骨近端(20%)或肱骨(10%)。

34.4 影像学检查

对于脊柱受累者来说,MRI是首选影像学检查方法,可显示典型的椎体附件结构病变,包括椎板、横突和棘突。病变通常位于颈椎和胸椎,应特别注意是否存在椎管受累或神经根受压(图34.1)。在MRI上,软骨帽外观可根据钙化程度不同而有很大差异,但通常不超过2cm。在T2加权序列上,中央脂肪髓质呈高信号,周缘伴有低信号的皮质骨。尽管,目前常对不需镇静的儿童进行一次脊柱MRI筛查,但是尚无对无症状MHE患者进行MRI筛查的确切成本分析。对于有神经症状的患者需进行MRI检查(图34.2)。通常不使用普通X线片来评估脊柱骨软骨瘤,因为病变可能难以识别。脊柱附件的骨性突起可能会被识别出来。可能呈现为基底型或蒂型病变,软骨帽可以呈现为钙化环。在骨骼成熟后,伴随皮质不规则或软骨帽厚度增加超过3cm的骨破坏,提示可能发生了恶变。

34.5 鉴别诊断

临床和影像学鉴别诊断包括一系列良性和恶性骨肿瘤,包括骨膜软骨瘤、骨膜旁或骨膜骨肉瘤(见第38章),以及软骨瘤。支持骨软骨瘤的证据包括病变与宿主骨之间的髓腔连续性受累,不合并明显的骨膜反应或溶骨性骨破坏。

34.6　治疗选择

对于大多数情况,观察并定期随访就足够了。只有肿块出现压迫症状或影响美观时,才会考虑手术切除/活检(腔内或腔外)(视频4*)。可以进行整块切除或病变内切除,但在脊柱部位通常应避免根治性切除。由于之后可能发生潜在的恶性转化,应仔细监测所有病变,特别是对于多发性遗传性外生骨疣患者。理想情况下,手术应该推迟到骨骼成熟之后。

34.7　预后

大多数骨软骨瘤在骨骼成熟后停止生长。症状性脊柱骨软骨瘤接受手术切除后,症状通常会明显缓解。

34.8　潜在并发症

孤立性骨软骨瘤恶变为软骨肉瘤的风险不到1%,而与多发性遗传性外生骨疣相关的骨软骨瘤恶变率为5%。对于骨骼发育成熟后仍继续增长的病变,应怀疑是否为恶性肿瘤。如果骨软骨瘤没有彻底切除干净,则存在复发的风险。患有多发性遗传性外生骨疣的患者更容易在切口处形成瘢痕增生。

34.9　患者和家属须知

骨软骨瘤是源自软骨的良性肿瘤。大多数骨软骨瘤不需要主动治疗,并通常在患者达到生长潜力后停止生长。脊柱受累的情况很少见,可对无症状患者进行MRI筛查,这也适用于有神经症状的患者。

(王贵元　唐国柯　李力韬　译)

延伸阅读

1. Roach JW, Klatt JWB, Faulkner ND. Involvement of the spine in patients with multiple hereditary exostoses. The Journal of Bone and Joint Surgery. American Volume. 2009;91(8):1942‑48. https://doi.org/10.2106/JBJS.H.00762.

2. Sciubba DM, Macki M, Bydon M, Germscheid NM, Wolinsky J‑P, Boriani S, Bettegowda C, Chou D, Luzzati A, Reynolds JJ, Szövérfi Z, Zadnik P, Rhines LD, Gokaslan ZL, Fisher CG, Varga PP. Long‑term outcomes in primary spinal osteochondroma: a multicenter study of 27 patients. Journal of Neurosurgery. Spine. 2015;22(6):582‑88.

3. Yakkanti R, Onyekwelu I, Carreon LY, Dimar JR. Solitary osteochondroma of the spine‑a case series: review of solitary osteochondroma with myelopathic symptoms. Global Spine Journal. 2018;8(4):323‑39.

第 **35** 章

嗜酸性肉芽肿（扁平椎）

Federico Canavese

35.1 定义

  嗜酸性肉芽肿（EG）是一种良性的朗格汉斯细胞增生症（LCH）。它通常是一个孤立的病变（称为单骨病变），可以影响人体的任何骨骼。脊柱受累可能会进展为扁平椎（VP），其特征是前后椎体高度几乎完全丧失。VP的同义词包括煎饼椎、银币椎或硬币椎（见图 35.1 和 35.2）。

35.2 自然病程

  孤立性病变会自行缓解。对于单骨病变患者，存活率为 100%，复发率很低。

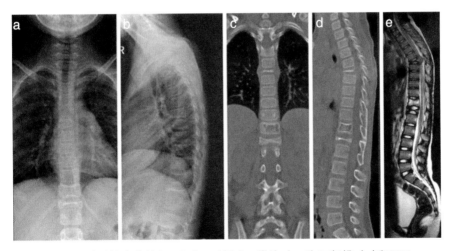

图 35.1 嗜酸性肉芽肿（T12）。(a,b)标准 X 线片；(c,d)CT 扫描；(e)和 MRI。

F. Canavese (✉)

Department of Pediatric Orthopedic Surgery, Lille University Center, Jeanne de Flandre Hospital, Lille, France

Faculty of Medicine Henri Warembourg, Nord-de-France University, Lille, France

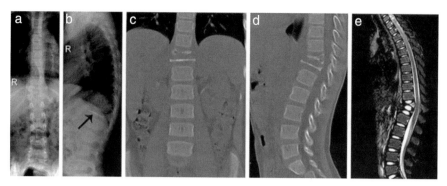

图35.2 嗜酸性肉芽肿(T11和T12)。(a,b)标准X线片(黑色箭头所示);(c,d)CT扫描;(e)MRI。

35.3 体格检查

儿童的体格检查可能基本正常,因为大多数嗜酸性肉芽肿是偶然发现的。

脊柱嗜酸性肉芽肿多数情况下无症状的,偶尔会引起疼痛。根据病变位置,部分症状如疼痛、压痛、脊柱活动受限和斜颈可能也会比较严重,神经症状和脊柱不稳定不太常见。最常见的病变位置是胸椎,其次是腰椎和颈椎。

对于已知或疑似颅骨或脊柱受累的患者,需进行包括完整神经系统评估在内的全身检查(视频3*)。实验室检查也很重要,包括基本的实验室检查、炎症标志物、凝血检查和尿液分析,以区分嗜酸性肉芽肿与感染(见第65章)及其他溶骨性病变。实验室检查通常是非特异性的,除了红细胞沉降率有中度且不一致的升高。

35.4 影像学检查

在骨骼未发育成熟的患者中,椎体嗜酸性肉芽肿在X线片上表现为溶骨性病变,导致扁平椎,但后方附件结构和椎间隙未受累。相比之下,颈椎嗜酸性肉芽肿更常表现为溶骨性病变,而非扁平椎。

一旦发现一处病变,需排除是否同时存在其他病变。为此,可进行全身骨骼检查或放射性核素骨显像。由于某些病变可能无法通过放射性核素骨显像发现,应优先考虑进行全身骨骼检查。

CT有助于明确诊断并评估骨皮质破坏程度;MRI尽管特异性一般,但具有高度的敏感性。

35.5 鉴别诊断

脊柱症状性嗜酸性肉芽肿是儿童和青少年背痛的潜在原因之一（见第 11 章）。有必要排除多发性损伤和多系统受累，以及其他形式的 LCH，即 Letterer-Siwe 病与 Hand-Schüller Christian 病。如果同时存在颅骨病灶，其活检通常比脊柱更容易，并且可以更快地确诊。

放射学鉴别诊断应包括浆细胞瘤（见第 61 章）、多发性骨髓瘤、淋巴瘤、尤因肉瘤（见第 39 章）和其他肉瘤（见第 38 章）、结核病（见第 64 章）、骨髓炎（见第 65 章）、骨软骨炎和成骨不全。支持嗜酸性肉芽肿诊断的因素包括脊柱孤立性病变、缺乏全身症候群，以及轻微的实验室异常。

35.6 治疗方案

支具治疗被证明足以获得椎体高度及形状的重塑，避免后凸畸形。然而，重建过程可能非常漫长。仅观察或进行活检以确诊嗜酸性肉芽肿也被推荐为一种治疗策略。然而，对有症状的患者，进行经皮穿刺活检以进行组织病理学评估也具有良好的指征，有助于鉴别诊断。局部病灶内注射甲泼尼龙似乎是一种有效且安全的治疗方法。嗜酸性肉芽肿很少导致脊柱不稳定，通常不需要进行外科手术固定。

35.7 预后

在儿童中，椎体嗜酸性肉芽肿会随着时间（一年或更长）而自然消退。活检本身可以通过引发炎症反应来帮助治疗。

35.8 潜在并发症

脊柱不稳和神经受损极为罕见。

35.9 患者和家属须知

朗格汉斯细胞增多症是一个疾病谱系，范围从简单的孤立性骨质病变到白血病样疾病。嗜酸性肉芽肿是朗格汉斯细胞增多症最常见的表现形式，它是一种良性病变，通常是孤立的。

（李琸玥　唐国柯　李力韬　译）

延伸阅读

1. DiCaprio MR, Roberts TT. Diagnosis and management of Langerhans cell histiocytosis. J Am Acad Orthop Surg. 2014;22:643−52.
2. Ghanem I, Tolo VT, D'Ambra P, et al. Langerhans cell histiocytosis of bone in children and adolescents. J Pediatr Orthop. 2003;23:124−30.
3. Plasschaert F, Craig C, Bell R, et al. Eosinophilic granuloma: a different behavior in children than in adults. J Bone Joint Surg Br. 2002;84:870−2.

第 36 章

髓母细胞瘤和其他播散性肿瘤

Aydemir Kale, Hakan Emmez

36.1 定义

髓母细胞瘤是小脑的恶性胚胎性肿瘤,通常会沿着脑脊液播散。髓母细胞瘤是儿童中枢神经系统肿瘤中最常见的类型之一,占儿童中枢神经系统肿瘤的10%~15%。虽然相对少见,但髓母细胞瘤也可能影响成年人。尽管脑脊液播散中以蛛网膜下腔蔓延最为常见,但脊髓内转移很少见。通常情况下,脑脊液播散可见于髓母细胞瘤、室管膜瘤、高级别星形细胞瘤、生殖细胞瘤或脉络丛瘤等疾病。在治疗这些疾病时,是否进行手术、放疗或化学治疗(简称化疗)仍然存在困难。评估疾病进展和治疗反应主要依赖于MRI。然而,对患者的临床和脑脊液检查也非常重要。

36.2 自然病程

髓母细胞瘤经常在中枢神经系统内转移。在大脑和脊柱中可以出现多发性病变,既有结节状的也有层状的。转移会影响预后和治疗决策。通常通过脊柱增强MRI及脑脊液细胞学检查来评估患者是否存在肿瘤转移。

36.3 体格检查

患者临床表现可以分为两组。第1组与疾病首发部位相关,包括局部神经损害、颅内压增高征象和癫痫发作。第2组与其他脊髓病变相似,包括疼痛、运动功能障碍、感觉改变和括约肌功能障碍(视频3★)。疼痛通常与肿瘤部位相关,并且倾向于在夜间和运动时加重(见第11章)。运动和感觉功能变化可以根据病变的位置和范围而有很大差异。

A. Kale (✉) · H. Emmez

Department of Neurosurgery, Gazi University Faculty of Medicine, Ankara, Turkey

36.4　影像学检查

　　脊柱转移瘤可以是髓内或髓外。髓内病变较少见,通常通过血行播散或从软脑膜直接扩散而来。而在髓外,硬膜内转移更为常见,通常由原发中枢神经系统肿瘤向与脑脊液间室密切相关部位或间室内播散引起。MRI被认为是诊断髓内肿瘤的金标准。腰骶区最常受累,表现为硬膜囊和神经根的结节状和不规则的、对比增强的增厚。脊髓表面可能被包覆,也被称为"糖衣"。增强T1加权序列是必须使用的。图36.1显示了一个患有腰椎硬膜内髓母细胞瘤的患者。

　　通过使用Chang分类法对髓母细胞瘤患者进行普通或高风险的疾病分期,该分类法包括年龄、术后瘤体积、脑脊液细胞学、中枢神经系统和中枢神经系统外的转移情况(图36.1)。此外,最近还根据组织学和基因组学进行了进一步的亚型分类。

　　与同一时期单个脑脊液样本60%的敏感度相比,MRI对于检测广泛转移瘤的敏感度为83%,而随着时间的推移,检测多个脑脊液样本的敏感度为78%。

　　在评估软脑膜转移时,不同研究在进行脑脊液细胞学或流式细胞术的脑脊液采集时,存在采集时间、部位和脑脊液量方面的差异。

36.5　鉴别诊断

　　在鉴别诊断脊髓髓母细胞瘤时,应考虑髓内和髓外病变。最常见的病理情况包括星形胶质瘤(见第37章)、室管膜瘤(见第60章),以及播散性脉络丛肿瘤和生殖细

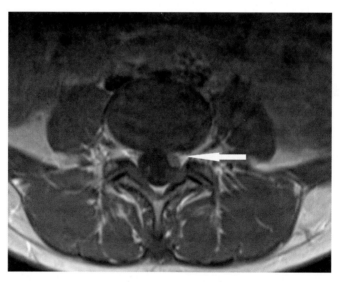

图36.1　腰椎硬膜内髓母细胞瘤患者的MRI表现(白色箭头)。

胞瘤。由血液恶性肿瘤引起的脊髓受累在儿童年龄组尤其要引起注意。在已经诊断出原发性中枢神经系统肿瘤的患者中观察到的脊髓肿块应考虑为转移的可能性。

36.6　治疗方案

在髓母细胞瘤的治疗中采取积极措施可以提高患者的生存率。在完全切除肿瘤后,通常需要对后颅窝进行放疗。对于 3 岁以上的儿童,还会对于头部其余部分和脊髓进行低剂量的放疗,以治疗沿脑脊液途径扩散的宏观或微观肿瘤。对于 3 岁以下的儿童,通常会延迟放疗,直到第 1 次术后化疗完成,以减少神经毒性。除了辅助化疗外,骨髓移植和高剂量化疗也已经被证明可以改善一些患者的生存率。

有报道称,髓母细胞瘤手术常常会导致肿瘤细胞进入脑脊液。然而,早期术后脑脊液样本中存在肿瘤细胞并不总是表示这些细胞能够建立远端的转移灶。因此,术后 2 周以上获取的脊柱 MRI 和脑脊液样本会减少样本假阳性的发生率。

鉴于文献资料有限,髓内转移的治疗仍然存在争议。迄今为止已有的病例报告仅建议进行活检,并结合化疗,有时可能会加入放疗。

早期诊断播散性肿瘤对于采取及时性的治疗非常重要,可以预防神经系统恶化、改善症状、提高或延长生存期。

36.7　预后

对髓母细胞瘤手术后进行 MRI 随访的患者中,有 33% 的患者观察到广泛的脊柱受累。这种扩散主要发生在蛛网膜下腔,很少发生在椎骨骨髓内。报道称,脊柱 MRI 在早期诊断肿瘤转移方面,比脑脊液细胞学检查具有更高的准确性。MRI 发现了播散病变提示预后不良。

36.8　潜在并发症

除手术的一般并发症外,肿瘤切除后可能会出现神经功能损害或脊柱不稳或畸形(尤其是椎板切除后的后凸)。此外,还应牢记辅助化疗和放疗的负面影响,包括年龄较小患者可能会丧失脊柱生长的机会。

36.9　患者和家属须知

需要注意的是,患者的预后主要取决于疾病的程度。在通过脊柱播散的疾病中,治疗过程相当困难,通常无法控制肿瘤。需要牢记肿瘤复发的可能性,不要忽视严格的随访和控制。

（王贵元 唐国柯 李力韬 译）

延伸阅读

1. Warren KE, et al. Response assessment in medulloblastoma and leptomeningeal seeding tumors: recommendations from the Response Assessment in Pediatric Neuro-Oncology committee. Neuro Oncol. 2018;20(1):13–23.
2. Huisman TA. Pediatric tumors of the spine. Cancer Imaging. 2009;9:S45–8.
3. Goyal A, et al. Surgical treatment of intramedullary spinal metastasis in medulloblastoma: case report and review of the literature. World Neurosurg. 2018;118:42–6.

扫码获取
☆ 医学资讯
☆ 教学视频
☆ 高清彩图
☆ 交流社群
☆ 推荐书单

第 37 章

脊髓星形细胞瘤

Aydemir Kale,Hakan Emmez

37.1 定义

脊髓肿瘤占所有中枢神经系统肿瘤的6%~8%,与颅内肿瘤相比罕见。星形细胞瘤是儿童最常见的脊髓髓内肿瘤,由星形胶质细胞发展而来。脊髓星形细胞瘤的发病率高峰出现在20~30岁,更常见于男性。通常在症状出现几个月后被诊断出来。脊髓星形细胞瘤常见于脊髓的胸段和颈段,往往多节段受累。它可以是弥漫性或局限性的,在一半的病例中可以发现囊性病变区域。

37.2 自然病程

75%的脊髓星形细胞瘤为低级别。它们快速或缓慢的生长倾向取决于肿瘤的侵袭性。如果不及时治疗,它们可能会导致严重的功能障碍。术前神经功能受损程度与手术后预后不良相关。NF-1患者的发病率有所增加(见第23章)。

37.3 体格检查

脊髓髓内肿瘤的症状通常发展缓慢,需要很长一段时间,其最常见的症状是疼痛、运动功能受损、感觉改变和括约肌功能障碍(视频3★)。疼痛通常与肿瘤的位置相吻合,往往在夜间和运动时加重。胸椎区域可能伴有脊柱侧弯。根据部位和累及程度的不同,运动和感觉的变化可能有很大差异。

37.4 影像学检查

星形细胞瘤是发生在髓内的肿块,通常引起脊髓弥漫性扩张。如果骨重塑尚未

A. Kale (✉) · H. Emmez

Department of Neurosurgery, Gazi University Faculty of Medicine, Ankara, Turkey

发生,则X线片和CT是正常的。MRI被认为是诊断脊髓髓内肿瘤的金标准(图37.1)。在MRI上通常表现为T2加权像的高信号病灶和T1加权像的等低信号病灶,其边界不清,呈不均匀增强。由于脊髓水肿,可能无法识别肿块的真实大小,而增强检查有助于鉴别,并且可能伴有囊性成分和瘤内出血。图37.1显示了一例颈髓内2级星形细胞瘤患者。

37.5 鉴别诊断

最重要的鉴别诊断是室管膜瘤(见第60章)。室管膜瘤常见于成人。室管膜瘤多见脊柱侧弯和骨重塑,位于椎管中央部位,边界清楚,出血倾向高,造影可均匀局灶性强化,囊性成分多见且突出。此外,其他髓内肿块(如血管母细胞瘤、表皮样囊肿、神经节细胞胶质瘤和转移瘤)也应与之鉴别。

37.6 治疗方案

髓内星形细胞瘤的治疗方案选择仍有争议,但通常包括手术、放疗(RT)和化疗。手术方案包括完全切除、次全切除和活检。脊髓星形细胞瘤的主要治疗方法是手术切除。图37.2为颈椎髓内2级星形细胞瘤的手术视图(图37.2)。然而,由于其浸润性,通常不可能完全切除肿瘤。关于手术入路,有脊柱外科医生推荐沿着脊髓裂隙执行手术,也有脊柱外科医生推荐从内向神经胶质平面的外侧切除肿瘤。CUSA对星形

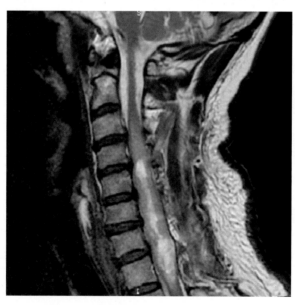

图37.1 星形细胞瘤患者的MRI(颈椎)。

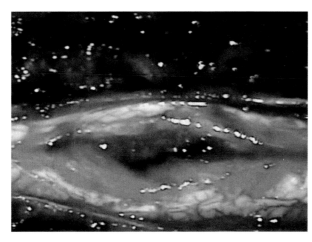

扫码观看高清彩图

图37.2* 颈椎髓内2级星形细胞瘤的手术视图

细胞瘤的切除非常有帮助,因为低级别星形细胞瘤往往又硬又黏。术中超声对两种手术策略都是非常有用的方法。借助放置在脊髓后柱上的电极进行体感诱发电位是手术中的另一种功能性辅助方法。由于运动通路可以独立于感觉系统受损,因此可以通过经皮质刺激和硬膜外记录来监测运动诱发电位,以消除这一风险。完全切除或次全切除患者的生存率明显优于活检患者。因此,术后辅助化疗和辅助放疗是控制肿瘤的主要手段。放疗可显著延长患者生存时间。相反,脊髓对放疗辐射的影响很敏感。过量放疗已被证实会导致放疗相关肿瘤的发生。考虑到这一点,必须避免剂量过量,以降低辐射相关肿瘤的风险。虽然替莫唑胺和贝伐珠单抗是应用最广泛的化疗药物,但它们对高级别星形细胞瘤生存期的影响仍有争议。

37.7 预后

组织学分级是脊髓星形细胞瘤生存期最重要的预测因素。高级别胶质瘤的死亡风险是低级别胶质瘤的14倍。年轻患者的预后优于老年患者。脊髓胶质母细胞瘤的预后非常糟糕,平均生存期为14.3个月,初诊后24个月仅14.1%的患者仍存活。性别对预后无明显影响。由于颈部病变的全切除率较好,预后较好,而胸部病变出现永久性神经功能障碍的可能性较高。发病时神经功能轻度受损者行手术治疗效果较好。尽量切除肿瘤可改善预后。术后放疗增加了低级别胶质瘤的死亡率,而延长了高级别胶质瘤的生存期。虽然,化疗是高级别胶质瘤的标准治疗方案,但是最近也有报道其对低级别胶质瘤有效。虽然,目前关于放疗联合化疗的数据并不多,但是有报道称其对长期生存影响不大。

37.8 潜在并发症

除手术的一般并发症外,肿瘤切除后还可能出现神经功能障碍进展,以及不稳定和(或)畸形的发展。此外,还应注意辅助化疗和辅助放疗的副作用。

37.9 患者和家属须知

患者的预后取决于许多因素。预后通常较好,或者可以作为一个护理患者度过余生。应注意复发的可能性,严格随访和控制不可忽视。

（王伟恒 蔡伟良 晏美俊 译）

延伸阅读

1. Azad TD, et al. Surgical outcomes of pediatric spinal cord astrocytomas: systematic review and meta-analysis. J Neurosurg Pediatr. 2018;22(4):404-10.
2. Garber ST, et al. Pediatric spinal pilomyxoid astrocytoma. J Neurosurg Pediatr. 2013;12(5):511-6.
3. Hamilton KR, et al. A systematic review of outcome in intramedullary ependymoma and astrocytoma. J Clin Neurosci. 2019;63:168-75.

第 38 章

骨肉瘤

Mehmet Çetinkaya , Alpaslan Şenköylü

38.1 定义

脊柱最常见的恶性骨肿瘤是转移瘤(见第63章)。然而,骨肉瘤(OS)是仅次于多发性骨髓瘤的第二大原发性恶性骨肿瘤,其中只有3%～5%发生在脊柱。OS主要影响10～20岁和70～80岁(发病率高峰)的患者。OS是一种侵袭性强、恶性程度高、预后差的骨肿瘤。放疗、化疗、手术和联合治疗方案已被应用于治疗OS患者。最近的治疗进展,包括积极的整块切除、辅助化疗和新辅助化疗的使用,提供了更长的生存时间和更好的局部控制。由于OS局部极强的侵袭性,不充分的切除导致较高的转移率和局部复发率。最佳的切除技术是无肿瘤切缘的椎体整块切除。然而,由于肿瘤的局部侵袭性和解剖限制,整块全切除并不总是可行的。

38.2 自然病程

脊柱的OS预后较差,生存期相对较短。如果早期不治疗,最终会导致死亡。即使采取了适当的治疗和最大限度地预防措施,高度侵袭性肿瘤的不良结局也在所难免。Mukherjee等回顾了2011年美国国家癌症研究所的监测、流行病学和最终结果(SEER)数据库中1892例脊柱肿瘤患者的资料。他们的报告包括430例接受手术治疗和放疗的OS患者。根据他们的研究结果,78%的患者在SEER随访期间死亡,28%发生转移。与Mukherjee的研究结果一致,Shives等记录了27例脊柱OS病例,发现26例(96.3%)患者在手术后1～18个月死亡。

M. Çetinkaya

Department of Orthopaedics, Spinal Unit, Stellenbosch University Faculty of Medicine and Health Sciences, Western Cape, South Africa

A. Şenköylü (✉)

Department of Orthopaedics & Traumatology, Gazi University School of Medicine, Ankara, Turkey

38.3　体格检查

在体格检查中,除非有明显的脊柱畸形、皮肤侵犯、瘘管、全身症状或继发于第二器官转移的症状,否则检查大多不能提供任何信息。受累椎体的棘突触诊可表现出一些压痛,特别是当有明显的后部结构侵犯时。由于椎体结构完整性和负重能力丧失,前/后/侧弯、脊柱旋转和长距离行走都会引起机械性疼痛(见第41章)。神经功能可因肿瘤侵犯椎管而受损,从单一神经根病进展到瘫痪(视频3★)。

38.4　影像学检查

脊柱的X线片通常显示增生的病变,偶尔出现"象牙体"。然而,OS也可以表现为溶骨性病变。单纯溶骨型见于各种亚型,如毛细血管扩张型OS以囊性结构为主,类似动脉瘤样骨囊肿(英文缩写为ABC,见第56章)。20%的病例可表现为混合型,5%的病例影像学表现不典型。

CT在显示溶骨性病变的皮质破坏和基质矿化方面明显优于X线片,这在约80%的溶骨性病例中都有发现。

MRI可在所有序列上将致密矿化显示为低信号。特别是在毛细血管扩张型OS中,T2序列表现为液–液平面,不同于ABC的实性组织包围囊腔和矿化基质(见第56章)。此外,还可以见到的侵袭性生长模式,包括周围软组织侵犯、扩张性重塑、骨膜反应、皮质破坏、相关的瘤周软组织肿块、椎管侵犯和病理性骨折(图38.1)。

38.5　鉴别诊断

通过活检做出诊断(视频4★)。骨转移瘤(见第63章)、尤因肉瘤(见第39章)、动脉瘤样骨囊肿(见第56章)、白血病、淋巴瘤、嗜酸性肉芽肿(见第35章)、骨髓炎和椎间盘炎(见第65章)是鉴别诊断中最常见的疾病。

38.6　治疗方案

如果肿瘤组织学相符,骨骼肌肉瘤的最佳治疗是广泛切除和新辅助/辅助治疗。目前,OS的治疗采用多模式治疗,包括新辅助治疗后的手术及辅助治疗。

通过活检(经皮或开放)确诊后,手术治疗的主要目标是完整切除肿瘤,且保证带有无瘤边缘(视频4★)。然而,根据肿瘤的大小、位置和患者的基础健康状况,完全切除肿瘤可能会导致显著的局部和全身并发症。目前已知,更为积极的切除可改善神

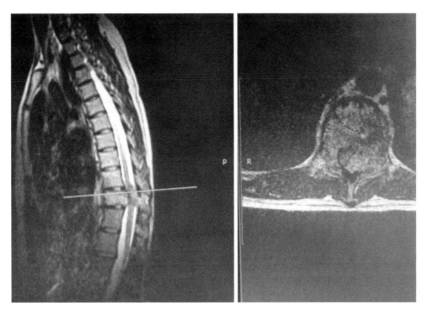

图 38.1 一名 19 岁女性患者,T2 加权矢状位和轴位胸椎 MR 图像显示椎管内有一个起源于椎体的软组织肿块。

经和功能状态、肿瘤局部控制和长期生存率。此外,由于 OS 局部侵袭性强,不充分的切除会导致高转移率和局部复发率。最佳的切除技术是无肿瘤边缘的椎体整块切除,并用合适大小的融合器重建缺损节段(图 38.2 和图 38.3)。然而,由于肿瘤的局部侵袭性和解剖限制,整块全切除并不总是可能的,放疗很少使用。因为,OS 几乎总是对放疗不敏感。

38.7 预后

尽管进行了积极治疗,预后(生存率)往往很差。

38.8 潜在并发症

除了疾病的自然不良预后和致死性进展外,积极的治疗方案包括化疗、手术和放疗,还会导致多种并发症。放疗因其局部不良反应,如周围健康组织破坏、术后骨融合延迟、伤口愈合困难等而很少用于 OS,而化疗多为全身效应。外科干预也有一些潜在的并发症,包括脊髓损伤、硬膜撕裂、脑脊液漏、窦道、骨不连或延迟愈合、内固定失败和重要血管结构损伤。

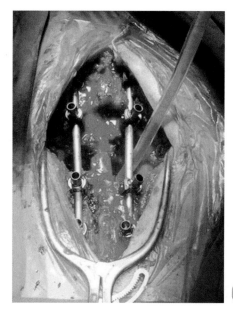

扫码观看高清彩图

图38.2 经皮穿刺活检确诊后，行整块椎体切除术。

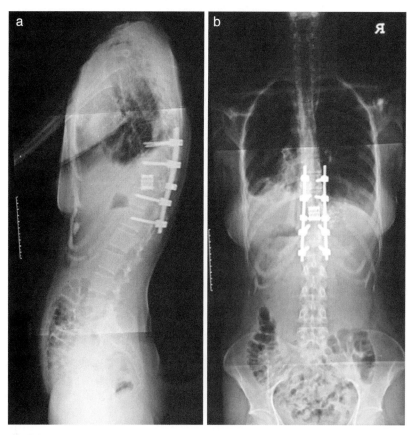

图38.3 （a）正侧位和（b）侧位X线片，用钛网和后路椎弓根螺钉系统重建脊柱。

38.9　患者和家属须知

脊柱 OS 预后较差，即使经过适当的治疗，不良预后也并不少见。参与 OS 治疗的所有医生（脊柱外科医生、肿瘤科医生、其他专科医生）必须向患者及其家人告知疾病的预后、可用的治疗方案、结果，以及是否需要额外的外科手术。

（王伟恒　蔡伟良　晏美俊　译）

延伸阅读

1. Mukherjee D, et al. Survival of patients with malignant primary osseous spinal neoplasms: results from the Surveillance, Epidemiology, and End Results (SEER) database from 1973 to 2003. J Neurosurg Spine. 2011;14(2):143–50.
2. Shives TC, et al. Osteosarcoma of the spine. J Bone Joint Surg Am. 1986;68(5):660–8.

第 39 章

尤因肉瘤

Peter Pal Varga, Aron Lazary

39.1 定义

尤因肉瘤(ES)是儿童和青少年中第2常见的原发性恶性骨肿瘤,尽管脊柱尤因肉瘤并不常见。尤因肉瘤起源于骨髓间充质干细胞。遗传学研究表明,在大多数(>80%)病例中发现11号和22号染色体(EWS和FLI1基因)之间的遗传易位。原发性尤因肉瘤也可以原发于骨骼外的器官或组织,如肺、肾等。尤因肉瘤的治疗方法包括化疗、放疗、手术等多模式治疗,可使50%~60%的无转移患者实现长期无复发生存。新辅助化疗的作用是必不可少的,即使在有神经功能损害的脊柱病例中也是如此。但在手术时机、手术方式及放疗剂量方面仍未达成共识。

39.2 自然病程

尤因肉瘤确诊的中位年龄约为15岁。脊柱可以是原发部位,但脊柱转移性尤因肉瘤更为常见(见第63章)。脊柱转移性尤因肉瘤预后较差。根据原发肿瘤的范围和位置,脊柱病变可以没有症状,也可以在肢体ES的后续筛查成像研究中发现。脊柱尤因肉瘤最常见的症状是疼痛。脊柱疼痛的原因分为两种,一种是由于肿瘤本身的非机械性疼痛;另一种是由于脊柱肿瘤侵袭,导致脊柱失稳造成神经受压而引起的疼痛(见第11章和第41章)。肿瘤进展导致的直接压迫或病理性骨折均能导致神经功能恶化。脊柱尤因肉瘤需要关注的症状包括顽固性疼痛、进行性神经功能缺损(视频2*)、马尾综合征,以及其他脊髓神经受压表现。

P. P. Varga · A. Lazary (✉)

National Center for Spinal Disorders, Buda Health Center, Budapest, Hungary

Department of Spine Surgery, Semmelweis University, Budapest, Hungary

e-mail: vpp@bhc.hu; vpp@vpphome.hu; aron.lazary@bhc.hu

39.3 体格检查

脊柱尤因肉瘤患者都应当进行标准的脊柱体格检查。脊柱体格检查对于确定需要紧急手术的情况至关重要。通常脊柱尤因肉瘤需要紧急手术的情况较为少见。脊柱尤因肉瘤患者的实验室检查结果通常是非特异性的。

39.4 影像学检查

在影像学研究中,尤因肉瘤是一种侵袭性肿瘤,肿瘤细胞无成骨活性,不形成瘤骨和瘤软骨,因此骨质破坏区和软组织肿块内无瘤骨或钙化存在,但骨内可有反应性的骨质硬化或残留的骨碎片。骨膜反应可表现为多种形态,有条状、日光放射状或形成 Codman 三角,但较为罕见。X 线片是骨尤因肉瘤影像学检查的基础,能比较全面整体地观察肿瘤所在部位、大小、骨结构的改变、骨膜反应的形式等,这些都是诊断骨尤文肉瘤的基本征象。CT 和 MRI 比 X 线片能更好地显示软组织肿块的大小、边界和邻近组织器官的关系。对于骨结构,CT 扫描比 X 线片更敏感,但局部分期和手术计划制定主要依靠 MRI。全身骨扫描及 PET-CT 可用于检测远处转移。初次诊断时远处转移为25%。建议术后随访期间定期进行影像学检查(MRI、CT 等)以评估局部控制情况。

39.5 鉴别诊断

脊柱肿瘤和肿瘤样病变是最常见的鉴别诊断。鉴别诊断遵循第一也是最重要的肿瘤学原则,即"组织是问题所在"。鉴别诊断的基石是病变部位的组织学检查。在原发性脊柱肿瘤的情况下,影像引导下经皮活检或开放活检可以为组织病理学检查提供足够的组织样本。

39.6 治疗方案

尤因肉瘤的治疗应当为多模式综合治疗。除需要进行紧急脊髓减压的患者外,尤因肉瘤治疗过程应当由肿瘤科医生进行计划安排,从化疗开始(如长春新碱、多柔比星和环磷酰胺;VDC),交替使用异环磷酰胺和依托泊苷(IE)或 VDC/IE。另外手术切除残余肿块,以及放疗对于实现局部控制至关重要。根据 Enneking 的原则,为了获得最佳的肿瘤学治疗结果,需要对高度恶性骨肿瘤进行广泛的整块切除。然而,在没有显著神经功能损失的情况下,很难在脊柱尤因肉瘤中实现肿瘤的整块切除。另一方面,病灶内肿瘤切除与较高的局部复发率和较短生存期相关。对于此类病变,推荐的手术治疗方案是在技术上可行的情况下,进行宽边缘的整块切除,然后进行局部放疗。该术式需要先进的手术技能和脊柱肿瘤手术经验。这些脊柱尤因肉瘤患者必须在脊柱肿瘤中心接受治疗。术前须要制定细致的手术计划,精心计划肿瘤切除、脊柱稳定重建手术的详细方案。根据脊柱尤因肉瘤的位置和手术计划,可能需要多学科合作手术,如血管外科医生、胸部外科医生和整形外科医生的参与。脊柱尤因肉瘤的治疗应该在国家的数个专业临床中心进行,理想情况下是将各种治疗方案集中在一个专业的脊柱尤因肉瘤诊疗中心进行(图39.1)。

39.7 预后

与四肢病例相比,脊柱尤因肉瘤的存活率较差。脊柱尤因肉瘤的5年生存率约为60%。患者5年生存率和手术切除情况(根据Enneking原则)和化疗时机有关。脊柱

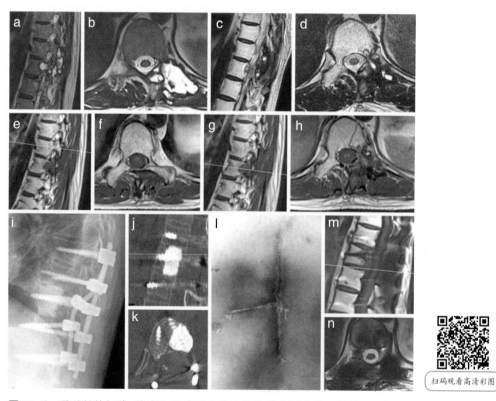

图39.1˙ 通过整块切除、稳定和重建手术治疗的胸椎尤因肉瘤。男性,48岁,3年前因左肱骨尤因肉瘤行手术治疗。(a,b)影像学随访发现,胸椎肿瘤(T9~11),临床症状表现为轻度疼痛,无神经功能缺损或脊柱不稳;(c,d)术前新辅助化疗和放疗可见肿瘤块缩小;(e~h)根据Enneking原则,行整块切除和脊柱稳定重建;(i)术后X线检查;(j,k)椎弓根螺钉及PMMA骨水泥用于脊柱前柱重建;(l)背阔肌皮瓣用于软组织重建,伤口愈合良好;(m,n)术后1年随访,手术和辅助放疗方案使肿瘤局部控制良好。

尤因肉瘤患者在首次手术后 5 年内约有 30% 的局部复发率。局部复发与病灶内切缘和既往肿瘤手术史相关。神经功能取决于肿瘤本身引起的神经功能破坏或手术并发症。脊柱稳定性的丢失会导致慢性疼痛、进行性疼痛,大大降低患者的神经功能和生活质量。

39.8　潜在并发症

围手术期并发症最常见的是伤口愈合不良、手术部位深部感染和神经功能恶化。长期并发症常见的有内部植入物松动和继发性脊柱不稳。

39.9　患者和家属须知

脊柱尤因肉瘤是一种高度恶性肿瘤。在有效的多模式治疗的情况下,生存率也相对较差。生存率、局部复发率、神经功能结果(生活质量)与手术结果(正确切除、切缘)相关。然而,进行完美的手术通常具有挑战性,并且并发症发生率高。手术前后的合适肿瘤综合治疗至关重要。

(王伟恒　蔡伟良　晏美俊　译)

延伸阅读

1. Arshi A, Sharim J, Park DY, et al. Prognostic determinants and treatment outcomes analysis of osteosarcoma and Ewing sarcoma of the spine. Spine J. 2017;17(5):645−55.
2. Charest−Morin R, Dirks MS, Patel S, et al. Ewing's sarcoma of the spine: prognostic variables for survival and local control in surgically treated patients. Spine. 2018;43(9):622−9.
3. Sewee MD, Tan KA, Quraishi NA, et al. Systematic review of en bloc resection in the management of Ewing's sarcoma of the mobile spine with respect to local control and disease−free survival. Medicine. 2015;94(27):e1019.

扫码获取
☆ 医学资讯
☆ 教学视频
☆ 高清彩图
☆ 交流社群
☆ 推荐书单

第 40 章

儿童脊柱椎间盘炎

Yat-Wa Wong

40.1 定义

椎间盘炎、椎体骨髓炎和脊椎炎分别是指椎间盘、椎体和椎间盘合并椎体的感染。它们是根据感染的主要部位命名的脊柱感染。然而,单纯的椎间盘炎很少见,大多数感染始于椎体的干骺端区域,因为此处血液供应丰富。小儿脊柱感染也可分为化脓性感染(最常见)、肉芽肿性感染、真菌性感染或寄生虫性感染。

40.2 自然病程

小儿脊柱感染相对罕见。众所周知,脊柱感染很难确诊致病微生物,而且患者的炎症指标通常不会有非常显著的升高。有些患者甚至可以自愈。因此,以往很多临床医生都不相信儿童椎间盘炎的存在。延误诊断有时可能是灾难性的,小儿脊柱感染平均诊断延迟为28周。

40.3 体格检查

婴幼儿不能很好地表述他们的症状,这给诊断带来了困难。婴儿的孤立性脊柱感染很少见,但孤立的脊柱感染可能是播散性败血症的一部分。尽管蹒跚学步的孩子可能会抱怨背痛,但他们通常表现为易怒和拒绝走路。许多此类患者在入院时不发热。直到病程晚期,神经功能缺损才常见(视频3★)。年龄较大的儿童和青少年脊柱感染的诊断与成人相似,因为年龄较大的儿童和青少年症状表现较典型,发热的发生率较高。非化脓性脊柱感染病程往往是亚急性或慢性的。在结核性(TB)脊柱感

Y.-W. Wong (✉)

Chief of Spine Division, The University of Hong Kong, Queen Marry Hospital, Hong Kong, China

e-mail: yatwa@hku.hk

染中,儿童可能因巨大的冷脓肿而出现脊柱后凸畸形、斜颈、吞咽困难、喘鸣、呼吸阻塞等症状。

40.4　影像学检查

儿童脊柱感染前两周,除了软组织水肿外,放射学变化可能不明显。无论是化脓性感染还是结核感染,椎间盘炎的典型放射学表现都是椎间盘间隙变窄和邻近的椎体终板破坏。对于椎体骨髓炎,往往只表现为椎体的破坏,而椎间盘往往是正常的。结核性脊柱冷脓肿表现为椎旁软组织阴影,但患者通常没有化脓性临床表现。结核性脊柱感染的章节(见第63章)描述了其他放射学特征。MRI是诊断脊柱感染最敏感的方法,其敏感性和特异性分别为96%和93%。对于临床表现不典型的患者,FDG-PET可以用于区分脊柱感染和肿瘤。

40.5　鉴别诊断

对于化脓性脊柱感染,仅分别在41%、57%和86%的病例中发现白细胞计数、CRP和ESR的升高。阳性血培养仅出现在8%的病例中。脊髓活检的阳性率为40%。由于检出率较低,一些临床医生建议先进行经验性抗生素抗感染治疗,同时在影像学引导下穿刺活检。对于经验性抗生素无效果(考虑可能被非典型微生物感染)和具有肿瘤特征的患者,应进行穿刺活检予以明确诊断。

金黄色葡萄球菌是所有年龄组儿童感染的最常见原因。出生后前6个月的幼儿脊柱感染很少见,因为幼儿可以从母亲那里继承免疫力。金黄色葡萄球菌占6个月以下婴儿化脓性脊柱感染的80%。其他微生物包括凝固酶阴性葡萄球菌、α-溶血性链球菌、肺炎链球菌和革兰氏阴性杆菌。对于半岁至4岁的儿童,临床医生应注意金格杆菌感染,传统细菌培养很难发现该细菌。建议对活检标本采取需氧培养瓶或聚合酶链式反应(PCR)检查。如果咽拭子对金格杆菌反应呈阳性,则进一步支持诊断。在结核病流行的地区,降钙素原升高表明存在化脓性感染,因为降钙素原水平在脊柱结核感染中应该是正常的或仅略微升高。

40.6　治疗方案

原则上,应根据病原体的药敏试验给予抗生素治疗,但血培养和活检阳性检出率较低。在等待药敏结果期间,可给予经验性广谱抗生素治疗,并应密切监测患者的反应。对于社区获得性感染,氯唑西林可用于6个月以下的幼儿,因为最常见的感染微生物是MSSA。阿莫西林-克拉维酸适用于6个月至4岁的患者,因为它的抗菌谱涵盖了MSSA和金格杆菌。如果咽拭子PCR呈阳性,则抗菌谱覆盖金格杆菌很重要。对于医院获得性感染或免疫抑制患者,需要尽早使用经验性抗生素,如万古霉素和针对MRSA和革兰氏阴性微生物的第3代头孢菌素。如果患者有去过农场或食用未经巴氏消毒的奶制品的病史,则可选择利福平或甲氧苄氨嘧啶-磺胺甲恶唑抗生素。对于化脓性感染的抗生素疗程尚无标准推荐,但一般应给予抗生素直至血清感染标志物恢复正常,疗程至少为3周。

对于脊柱结核感染,前8周给予四种抗结核药物(异烟肼、利福平、吡嗪酰胺和乙胺丁醇)。如果患者反应良好,或药敏试验证实异烟肼和利福平有效,则应继续使用共9个月,其他两种抗结核药物可停用。在充分抗结核治疗后患有脊柱结核的儿童仍应仔细随访,明确是否有脊柱后凸进展,特别是存在多个椎体骨质破坏的患儿。脊柱结核可能导致患儿生长过程中脊柱后凸的进展。Rajasekaran描述了患儿可能发展为进行性后凸畸形的四种放射学风险特征(图40.1)。

40.7　预后

大多数化脓性脊柱感染均对抗生素有效果。只有极少数情况下才需要手术治疗,防止神经功能恶化。必须对合并严重畸形的脊柱结核患者进行手术矫正,以防止迟发性Pott截瘫。对抗结核治疗无效果,合并持续性症状的患者,可以进行手术治疗,

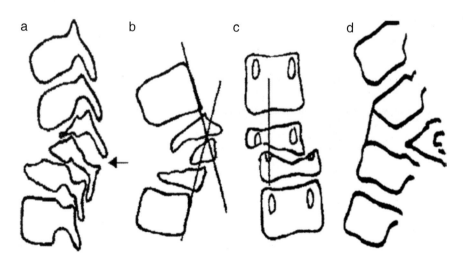

图40.1　示意图说明了脊柱后凸进展的高风险放射学征象(from Dr. S. Rajasekaran with permission)。(a)顶点处小面关节的分离;(b)沿着第一上和下正常椎体的后表面两条线介入中间椎体;(c)第一下正常椎体和第一上正常椎体之间的横向平移;(d)倾倒迹象,当沿第一下正常椎体前缘画线与第一正常上椎体前缘的中点相交。

也可获得良好的短期和长期效果(图40.2)。

对于已经确定后凸畸形并伴有持续感染患者,则需要进行前路清创、融合及后路内固定融合。

40.8　潜在并发症

播散性化脓性感染、截瘫或脊柱不稳。

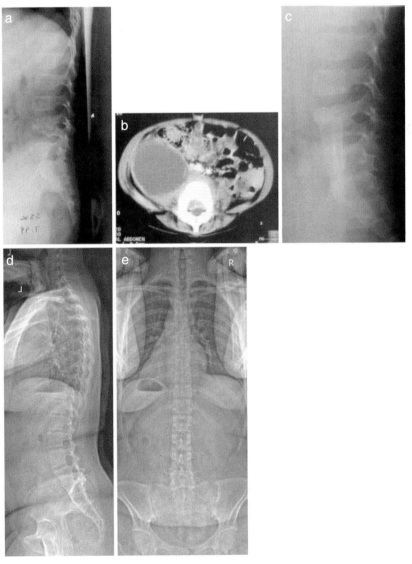

图40.2　一名6岁患有脊柱结核的患者。(a)侧位X片显示L5椎体完全塌陷和L4椎体部分塌陷;(b)CT扫描显示右侧腰大肌巨大脓肿;(c)前路清创术,并使用自体腓骨将L3至S1进行后外侧融合后的X线片;(d,e)术后20年随访,站立X线脊柱全长片,整体脊柱力线得到很好的维持。

40.9 患者和家属须知

遵守抗生素或抗结核治疗原则。

（王伟恒 蔡伟良 晏美俊 译）

延伸阅读

1. Principi N, Esposito S. Infectious discitis and spondylodiscitis in children. Int J Mol Sci. 2016;17:539.
2. Dayer R. Spinal infections in children: a multicenter retrospective study. Bone Joint J. 2018; 100-B(4):542-8.
3. Rajasekaran S. The natural history of post-tubercular kyphosis in children. J Bone Joint Surg Br. 2001;83(7):954-62.

扫码获取
☆ 医学资讯
☆ 教学视频
☆ 高清彩图
☆ 交流社群
☆ 推荐书单

第4部分
成人脊柱病理学

第 41 章

背痛及其成因

Philip K. Louie, Todd J. Albert

41.1 背痛的定义

背痛是成年人中最为普遍的健康问题之一,不仅会引发疼痛,还会导致身体功能的障碍。肌肉骨骼疼痛在成人群体中的患病率为65%~85%,其中36%至70%的人会经历背痛困扰。根据人口调查研究显示,全球范围内65岁及以上老年人年均的背痛患病率在13%至50%之间。在长期护理机构中,遭受严重背痛之苦的老年人高达80%,然而这种痛苦常常被轻视忽略,得不到充分的治疗。

41.2 体格检查

研究显示,对成年人慢性背痛的病因诊断,具备充分信心的初级保健医生不足总数的50%(见附录N)。想要高效治疗患者,同时又使患者花费少,最开始就要全面收集患者的病史。临床医生必须确定疼痛的性质是机械性的还是非机械性的,是轴性疼痛还是根性疼痛(表41.1至表41.3)。如果出现刺痛、麻木、乏力等症状,并伴随着遵循皮节分布的症状和直腿抬高试验阳性,这很可能是神经根痛。体格检查应包括检查、触诊、运动、神经系统检查(视频3*)和其他特殊检查。在评估冠状或矢状面平衡时,还应评估者可能使用助行器。

41.3 影像学检查

表41.4列出了在鉴别诊断背痛过程中进行影像学检查的适应症。对于外伤、恶

P. K. Louie (✉)

Virginia Mason Franciscan Health, Seattle, WA, USA

e-mail: philip.louie@virginiamason.org T.

J. Albert

Hospital for Special Surgery, Weill Cornell Medical College, New York, NY, USA

e-mail: albertt@hss.edu

表41.1　体格检查:机械性与非机械性比较,轴性疼痛与根疼痛比较

机械性	非机械性
•休息可以改善症状	•休息或减少活动不能改善症状
•疼痛在一天中随着时间逐渐加重	•疼痛与活动无关,夜间可能更严重
轴性疼痛	**根性疼痛**
•传播	•沿皮肤分布
•可能的疼痛模式包括:	•可表现为感觉异常、麻木或无力
- 颈椎:肩胛骨或肩膀	•疼痛可能与直腿抬高有关
- 腰椎:臀部或大腿后部	

表41.2　视诊

冠状面评估	矢状面评估
- 脊柱侧弯	•注意正常的脊柱曲线
- 骨盆倾斜	- 颈椎前凸:20°~40°
- 肩部不平衡	- 胸椎后凸:20°~45°
- 肩胛隆突	- 腰椎前凸:40°~60°
- 肋骨突出	

表41.3　触诊

骨骼	软组织
- 棘突	- 斜方肌
- 髂后上棘	- 菱形肌/提肌
- 肩胛骨和肋骨	- 臀肌
- 髂嵴	- 梨状肌
- 骶骨和尾骨	- 坐骨神经
- 转子	
- 坐骨结节	

性肿瘤、感染、畸形和退行性脊柱疾病,胸椎和(或)腰椎的立位X线片是首选的初始诊断方法,因为其获取方便,成本也相对较低。然而,普通X线片在识别软组织、三维特征和高分辨率方面存在局限性。普通X线片还可以通过屈伸、坐姿、仰卧和弯曲视图来评估稳定性和灵活性,以提供动态反馈。

　　MRI是大多数原发性脊柱病变的首选诊断方法。对于感染、肿瘤、椎间盘退行性变、病理性骨折等MRI也具有相对较高的敏感性和特异性。某些内脏病变也可以进行初步评估。然而,MRI相对昂贵,并且在肥胖、幽闭恐惧症和心脏起搏器植入患者中,其应用也受到限制。

　　CT能够以三维和多平面图像的形式提供更详细的脊柱骨骼结构评估。尽管CT脊髓造影并不常用,但对于诊断孔-侧隐窝狭窄和椎间盘病变尤其是那些无法接受MRI检查的患者,它特别有用。

表41.4 胸腰椎成像适应征

X线片	MRI	CT
创伤、恶性肿瘤、感染、畸形和退行性脊柱疾病情况下首选检查	神经根症状(疼痛、无力和辐射至四肢的麻木或刺痛)	考虑骨折
采用保守治疗措施6个月以上仍无改善的背痛(所有年龄组)	脊髓病体征和症状(步态改变、精细运动任务困难、反射亢进、上运动神经元体征)	有恶性肿瘤病史或考虑肿瘤风险
评估脊柱的动态不稳定性	神经源性跛行	评估骨密度
评估整体冠状面和矢状面对齐情况(对畸形的关注)	膀胱功能障碍(通常为尿潴留或溢出性尿失禁),伴有腿痛和无力	评估融合情况
评估邻近关节(骶髂关节、髋关节等)的关节炎变化。)	有恶性肿瘤病史或考虑肿瘤风险	术前计划
	感染(排除和评估当前状态或进展)	内植物放置的急性术后评估
	如果背痛伴有体质症状(如食欲不振、体重减轻、发烧、发冷、发抖或休息时剧烈疼痛)	脊髓造影:无法接受MRI检查的患者的首选诊断试验;为椎间孔/侧隐窝狭窄和椎间盘病变提供诊断评估佐证

　　椎间盘造影的应用非常有限,因为它所提供的证据存在不确定性,并且在造影过程中存在相关风险,如造成医源性的椎间盘退行性变。

　　血管造影可以通过对血流变化的敏感性,对特定结构清晰成像。这种影像学技术对许多脊柱肿瘤的表征特别有用,可在术前应用于评估血管解剖。

41.4 鉴别诊断

　　绝大多数非特异性症状通常会在保守治疗下自行缓解。然而,这些症状可能在确诊、评估和治疗过程中发挥关键作用。例如,体重减轻、大便或小便失禁、鞍区感觉减退、肌力减退或步态失衡等,这些症状可能提供帮助诊断及改变治疗方向的重要线索。以下是常见腰痛病因的鉴别诊断。

　　非特异性或机械性腰痛。非特异性或机械性腰痛通常由多种因素引起的,包括椎间盘退变、小关节疼痛、椎体滑脱、退行性变、骶髂关节紊乱和肌筋膜源性疼痛。

　　神经根病或神经性跛行(神经根受压)。神经根病或神经性跛行(神经根受压)包括椎间盘突出、腰椎椎管狭窄(继发于退行性改变,如黄韧带肥厚、小关节病变、椎间盘骨赘复合体)和硬膜外脂肪增多症。

　　小关节紊乱综合征。小关节紊乱综合征是导致老年人慢性腰痛的可能原因之一。随着脊柱退行性过程的发展,运动段的动力学和负荷传递受到影响,可能刺激小关节中的痛觉纤维。目前,尚未找到导致小关节疼痛的确切模式。症状可以从局部疼痛逐渐发展为"伪根性"疼痛,通常会出现单侧或双侧辐射至腰神经根分布区,但并不伴随神经功能障碍。

外伤/椎体骨折。外伤/椎体骨折可能是不同程度的创伤或骨质疏松导致的结果。

脊柱侧弯。脊柱侧弯包括之前的青少年特发性侧弯或新发的退行性腰侧弯。侧弯凹侧的椎间盘终板的不对称负荷可能在椎体的终板和相邻骨髓引起炎症反应。

肿瘤。常见的腰痛转移来源包括前列腺和肾脏肿瘤。然而,在老年人中也可见原发性恶性肿瘤(如浆细胞瘤、淋巴瘤或脊索瘤)。原发性良性肿瘤包括动脉瘤样骨囊肿、嗜酸性肉芽肿、骨软骨瘤、骨瘤和成骨细胞瘤。临床上,患者可能会逐渐感觉疼痛持续加重,并且持续存在,可以是局限性痛,也可以是放射性痛,活动时明显,夜间症状更为严重且休息无效。

内脏疾病。一些内脏疾病(如尿路感染、前列腺炎、腹主动脉夹层动脉瘤、盆腔炎症性疾病、胆石症和肾结石)可能表现为腰背疼痛。

脊柱感染。细菌可能会从远处感染源经血液传播,并在椎骨的髓质动脉处扩散生长,导致形成脓肿、骨坏死和骨内瘘。男性尿路感染可能会通过 Batson 静脉丛感染蔓延至腰椎。此外,曾经患有结核病的患者在少数情况下可能会出现结核性骨髓炎。

41.5　治疗方案、预后和潜在并发症

根据腰背痛的原因,选择适当的治疗方案。腰背痛得不到正确治疗或不治疗,可能会导致认知障碍、营养不良、社交活动的缺失、娱乐活动的缺失、睡眠障碍、心理烦扰、功能快速下降,并增加跌倒风险。如果临床表现、体检结果和早期影像学结果无直接相关性的时候,建议进行全面诊断,明确病因。

本书将详细介绍那些诊断明确的特异性脊柱疾病的手术治疗,手术治疗的选择有一些公认标准和循证方法作为依据。而对于保守治疗非特异性腰背痛仍具有一些挑战性,并且收效甚微(表41.5)。

41.6　患者和家属须知

背痛及其成因是多因素的。根据本章所述的文献研究表明,随着年龄增长,严重背痛和慢性背痛的患病率也在增加。与年龄相关的多种生理和心理变化,以及许多

表41.5 治疗方案

治疗方案	描述
日常活动转变	在急性症状缓解之前,通常建议避免导致疼痛的活动,然而缺乏有效证据支持这一观点。目前,不再推荐长时间卧床休息。对于长期腰痛患者,应该鼓励他们积极参与身体锻炼。
运动/物理治疗	普遍认为,进行心血管低负荷的有氧运动可以带来其他益处(尽管对临床结果影响不显著),如改善情绪、增加疼痛耐受力及预防病情恶化。通过注重有氧健身、恢复正常的腰骶椎运动、加强躯干肌肉,并且强调正确的身体姿势,可以改善症状。
特殊方式	物理治疗师和脊柱医生通常会采用包括冷敷、热敷、短波透热疗法及超声波在内的治疗手段。
教育	提供有关正确姿势、日常生活活动中脊柱的生物力学及可减轻症状的简单方法。告知患者腰痛的预后和自然病史
操作/牵引	目前,尚无证据表明脊柱手法治疗或牵引在急性或慢性腰痛患者中相较于其他治疗方法更为优越。
针灸	目前,对于该方法的总体有效性还不明确,因此不建议将其作为背痛的首选治疗方法。对于慢性背痛患者来说,该方法可能只是综合治疗计划的一小部分,而不能替代已被证实有效的治疗方法。
药物(镇痛药、抗抑郁药、皮质类固醇、肌肉松弛药、麻醉药、非麻醉药、非甾体抗炎药、外用)	在选择药物时,药物的类别、剂量和使用时间都是非常重要的因素。需要综合考虑潜在的副作用、依赖风险等因素。
注射(硬膜外、小关节、窦椎、触发点、骶髂关节)	一般情况下,在明确诊断之前,不应进行治疗性注射。如果需要进行注射治疗,应基于具体的预估诊断。注射可以用于诊断和治疗的目的,应指导患者记录症状改善的程度、百分比及持续时间。
矫形器(支具、腰围)	目前,没有足够证据支持矫形器在治疗急性和慢性腰痛方面的有效性。然而,矫形器可以起到提醒患者的作用,提醒他们在举重和弯曲活动时调整脊柱力学。
经皮神经电刺激	对于使用TENS治疗急性和慢性腰痛的有效性,同时存在支持和反对的证据。

医疗危险因素都可能影响成年人背痛的预后和治疗。目前,正在持续进行研究,旨在更好地了解各种因素对背痛评估和治疗的影响。临床医生正致力于进行基于证据的个性化评估和治疗,以针对患者及其具体情况,进行针对性的治疗努力,以使患者获得更好的病情控制和康复效果。

(姜振先 蔡伟良 唐国柯 译)

延伸阅读

1. Cherkin DC, et al. Effect of mindfulness-based stress reduction vs cognitive behavioral therapy or usual care on back pain and functional limitations in adults with chronic low back pain: a randomized clinical trial. JAMA. 2016;315(12):1240-9.

2. Harada GK, et al. Imaging in spine surgery: current concepts and future directions. Spine Surg Relat Res. 2019;4(2):99−110.
3. Loney PL, et al. The prevalence of low back pain in adults: a methodological review of the literature. Phys Ther. 1999;79(4):384−96.

第 **42** 章

颈椎间盘退行性疾病
（包括颈椎间盘突出）

Michael H. McCarthy，Todd J. Albert

42.1　定义

颈椎间盘退行性疾病是指随着年龄的增长颈椎间盘发生的变化，通常见于因小关节和钩椎关节退变所导致的颈椎病。颈椎病的症状主要表现为颈部轴向疼痛、神经根病变及颈椎脊髓病变。

42.2　自然病程

颈椎间盘退变常见于出现颈部疼痛和上肢症状的患者，尤其是老年人。颈椎间盘的高度降低会导致纤维环膨出，黄韧带向内褶曲，小关节突增生，进而导致椎管和椎孔的容积减小。椎间盘的脱水和塌陷通常会伴随着小关节面的病变，可能导致单个或多个部位的颈椎病。椎间盘中蛋白聚糖的结构退化通常起始于30岁左右，表现为椎间盘的含水量减少。具体而言，角蛋白硫酸化和软骨素硫酸化的改变会影响其粘弹性的减少。局部或多节段的椎间盘退变可导致畸形及神经损伤，最常见的畸形是颈椎生理曲度逐渐消失甚至出现颈椎后凸。髓核和纤维环内的退行性变化使患者更容易出现椎间盘突出。椎间盘退变可导致椎间隙、钩椎关节和小关节出现一系列关节炎的改变。神经受压可能表现为上肢神经根病、脊髓病变或两者的结合，被称为混合型颈椎病。

M. H. McCarthy (✉)

Indiana Spine Group, Carmel, IN, USA

e-mail: mmccarthy@indianaspinegroup.com

T. J. Albert

Hospital for Special Surgery, Weill Cornell Medical College, New York, NY, USA

e-mail: Albertt@hss.edu

42.3 体格检查

详细询问病史后,需要进行全面的体格检查,包括对疼痛部位、步态、神经学检查及评估颈椎特定动作。神经学检查应该包括详细的运动检查、反射评估(表42.1)及感觉检查(视频3*)。运动评估应该涵盖上肢和下肢,评估每个肌肉群所对应的神经根(表42.2)。当特定神经根出现单侧感觉或运动障碍时,表明存在神经根型颈椎病;双侧无力或感觉障碍、反射亢进、步态不稳定和病理性反射更常见于脊髓型颈椎病。Spruling试验,通过头部伸展和侧向弯曲施加轴向压力,以及Lhermitte征,即"电击样痛"感觉伴被动颈椎屈曲,都是一些敏感的检查手段用以区分神经根型颈椎病和脊髓型颈椎病。其他检查结果,如霍夫曼征和巴宾斯基征象,可以进一步了解其病理影响,从而全面了解患者的神经系统状态。

42.4 影像学检查

对于出现颈部疼痛、神经根病和脊髓病的患者而言,颈椎X线是一种快速、经济的初步检查(见第43章)。X线片可以对颈椎序列、颈椎病变的程度和(或)可能的创伤

表42.1 反射

神经根	反射
C5	肱二头肌反射
C6	肱桡肌反射
C7	肱三头肌反射
L4	膝腱反射
S1	跟腱反射

表42.2 肌力

神经根	肌肉
C5	肩部外展/屈肘
C6	屈肘/伸腕
C7	伸肘/屈腕
C8	手指屈曲
T1	手指外展
L2	髋屈曲
L3	膝盖伸展
L4	脚踝背屈
L5	蹬趾背伸
S1	踝关节跖屈

进行重要的评估。颈椎正侧位片可以提供对颈椎的静态评估;在考虑颈椎动态不稳定性时,还需要进行过伸过屈位X线片作为补充。此外,X线片对于一些疾病的初步评估也很有帮助,如弥漫性特发性骨肥厚症(DISH)(图42.1,见第54章)和后纵韧带骨化(图42.2),这些疾病通过CT可以更好地定义。CT扫描是评估骨结构的首选方法,可以提供椎间节段的融合或潜在融合情况及压缩性骨质病变的细微信息。MRI可以很好地评估神经系统、椎间盘、神经组织、韧带结构,对退行性变化(如椎间盘突出和颈椎病变)具有高度敏感性。它可以帮助医务人员了解到无症状患者的颈椎退行性变化。因此,影像学检查在病史和临床检查之外扮演着辅助诊断不可或缺的角色。

42.5 治疗方案

颈椎椎间盘退变是一系列疾病,包括单节段椎间盘突出导致神经根病和(或)脊髓病,还有多节段退行性变导致颈椎矢状面排列失衡。要针对临床相关的病理进行个性化,优化治疗结果。脊髓型颈椎病患者的症状通常会逐渐加重,但也会有一段时间症状保持稳定,称作静态期。随着时间的推移,脊髓的进行性压迫和功能障碍会导致功能状态逐渐恶化,对总体预后产生影响。手术可以阻止病情的进展并维持功能,通常是颈椎减压和融合。非脊髓型颈椎病患者(如表现为神经根病的患者)预后通常

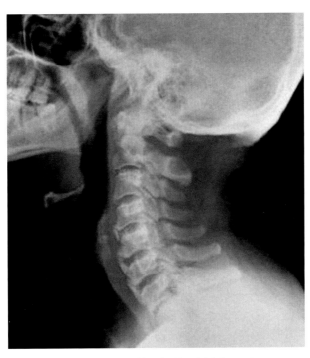

图42.1 弥漫性特发性骨肥厚症(DISH)。

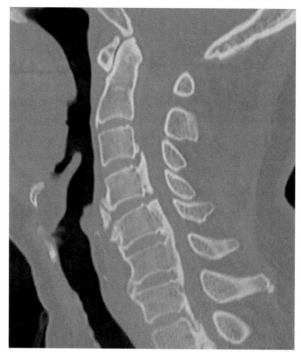

图42.2　后纵韧带骨化(OPLL)。

良好,大多数患者可以通过非手术治疗得到改善。非手术治疗方法包括非甾体抗炎药、口服皮质类固醇和颈椎注射类固醇。在进行手术前,医生应考虑患者的术前症状,包括脊髓功能障碍程度、症状持续时间和患者的整体健康状况。如果脊柱平衡破坏,在神经减压后可能还需要进行融合。如果存在矢状面排列失衡,可能需要进行多节段内固定和关节截骨融合。处理责任明确的退变性椎间盘疾病,往往采用颈椎前路椎间盘切除融合术(ACDF)或颈椎椎板切除融合术(视频3★),具体何种手术方式,需要考虑突出部位及外科医生对最佳结构的判断。

42.6　预后和潜在并发症

在退行性椎间盘疾病治疗中,干预的目标有两个:一个是对脊髓和(或)神经根进行减压,另一个是维持或重建颈椎矢状面的正常序列。症状持续时间少于1年,年龄较轻,病变仅限于较少的椎体节段,只存在单侧症状的患者预后更好。颈椎前路手术既可以提供持久缓解症状的效果,又能保持融合。虽然多节段前颈椎切除融合术的融合成功率有所降低,但在适当选择的患者中,这些手术是治疗神经根型和脊髓型颈椎病的高度可靠选择。后方减压和(或)融合适用于多节段脊髓型颈椎病、颈椎后纵韧带骨化症、后凸畸形或先天性椎管狭窄的患者。椎板成形术、单独椎板切除术和椎板切除融合术在治疗多节段病变和实现神经减压方面提供了多种手术选择。在进行后方减压之前,外科医生应考虑术前颈椎整体曲度,因为后凸畸形与不良预后有关。还应考虑到有些患者可能会在椎弓切除术后进展为后凸畸形。联合前后方手术可以提供360°的融合,从而提供刚性稳定,这样外科医生可以实现颈椎矫形与脊髓减压。但这种手术的出血量往往更大,手术时间也会更长,总体上可能会导致并发症增加。

42.7　患者和家属须知

颈椎退行性改变是随着年龄增长而出现的,大多数人并无症状。颈椎间盘退变和颈椎病患者会表现出多种症状,其中最常见的是神经根型和脊髓型颈椎病,可伴随颈椎轴性痛。了解该疾病的自然病程,并通过临床表现和先进的影像学确定病变节段与程度,是确定治疗方法的关键。对于神经根型颈椎病的治疗,非手术干预是重点,对那些尝试了保守措施但症状持续的患者,要选择手术减压和融合。临床症状明显的脊髓型颈椎病需要密切监测,并可能需要手术干预,以防止疾病进展并维持功能状态。

(姜振先　蔡伟良　唐国柯　译)

延伸阅读

1. Shedid D, Benzel EC. Cervical spondylosis anatomy. Neurosurgery. 2007;60:S1−7.

扫码获取
☆ 医学资讯
☆ 教学视频
☆ 高清彩图
☆ 交流社群
☆ 推荐书单

第 43 章

脊髓型颈椎病

Yoshiharu Kawaguchi

43.1 定义

脊髓型颈椎病（CSM）是一种由颈髓受压引起临床症状的退行性疾病。椎间盘突出、后方骨刺、钩椎关节增生、小关节、黄韧带肥厚等因素引起颈椎管变窄，脊髓受到压迫。脊髓型颈椎病患者表现出手部笨拙、手部精细动作障碍、步态异常（痉挛性步态）、膀胱尿道功能障碍等症状。

43.2 自然病程

脊髓型颈椎病是一种进展缓慢的疾病。在初次发病后，症状会逐渐加重。通常约5%的患者在症状迅速发作后进入长时间的稳定期，约20%的患者会出现体征和症状逐渐稳定地进展，约75%的患者会在经历不同的临床阶段后，神经功能逐步恶化。目前，尚未确定有效的保守治疗方法。

43.3 体格检查

脊髓型颈椎病的特点可表现为节段性体征和锥体束征。节段性体征指的是在压迫节段平面以下上出现下运动神经元受损表现。锥体束征是指在病变节段以下出现上运动神经元受损表现。神经症状的程度和性质取决于压迫的程度和性质（视频3★）。"脊髓病手"强烈提示脊髓型颈椎病的存在。小指逃避征和快速握放试验对判断是否存在"脊髓病手"具有重要意义。当患者无法保持所有手指并拢，小指在30秒内保持屈曲和外展，即为小指逃避征阳性。在快速握紧和释放测试中，健康者可以在10

Y. Kawaguchi (✉)

Faculty of Medicine, University of Toyama, Toyama, Japan

e-mail: zenji@med.u-toyama.ac.jp

秒内快速握拳并释放20次,但脊髓型颈椎病患者无法做到(视频8★)。病变节段以下出现上肢和下肢的反射亢进锥体束征。上肢反射减弱可能是由于脊髓压迫引起的节段性征象。"颈椎线"指的是锁骨周围的感觉改变,这是颈椎病的典型表现。患者在锁骨以下有感觉障碍,而锁骨以上的感觉正常。通常使用改良的日本骨科协会评分(mJOA)来评估疾病的严重程度(表43.1)。

表43.1 改良的JOA评分系统ᵃ

运动功能

手指

0	无法使用任何餐具(包括筷子、勺子或叉子)自己进食,和(或)无法扣紧任何尺寸的纽扣
1	能用勺子和(或)叉子自己进食,但不能用筷子
2	能用筷子夹大块食物,但是写字勉强,能系较大的纽扣
3	能用筷子或书写,只是有些笨拙,可以系紧纽扣
4	正常

肩肘 根据三角肌或肱二头肌的手法肌肉测试(MMT)评分进行评估,以较弱的一侧为准

−2	MMT2或以下
−1	MMT3
−0.5	MMT4
0	MMT5

下肢

0	无论如何都无法站立和行走
0.5	能够站立但不能行走
1	无法在平地上用拐杖或其他支撑物行走
1.5	能够在没有支撑的情况下行走,但步态笨拙
2	能够在水平面上独立行走,但在楼梯上需要支撑
2.5	上楼时自己走路,但下楼时需要支撑
3	能够快速但笨拙地行走
4	正常

感觉功能

上肢

0	完全失去触觉和痛感
0.5	≤50%正常感觉和(或)剧烈疼痛或麻木
1	>60%正常感觉和(或)中度疼痛或麻木
1.5	轻微程度的主观麻木,触觉正常
2	正常

躯体

0	完全失去触觉和痛感
0.5	≤50%正常感觉和(或)剧烈疼痛或麻木

(待续)

表43.1　改良的JOA评分系统ᵃ（续）

1	>60% 正常感觉和（或）中度疼痛或麻木
1.5	轻微程度的主观麻木,触觉正常
2	正常
下肢	
0	完全失去触觉和痛感
0.5	≤50% 正常感觉和（或）剧烈疼痛或麻木
1	>60% 正常感觉和（或）中度疼痛或麻木
1.5	轻微程度的主观麻木,触觉正常
2	正常
膀胱功能	
0	尿潴留和（或）尿失禁
1	高度排尿困难、滴尿、尿费力和（或）排尿不彻底
2	轻度排尿困难或尿频
3	正常

评分的最高分是17分。

ᵃ健康患者的总评分= 17。简称:MMT手动肌肉测试。

43.4　影像学检查

颈椎病的发展过程中,椎管的大小起着重要的角色。高加索人C3至C7的正常椎管直径约为17~18mm,而日本人为15~17mm。与健康人相比,颈椎病患者的椎管较小。矢状面直径小于等于12mm(一些报告称为13mm)被认为是脊髓型颈椎病发生的关键因素。评估脊髓受压方面,MRI具有重要作用(图43.1)。而CT可用于检查OPLL(图43.2)和黄韧带钙化(见图43.3)。颈椎运动对脊髓受压也会产生影响。当颈椎伸展时,黄韧带会弯曲,导致椎管变窄。动态MRI能够清晰展示颈髓屈伸时的病理情况(图43.4)。

43.5　鉴别诊断

颈髓受压可能不仅仅是由颈椎病引起的,还可以由其他各种疾病造成,例如OPLL、脊柱肿瘤和硬膜外脓肿(见第42章)。此外,内在神经源性疾病也是脊髓原发性病理的原因之一。这些内在的病理包括运动神经元疾病和多发性硬化症,对于压迫性脊髓病的鉴别诊断具有重要意义。

43.6　治疗方案

治疗策略应根据症状、颈椎病的严重程度和患者整体情况来确定。有文献显示,

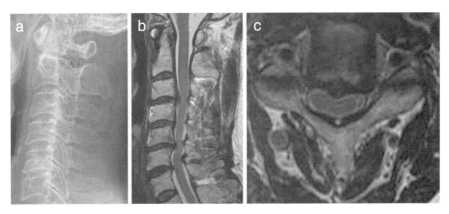

图43.1　(a)典型CSM病例的颈椎X线片和(b,c)MRI。

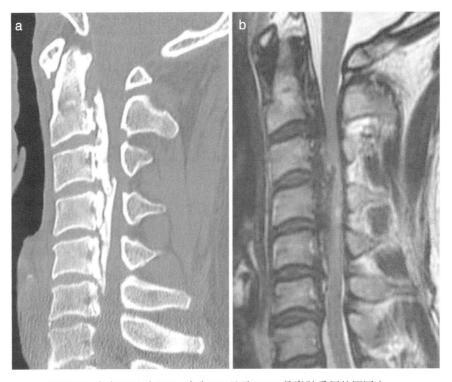

图43.2　(a)CT显示OPLL;(b)MRI显示OPLL是脊髓受压的原因之一。

轻度至中度椎管狭窄(CSM)患者的治疗中,手术治疗效果并未优于保守治疗,而对于症状更重的患者,手术治疗更合适。根据《脊柱神经外科杂志》2009年发表的颈椎退行性疾病手术治疗指南,严重的CSM(mJOA评分≤12)应该优先考虑手术治疗。至于选择前路手术还是后路手术,则一直存在争议。决策的重要因素包括:①颈椎的矢状位上的对齐程度;②椎管的宽度;③受累及的节段数量;④压迫的位置;⑤是否存在不稳定性。如果只有一至两个节段受累,可以考虑前路颈椎间盘切除术或椎体切

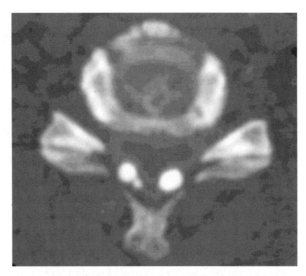

图43.3　CT显示黄韧带钙化导致椎管狭窄。

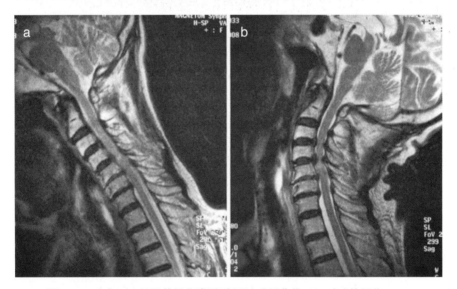

图43.4　动态MRI显示伸展位脊髓受压。(a)屈曲位MRI；(b)伸展位MRI。

除融合术治疗(图43.5)，而如果有4个节段或更多受累，选择后路手术可能更适合(图43.6)。

43.7　预后

只要能够实现脊髓有效减压，前路和后路都能取得良好的手术结果。年龄和术前MRI检查T2加权所显示的脊髓变性严重程度等多种因素都会影响预后。与颈椎中立或颈椎后凸的患者相比，颈椎前凸的患者在后路减压手术后临床效果更好。局部

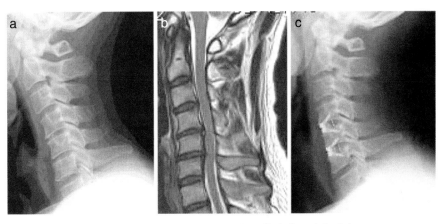

图43.5　C4-C5节段和C5-C6节段前路减压融合手术。

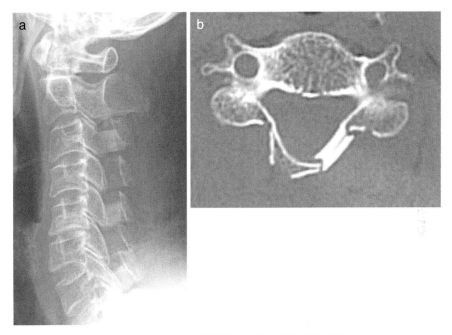

图43.6　C3至C7颈椎椎板成形术后路减压手术。

后凸超过13°的患者在后路减压手术后的效果较差。

43.8　潜在并发症

　　前路手术的一个缺点是需要长时间佩戴硬质支具。此外,由于喉返神经麻痹、交感神经损伤导致的Horner综合征、吞咽困难、椎动脉损伤等,都是与前路手术入路相关的术后并发症。前路手术后可能发生植入物移位。在长期的随访中,需要考虑融合水平邻近节段是否存在疾病。后路手术相关的潜在并发症相对要少一些。当使用后路内固定技术,尤其是使用椎弓根螺钉进行固定时,必须注意避免损伤椎动脉。我们都知道,后路术后会偶尔发生神经根病或C5神经根运动性麻痹。这种并发症也可能会在前路手术后出现。根据报道,术后5%~8%的患者发生C5神经麻痹。另外,后路手术后常见的问题包括轴性症状,如轴性疼痛和颈椎活动范围受限。

43.9　患者和家属须知

治疗策略应该根据症状的严重程度来确定。如果患者存在明显的或进行性症状,而且影像学表现与症状一致时可以选择手术治疗。前路或后路减压手术均有其优缺点,但都可以有效改善颈椎病的症状。

(姜振先　蔡伟良　唐国柯　译)

延伸阅读

1. Iyer A, et al. Cervical spondylotic myelopathy. Clin Spine Surg. 2016;29:408−14.
2. Nouri A, et al. Degenerative cervical myelopathy: epidemiology, genetics, and pathogenesis. Spine (Phila Pa 1976). 2015;40:E675−93.
3. Rhee JM, et al. Nonoperative management of cervical myelopathy: a systematic review. Spine (Phila Pa 1976). 2013;38:S55−67.

Yoshiharu Kawaguchi

第 **44** 章

胸椎间盘突出症

44.1 定义

胸椎间盘突出症(TDH)是指由于胸椎间盘突出而导致脊髓受压并伴有麻木和其他胸脊髓病临床症状的疾患。TDH发病率占所有椎间盘突出症的0.25%~1%。TDH是一种退行性疾病,极少部分与外伤有关,男性和女性发生率相同,大多数发生在中年时期。下胸椎即肋骨不与胸骨相连的区域,是最常见的损伤部位。

44.2 自然病程

胸椎间盘突出症患者会有不明确的背痛和一系列症状,这取决于突出的位置。肋间神经受累时会导致胸区束带样根性疼痛。胸脊髓病的症状进展缓慢,包括下肢麻木、步态障碍(痉挛性步态)和膀胱尿道受累。在某些情况下,发病后下肢无力进展迅速,轻微的外伤可导致神经功能突然缺失。

44.3 体格检查

神经系统检查包括深部肌腱反射、运动功能和感觉障碍。胸脊髓病患者伴有下肢反射亢进。日本骨科协会建立了一个评分系统以评估胸脊髓病的严重程度(表44.1)。在一些病例中会存在运动麻痹、乏力和病理反射阳性,如巴宾斯基征和Chaddockz征。感觉障碍会出现在受累胸椎间盘节段以下部位(视频3*)。下胸椎椎间盘突出症患者可罹患脊髓圆锥综合征,这一组临床症候群包括背痛、肠道功能障碍、膀胱功能障碍、痉挛、弛缓性无力,以及下肢的双侧感觉丧失。

Y. Kawaguchi (✉)

Department of Orthopaedic Surgery, Faculty of Medicine, University of Toyama, Toyama, Japan

e-mail: zenji@med.u-toyama.ac.jp

表44.1　改良日本骨科协会胸脊髓病评分系统ᵃ

运动功能

下肢

0	无法站立和行走
0.5	能站立但不能行走
1	在没有手杖或其他支撑物的情况下无法在平地上行走
1.5	在没有支撑的情况下能行走,但步态笨拙
2	平地上能独立行走,但上下楼梯需要支撑
2.5	上楼时能独立行走,但下楼时需要支撑
3	能够快速但笨拙地行走
4	正常

感觉功能

躯干

0	完全丧失触觉和痛觉
0.5	≤50%的正常感觉和(或)严重疼痛或麻木
1	>60%的正常感觉和(或)中等程度的疼痛或麻木
1.5	主观的轻微麻木,无任何客观感觉障碍
2	正常

下肢

0	完全丧失触觉和痛觉
0.5	≤50%的正常感觉和(或)严重疼痛或麻木
1	>60%的正常感觉和(或)中等程度的疼痛或麻木
1.5	主观的轻微麻木,无任何客观感觉障碍
2	正常

膀胱功能

0	尿潴留和(或)尿失禁
1	感觉尿潴留和(或)尿滴沥和(或)尿流变细和(或)不完全尿失禁
2	排尿迟缓和(或)尿毒症
3	正常

ᵃ健康者总分=11。

44.4　影像学检查

MRI可用于检查TDH和脊髓压迫的存在及其严重程度(图44.1)。MRI可以鉴定椎间盘变性程度、终板损伤、脊髓髓内病变和Schmorl结节(见第27章)。了解脊髓压迫程度有助于减压手术的决策。MRI也可鉴别突出的类型,分为突出(最常见)、脱出或游离。CT用于检测钙化病变(图44.2)、后部骨刺及后纵韧带骨化(图44.3)或伴黄韧带骨化(OLF)(图44.4)。常规X线片不能有效检测TDH。然而,X线片可以发现椎

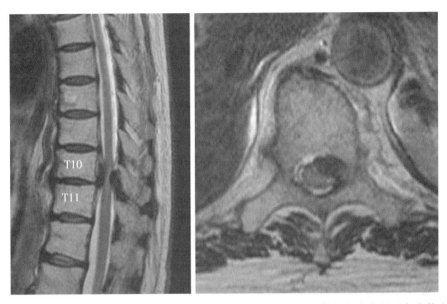

图44.1 一个典型TDH病例的胸椎MRI。患者是一位77岁T10-T11椎间盘突出的不完全截瘫女性（病例1）。

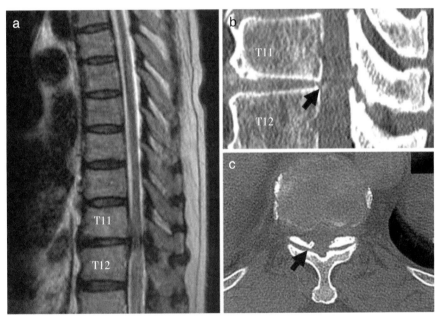

图44.2 一位80岁T11-T12椎间盘突出男性患者的胸椎MRI（病例2）。(a)矢状位MRI显示TDH；(b)TDH有一个钙化壳（矢状位CT）；(c)与TDH相关的OLF（T11-T12轴位CT）。

间隙狭窄和与TDH有关的钙化病变，脊柱序列也可用其检查。患有TDH的患者有高位腰椎前凸和低位胸椎后凸。

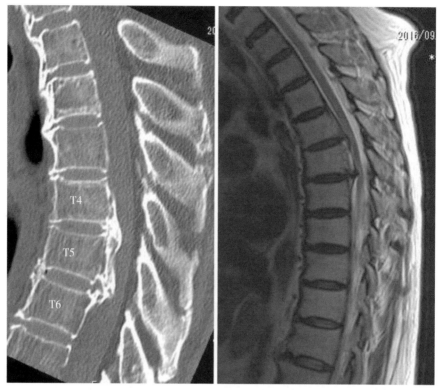

图44.3 胸椎CT显示OPLL。MRI显示OPLL致脊髓受压。一名74岁女性,患有T4-T6节段OPLL。

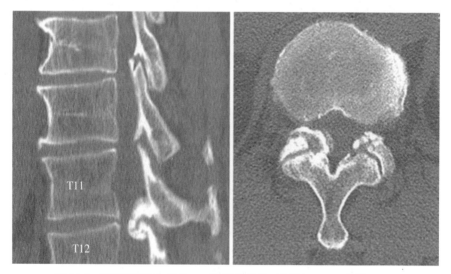

图44.4 胸椎CT显示OLF。一名55岁男性,患有T11-T12节段OLF。

44.5 鉴别诊断

OPLL、OLF、脊柱肿瘤、硬膜外脓肿等病变也可引起胸脊髓压迫。患者应检查脊髓的常见疾病,如运动神经元病和多发性硬化症。患有TDH的患者也可以同时患颈椎和腰椎的脊柱病变。

44.6　治疗方案

　　TDH患者症状表现为背痛和(或)束带样疼痛,优先选择保守治疗,止痛药是首选。当患者持续严重疼痛且不能通过药物治疗缓解和(或)患者有进行性的神经症状时,应进行手术治疗。如果胸脊髓病明显,在因脊髓受压而发生不可逆的脊髓损伤和功能丧失之前,早期手术是必要且紧急的。有3种手术方式:后外侧、外侧和前侧(图44.5),每一种方式都是通过去除TDH而实现脊髓减压。后外侧法与后方融合是解决TDH最常见的手术。这种方法可以避免牵拉脆弱的脊髓(图44.6)。通过保留与硬脑膜相连的突出钙化椎间盘可避免脑脊液漏。从侧方进行的胸膜后肋横突切除术在20世纪80年代很流行,但现在较少应用,因为它侵犯了骨结构和软组织。这种方法需要切除单侧小关节的外侧部分和部分肋骨。最近,微创手术(MIS)已经被采用,尽管它是一种技术要求很高的手术方式。当巨大TDH位于中心位置且患者一般状况良好,可以考虑采用前路手术。然而采用这种方法时,融合术有损伤大血管、肺和横膈膜的风险。在大多数TDH患者中通常会行融合术,但用MIS行单节段胸椎间盘切除术时,不需要融合。神经监测可通过运动诱发电位和(或)体感诱发电位进行。关于术中神经监测是否有助于预防脊髓损伤,目前尚无共识,因为神经监测不一定能预防术后脊

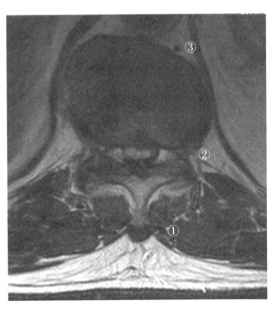

图44.5　手术方法的3种选择:①后外侧、②外侧和③前侧方法(病例3,60岁男性,T11-12 TDH)。

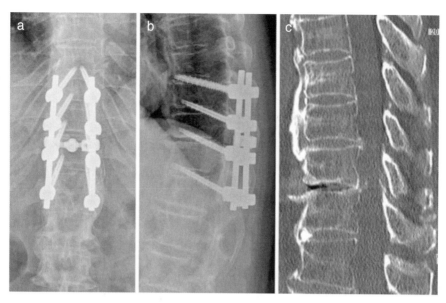

图44.6 后外侧法与后方融合。该患者使用椎弓根螺钉进行T8-L1后方融合,因为该患者患有弥漫性特发性骨质增生(病例1,见第54章)。

髓功能障碍。

44.7 预后

去除TDH并且在早期阶段实现了脊髓充分减压,手术结果通常较为满意。年龄、术前脊髓功能障碍严重程度等因素影响手术效果。术后可能会出现神经功能恶化。这种恶化的发病机制尚不清楚,但脊髓休克、髓质挫伤和血管损伤可能是其病因。

44.8 潜在并发症

神经功能恶化可能是一个主要并发症。行胸腔镜下巨大钙化TDH切除术患者中约有40%病例在术中可能发生硬膜撕裂。前路和后路术式均可发生肺部相关并发症。此外,肋间神经的损伤可能导致术后疼痛综合征和神经痛。

44.9 患者和家属须知

与颈椎和腰椎间盘突出症相比,TDH发病率较低。TDH有可能导致严重的神经功能障碍,包括截瘫。对TDH进行任何治疗后的预后都较良好,但手术治疗有并发症风险,包括神经功能恶化。

(苏启航 蔡伟良 唐国柯 译)

延伸阅读

1. Bouthors C, et al. Surgical treatment of thoracic disc herniation: an overview. Int Orthop. 2019;43:807-16.
2. Robinson WA, et al. Thoracic disc herniation, avoidance, and management of the surgical complications. Int Orthop. 2019;43:817-23.
3. Sharma SB, et al. A review of minimally invasive surgical techniques for the management of thoracic disc herniation. Neurospine. 2019;16:24-33.

扫码获取
☆ 医学资讯
☆ 教学视频
☆ 高清彩图
☆ 交流社群
☆ 推荐书单

第 45 章

腰椎间盘退行性疾病和
腰椎间盘突出症

James E. Dowdell III, Todd J. Albert

45.1 定义

腰痛(LBP,见第41章)有多种原因,包括退变性椎间盘疾病(DDD)和腰椎间盘突出症(LDH,见第46章)。DDD可以定义为衰老加速的椎间盘(IVD)结构性破坏,因此椎间盘退变不一定等于DDD。要诊断DDD,除了评估椎间盘变性的影像学表现外,还必须评估临床表现。LDH可发生在退变和未退变的椎间盘节段。当髓核突出穿过纤维环时,就会发生LDH。LDH可引起背痛、根性疼痛、感觉障碍和运动障碍。

45.2 自然病程

腰痛是年轻人最常见的致残原因,每年因疾病带来的生产力下降而造成的间接损失超过1000亿美元。80%以上的年轻人在一生中会经历一次背痛,另外2%~3%的患者也会患神经根病。通常情况下,DDD患者的腰背痛具有自限性,95%的患者通过适当的非手术治疗能够在3个月内恢复。然而,这些患者有可能出现慢性腰背痛。DDD的诱发是营养、环境和遗传因素之间复杂的相互作用。营养供应的减少限制了IVD对负荷的反应(图45.1),而遗传多态性可影响IVD结构的有益基因并上调促炎途径(图45.2)。诱发DDD的环境因素包括肥胖和吸烟。了解退变性连锁反应对未来治疗方式的发展非常重要。对于LDH,绝大多数患者(约75%)在1年后会有缓解。然而,对于超过6周仍有症状的患者,直接减压受累神经根,其疗效较小但在统计学上是显著的。

J. E. Dowdell III (✉) · T. J. Albert
Hospital for Special Surgery, Department of Orthopaedic Surgery, Weill Cornell Medical College, New York, NY, USA
e-mail: dowdellj@HSS.EDU

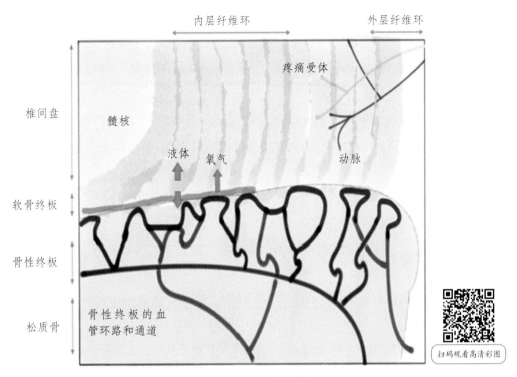

图45.1 IVD营养供应。

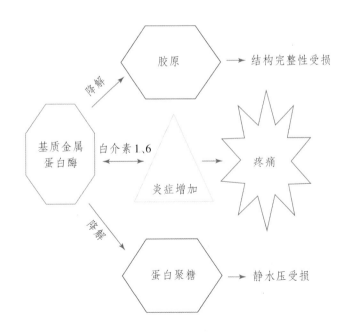

图45.2 DDD炎症通路。

45.3　体格检查

在评估 DDD 和 LDH 患者时，对行为、步态和肌肉萎缩的观察很重要。评估 Waddell 征对这类患者群体同样重要。巨大 LDH 患者可能会出现严重不适且无法坐立。DDD 患者最常表现为腰背痛。棘突中线触痛非常常见。继发性疼痛常导致活动受限（见附录 N）。腰部伸展时疼痛加重，可能是小关节源性疼痛，而屈曲位疼痛加重，考虑疼痛是椎间盘源性。椎间盘突出症的放射痛也非常常见，沿着受累神经根区域通常伴有运动、感觉和反射障碍（视频 3★）。直腿抬高试验可以诱发根性肢体疼痛。若对侧抬腿试验阳性，通常表明椎间盘突出巨大或有突出碎片。

45.4　影像学检查

腰椎 X 线片应包含患处的正侧位片（图 45.3）。正位片可显示小关节关节炎病变或椎间隙之间的骨桥。侧位片可显示多种病理变化，包括椎间盘高度下降、椎体滑脱和真空椎间盘（图 45.4）。CT 能清楚显示脊柱的关节炎变化，包括小关节、终板硬化和突出椎间盘钙化。然而，这些患者并不总是需要 CT 扫描，除非是为了解决一个特定的问题，或者患者无法获得 MRI。

MRI 适用于经过适当的非手术治疗 6~12 周后仍不能恢复的患者，以及有任何神经功能障碍（感觉/运动）的根性症状患者。DDD 患者在 MRI 上通常表现为髓核内信号消失和椎间隙塌陷（图 45.5）。在 T2 加权像中，后环的高信号区示纤维环撕裂。MRI 分类分型包括 Modic 系统和 Pfirrmann 分型（图 45.6，表 45.1 和表 45.2）。这些分型系统的临床效用还不确定，但有证据表明，在 MRI 上有 Modic 改变的患者，非手术治疗的失败率较高。

45.5　鉴别诊断

DDD 和 LDH 的鉴别诊断较为广泛（表 45.3）。潜在的疼痛来源包括内脏性（肾脏/腹部原因）、肿瘤性（原发性或转移性骨肿瘤，见第 63 章）、神经源性（脊髓肿瘤/囊肿）、炎症性疾病（强直性脊柱炎，见第 54 章）、感染性（椎间盘炎、骨髓炎，见第 65 章）、精神源性和脊柱源性（肌肉拉伤、椎管狭窄、椎间盘疾病、小关节病，见第 41 章和第 46 章）。神经根病最常见的是由椎间盘突出引起的，但需要鉴别周围神经压迫（如梨状肌综合征）或椎管内病变（如周围神经鞘瘤）。

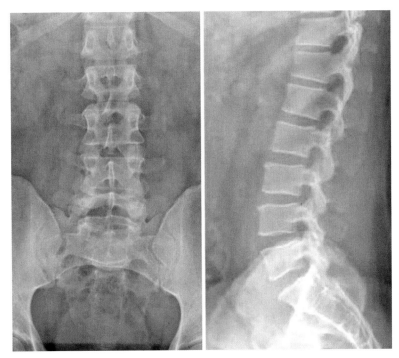

图45.3　正常腰椎X线片(椎间盘高度正常,椎间盘内无真空现象,无关节炎改变)。

45.6　治疗方案

绝大多数DDD患者可进行非手术治疗。物理治疗是治疗的主要手段,同时还需要改变生活方式(如戒烟、减重、加强核心力量、背部训练)。抗炎药物对治疗与DDD和LDH有关的疼痛非常有效。类固醇药物对神经根病有帮助。认知行为疗法对治疗慢性疼痛患者的腰背痛是有效的。替代疗法也经常被尝试,包括瑜伽、按摩、汉麻籽油(CBD)和口服CBD(但效果不确切)。对于神经根病患者,经椎管内硬膜外注射可以有效减少根性病的化学或炎症成分,但不能改变椎间盘突出症的自然病程。

对于LDH,在保守治疗至少6周后失败的患者中,手术干预可以改善预后。对于任何有进行性神经功能障碍或神经系统症状的患者(根性疼痛或直腿抬高阳性),手术治疗是合适的。如果可以实现直接的神经减压,任何腰椎减压和稳定的方法对这些患者都适用(开放或微创)。

45.7　预后

大多数椎间盘突出患者都恢复得较好。由于腰背痛治疗的复杂性,DDD患者的临床预后可能更多变。非手术治疗可明显缓解这些患者的症状。但对于那些长期持续的

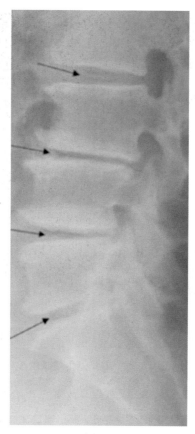

图45.4 腰椎侧位片显示椎间盘真空现象,椎间隙内有气体聚集(黑色箭头)。

表45.1 Modic改变

类型	T1像MRI信号强度	T2像MRI信号强度
I	低信号	高信号
II	高信号	等信号或高信号
III	低信号	低信号

表45.2 Pfirrmann分级

级别	结构	区分(髓核和纤维环)	T2像MRI信号强度	椎间隙高度
I	亮白色,均匀	清楚	强度与脑脊液相当(高信号)	正常
II	不均匀,可伴灰色水平带	清楚	强度与脑脊液相当(高信号)	正常
III	灰色,不均匀	不清楚	中等信号	正常到降低
IV	由灰色到黑色,不均匀	无法辨别	中等到低信号	正常到降低
V	黑色,不均匀	无法辨别	低信号	塌陷

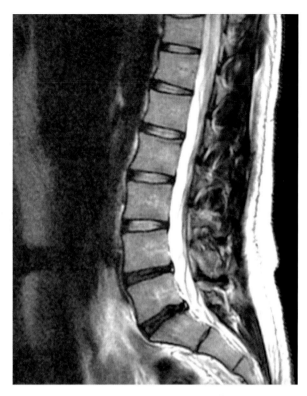

图45.5　腰椎MRI的T2像显示L4-5、L5-S1椎间盘退行性变（水信号消失，椎间盘塌陷），无Modic改变。

表45.3　腰痛的鉴别诊断

类型	鉴别
内脏性	腹部和肾脏原因
肿瘤性	原发性或转移性骨肿瘤
神经源性	脊髓肿瘤或囊肿
炎症性疾病	强直性脊柱炎、Reiter综合征、炎症性肠病和银屑病性关节炎（骶髂关节炎）
感染性	椎间盘炎、骨髓炎、腰部脓肿
脊柱源性	肌筋膜综合征
	髂腰部综合征、梨状肌综合征、四肢综合征
	腰部综合征及纤维组织炎（扳机点综合征）
	运动节段紊乱
	椎间盘疾病、面肌综合征、椎管狭窄症
	骨骼问题
	骨折，包括骨质疏松性压缩骨折
	腰椎滑脱症
	骶骨病变、尾骨疼痛
	精神源性

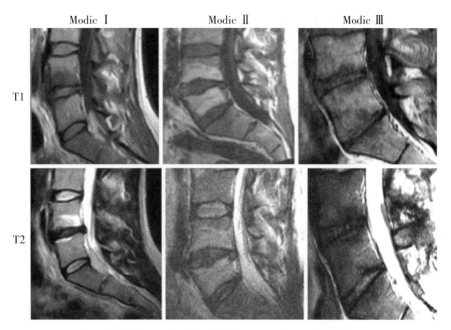

图45.6 Modic改变。(Reproduced from Jones et al.)

疼痛不伴任何神经症状的患者,手术治疗是非常有争议的,且不能保证缓解疼痛。

45.8 潜在并发症

腰椎减压手术的主要并发症包括症状持续、神经根损伤、硬膜撕裂、再突出和感染。然而,对于神经系统受损的患者,不进行手术治疗的并发症是慢性疼痛和永久性肌肉功能丧失。

45.9 患者和家属须知

DDD是一种终身疾病,需要在改变生活方式和物理治疗方面做出巨大努力,以获得良好预后。症状持续6周以上或有神经系统损害的LDH患者,手术治疗效果更好。这些患者有很大机会获得完全的功能恢复。

(苏启航 蔡伟良 唐国柯 译)

延伸阅读

1. Buller M. MRI degenerative disease of the lumbar spine: a review. J Am Osteopath Coll Radiol. 2018;7(4):11-9.
2. Jensen RK, Leboeuf-Yde C, Wedderkopp N, Sorensen JS, Manniche C. Rest versus exercise as treatment for patients with low back pain and Modic changes. A randomized controlled

clinical trial. BMC Med. 2012;10:22.

3. Lurie JD, Tosteson TD, Tosteson ANA, Zhao W, Morgan TS, Abdu WA, Herkowitz H, Weinstein JN. Surgical versus nonoperative treatment for lumbar disc herniation: eight-year results for the spine patient outcomes research trial. Spine. 2014;39(1):3-16.

第 **46** 章

腰椎管狭窄

Jason Pui Yin Cheung, Kenneth M. C. Cheung

46.1 定义

腰椎管狭窄应区分临床和(或)影像学狭窄。临床狭窄是指出现神经根病、神经根性跛行或下肢神经功能障碍。影像学狭窄是指椎管狭窄,硬膜囊和神经根受到损害,是由于发育性狭窄、进行性退变或两者的结合。发育性狭窄(图46.1)是由椎弓椎板发育不良造成的,而退行性狭窄是脊柱节段逐渐退化的结果,首先是椎间盘高度下降、椎间盘膨出、小关节和黄韧带肥大。这些特征有助于椎管狭窄和病变位置的分类,见表46.1。

46.2 自然病程

椎管狭窄的自然病程是极其多变的。影像学狭窄不一定伴有症状。观察到的普遍趋势是,在最初椎管狭窄继发症状出现后的2~5年内,约20%的患者在非手术治疗后病情恶化,约40%的患者保持不变,约40%的患者有所改善。通常情况下,在2~3

表46.1 椎管狭窄的位置分类

类型	位置	压迫	病理
中央型狭窄	中央椎管狭窄	硬膜囊	前部:椎间盘中央型突出 后部:下关节面和黄韧带肥厚
侧隐窝狭窄	关节下隐窝狭窄,导致神经根受压	行走根	前部:后外侧椎间盘突出 后部:上关节面和黄韧带肥厚
椎间孔狭窄	神经孔前部以椎间盘和终板为界,后部以峡部为界,上下以椎弓根为界	出口根	极外侧椎间盘突出,跨越上关节突

J. P. Y. Cheung · K. M. C. Cheung (✉)

Department of Orthopaedics and Traumatology, The University of Hong Kong, Hong Kong, China

e-mail: cheungmc@hku.hk

年的时间里,中度狭窄的患者可以不用手术治疗,因为急性恶化并不常见。尽管行走耐力下降和步态紊乱,大多数患者仍然过着积极的生活。

46.3　体格检查

患者可表现为放射性下肢痛和(或)腰背痛、无力和感觉改变,并伴有由节段性神经根受压导致的踝关节或膝关节反射消失(表46.2)(视频3★)。查体时腰部伸展可引起背部或腿部疼痛,但诱发此类症状需保持伸展体位至少30秒。客观的运动和感觉缺失应明确受累的具体神经根。

46.4　影像学检查

站立位X线片可显示腰椎滑脱、椎间隙狭窄、终板硬化、骨质增生和小关节肥大。侧位屈伸动力位X线片可以确定腰椎滑脱(见第47章)是否存在不稳。脊柱全长侧位片也可用于评估矢状位排列。侧隐窝和中央椎管狭窄在轴位T2加权MRI上呈现三叶形椎管(图46.2)。椎间孔神经根受压在T1加权像上呈现椎间孔脂肪信号完全消失。对于仰卧位的患者,由于重力作用,神经根应沉降到硬膜囊背侧(图46.3),没有沉降是腰椎管狭窄的阳性体征。

46.5　鉴别诊断

下肢缺血是一个重要的鉴别诊断,应进行血管检查(包括观察下肢皮肤和指甲的营养性改变,以及远端脉搏的减弱),并排除其他疾病,如颈椎病(见第43章)和髋关节骨关节炎。对上肢神经系统的检查、步态不稳和反射亢进能鉴别颈脊髓病变。观察患者步态,识别异常跛行,并进行髋关节检查。

46.6　治疗方案

椎管狭窄症的治疗包括缓解腰背部和腿部疼痛,防止症状的恶化和复发,以及功

表46.2　腰椎管狭窄症的疼痛源

下肢痛/神经根病	骨质增生或椎间盘突出对神经根的直接机械压迫 血供不足
神经源性跛行	运动诱发缺血引起的马尾部刺激 硬膜内小动脉闭塞 静脉充血

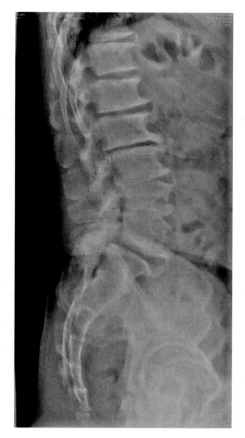

图46.1　多节段短椎弓根示发育性椎管狭窄。

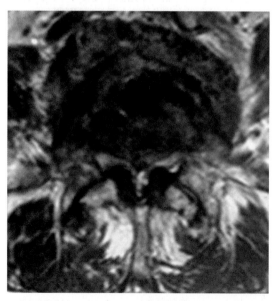

图46.2　三叶形椎管中脑脊液信号消失。前方椎间盘突出、后方黄韧带肥厚造成压迫。

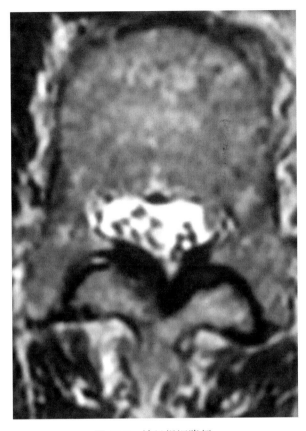

图46.3　神经根沉降征。

能改善(如生活质量和行走距离)。通常先进行保守治疗,如果保守措施不能改善症状或症状持续存在或存在马尾综合征,并且治疗延迟可能导致不可恢复的神经、膀胱和肠道功能障碍,则需要手术治疗。

　　非手术治疗包括避免脊柱伸展姿势、加强核心肌肉力量和物理治疗。一些常见的物理治疗方案包括弹性腰带、物理治疗、冷冻治疗、热疗、针灸、超声波、经皮神经电刺激和腰部牵引,但大多数只能提供暂时的缓解。药物治疗包括非甾体抗炎药(NSAID)、加巴喷丁、维生素B12和降钙素,但其疗效证据不足。硬膜外和选择性神经根封闭可以起到诊断和治疗的作用。

　　手术通常对改善腿部症状有帮助,但与脊椎病或神经根压迫有关的腰背痛不一定会改善。实际的手术方案取决于病理解剖。椎管减压需要行椎板切开术或椎板切除术。切除黄韧带、内侧小关节和椎间隙附近的增生骨赘,足以完成中央椎管和行走根的减压(图46.4)。通常需要切除内侧三分之一到一半的小关节,任何进一步的外侧切除都会导致脊柱节段的不稳。椎间盘切除术适用于突出或脱出导致的神经压迫,

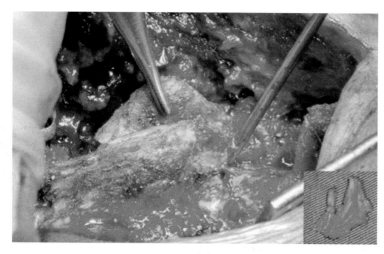

扫码观看高清彩图

图46.4 黄韧带切除，右下角有其特有的黄色外观。

通过切除增生的关节突关节可以实现椎间孔减压椎间孔区的关节突。手术过程中应保证神经根和鞘膜囊可见，以避免神经根或硬膜损伤。通过神经孔确认整个神经根的通畅性。

46.7 预后

非手术治疗对控制症状有帮助，特别是疼痛。对于有神经根性跛行和神经功能障碍的患者，通常需要手术治疗。手术通常会使疼痛、功能和生活质量得到良好的改善（视频5★）。

46.8 潜在并发症

减压不充分和伤口感染是最常见的并发症。硬膜撕裂可能发生，应在术中进行处理。神经根损伤较罕见。在发育性椎管狭窄的患者中，邻近节段的再手术率很高（21.7%）。

46.9 患者和家属须知

腰椎管狭窄症在老年人中非常常见。尽管患此疾病，许多患者仍能正常生活。如果有神经功能障碍或保守治疗失败，则建议手术治疗。手术治疗并不复杂，患者症状常可得到很好的缓解。

（苏启航 蔡伟良 唐国柯 译）

延伸阅读

1. Johnsson KE, et al. The natural course of lumbar spinal stenosis. Clin Orthop Relat Res. 1992;279:82-6.
2. Tomkins-Lane C, et al. ISSLS prize winner: consensus on the clinical diagnosis of lumbar spinal stenosis: results of an international Delphi study. Spine (Phila Pa 1976). 2016;41(15): 1239-46.
3. Cheung PWH, et al. The influence of developmental spinal stenosis on the risk of re-operation on an adjacent segment after decompression-only surgery for lumbar spinal stenosis. Bone Joint J. 2019;101-B(2):154-61.

扫码获取

☆ 医学资讯
☆ 教学视频
☆ 高清彩图
☆ 交流社群
☆ 推荐书单

第 **47** 章

腰椎退变性不稳

Yat-Wa Wong

47.1 定义

椎间盘的退变降低了其抵抗各方向负荷的能力。额外的压力被强加在小关节上,导致其退变。随着椎间盘和小关节退变的进展,出现节段性不稳定,近端椎体较相邻的远端椎体向前滑脱,称为退变性腰椎滑脱。一般发生在 L4/L5 节段,但也可能发生在其他节段。

47.2 自然病程

影像学不稳定并不一定有症状。在相同的影像学检查结果下,患者可能没有症状,也可能出现腰背痛、神经根性疼痛、脊柱源性跛行或这些症状的组合。腰背痛也可以是持续的钝痛或机械性疼痛,后者更多提示不稳定,但并不是特异性体征。Matsunaga (*J Neurosurgery* 2000)进行长期随访发现,只有 30% 的患者出现滑脱进展,24% 无神经功能障碍的患者有症状恶化。骨质增生、椎间隙完全塌陷导致近端椎体坐落在远端椎体上,小关节肥厚和黄韧带肥厚可能会稳定活动节段(图 47.1a~d)。对于有严重症状的患者,Weinstein(*N Engl Med* 2007)研究提示手术治疗的效果更好。总之,患者的自然病程各不相同,给予的治疗需要个性化定制。

47.3 体格检查

如果患者主诉下肢疼痛(或麻木/感觉异常),临床医生应区分是牵涉性疼痛、神经根性疼痛,还是脊柱源性跛行(最易诱发的体征)。牵涉性疼痛不超过膝关节。神经

Y.-W. Wong (✉)

Chief of Spine Division, The University of Hong Kong, Queen Marry Hospital, Hong Kong, China
e-mail: yatwa@hku.hk

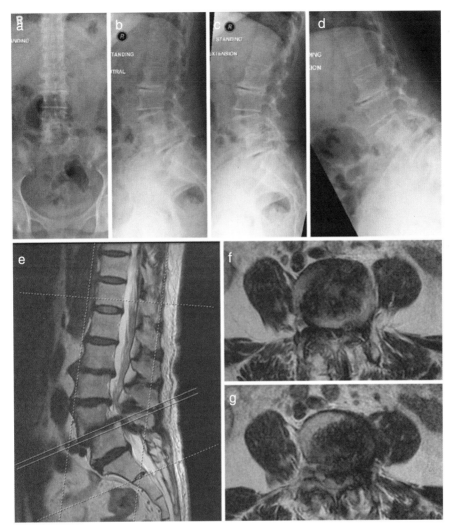

图47.1 (a,b)站立位正侧位X线片显示退行性改变,如椎间高度降低和骨质增生。(c,d)站立位伸展和屈曲位X线片显示尽管有L4/L5节段脊椎滑脱,但没有明显的不稳定。(e~g)T2加权矢状面和轴向MRI显示L4/L5椎管狭窄。患者表现为脊柱源性跛行,休息时无症状。L4/L5椎管减压,未融合,症状得到很好的缓解,步行耐力得到改善。

根性疼痛是沿皮神经分布的。疼痛可能是持续性的,或在行走后立即出现。对于脊柱源性跛行,疼痛或感觉异常也是沿皮节分布的,但患者在跛行距离内相对无症状。患者往往身体前倾,并且由于习惯性的腰部屈曲以缓解跛行,其腰部伸展运动可能会减少。脊柱源性跛行区别于血管源性跛行,患者有可触及的外周脉搏,下肢远端无皮肤缺血性改变,症状(疼痛或感觉障碍)呈皮节分布。

　　神经系统检查是必须的,尽管神经系统受损是晚期表现(视频3*)。直腿抬高试验阳性在退变性腰椎滑脱引起的椎管狭窄症中是不常见的,如果出现阳性则提示坐骨神经痛是由椎间盘突出引起的(第44章和第45章),这在老年人中较少见。

47.4　影像学检查

腰椎的站立位正侧位X线片可以发现退行性改变,包括椎间高度下降和腰椎滑脱(图47.1a,b)。退变性腰椎滑脱的程度通常是Meyerding分类的Ⅰ级(滑脱程度小于25%)。Ⅱ级(25%~50%滑脱)并不常见,Ⅲ级(50%~75%滑脱)或以上极少发生在退变性腰椎滑脱症中(见附录K)。其他重要的表现包括先天性短椎弓根导致的椎管狭窄,峡部裂会导致在退变的基础上发生进一步的不稳定,以及矢状位排列紊乱。此外,排除两个连续椎体间的旋转脱位也很重要。旋转性脱位可以是"张开型"(即一侧的小关节变宽)或"闭合型"(即对侧的小关节变窄)。对于失去正常腰椎前凸的患者,进行全脊柱摄片对评估全局脊柱序列非常重要(见第50章)。

动力位放射学检查用于评估不稳定程度(图47.1c,d)。拍摄动力位片有不同的方法,卧位或站立位可以拍摄侧面屈曲或伸展位X线片。Luk(*Spine* 2003)证明,最大的滑移呈现在站立位屈曲状态的X线片上,而最小滑移呈现在俯卧位牵引状态的X线片上。

MRI对于确诊有很大帮助,并且还能评估马尾或神经根受压情况(图47.1e~g)。它可以评估椎间盘病变、黄韧带肥厚、小关节肥大、滑膜囊肿和小关节炎。然而,与临床症状的相关性对治疗很重要,因为并非所有放射学检查结果呈阳性的患者都有症状。

47.5　鉴别诊断

由退变性腰椎滑脱症引起的典型脊柱源性跛行诊断并不困难。它可以很容易地与血管性跛行相区别。神经根性疼痛在休息时或行走后立即发生,并不会出现无痛性跛行。少数情况下,它可以由急性椎间盘脱出或神经根炎症引起,其自然史和治疗策略与腰椎退变性不稳不同。对以腰背痛为主、多节段退变的患者,定位其疼痛来源是很困难的(见第41章)。了解患者的特点并对临床特征进行仔细分析是避免手术效果不佳的关键。

47.6　治疗方案

大多数患者的疾病是自限性的,不需要积极干预。非手术治疗对多数有症状的患者有效,如运动调整、镇痛药、抗神经性疼痛药物(如加巴喷丁和普瑞巴林)和物理治疗。对患处进行适量的强化锻炼、拉伸和固定，可以改善功能和疼痛耐受性。硬膜外或小关节处注射激素类药物可用于诊断性治疗，但已发表的文献对此存在争议。

如果有明显的神经功能障碍，则需要手术治疗。非手术治疗失败和严重的症状是相对指征。治疗方案包括直接减压、直接减压加融合，以及间接减压加融合。腰椎退变性不稳是一个疾病谱，有广泛的临床表现和不同程度的脊柱节段不稳定。选择的依据基于患者症状、放射学检查结果和术者的专业性。已发表的文献存在局限性，这是由于缺乏对具有类似症状、放射学发现和手术技术的队列研究。

通过开窗减压并保留50%以上的小关节，不会使运动节段的稳定性明显下降。侵入性较小的技术，如单侧入路双侧减压或内镜减压可进一步减少不稳定。单纯减压适用于以脊柱源性跛行或神经根性疼痛为主且没有明显机械性腰背痛的患者。它也适用于站立位侧位片中腰椎滑脱小于5mm或已自我稳定的节段(图47.1c,d)。

融合减压术适用于有严重机械性腰背痛和严重放射学不稳定的患者。由于内固定可以提高融合率和改善矢状位序列，现代融合术通常采用内固定融合。常见的融合技术包括后外侧融合、后路或经椎体间融合伴或不伴后外侧融合(图47.2)。通过恢复椎间盘高度进行间接减压(如通过前路、斜外侧或侧方椎间融合)是另一种选择，但为了避免不愈合，必须进行额外固定(图47.3)。间接减压和融合的先决条件是不严重的小关节肥厚。

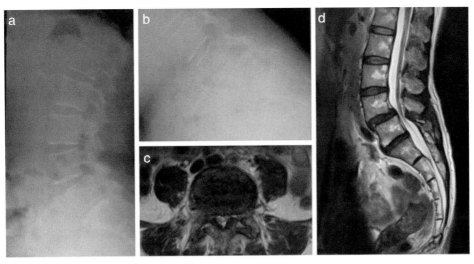

图47.2 该患者有严重的腰背痛和双侧L5神经根性疼痛。(a,b)过伸过屈位X线片显示L4/L5节段不稳定。(c,d)轴位和矢状位T2加权MRI显示L4/L5椎管狭窄。(e,f)直接减压、经椎间融合和后外侧融合术后X线片(待续)。

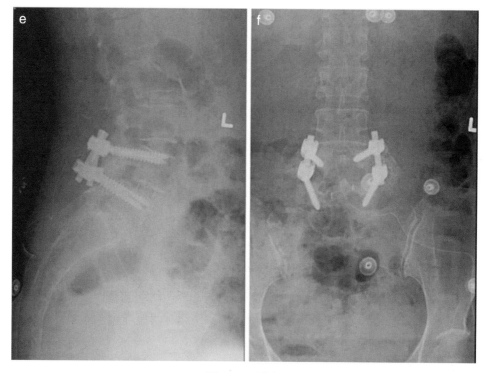

图 47.2 （续）

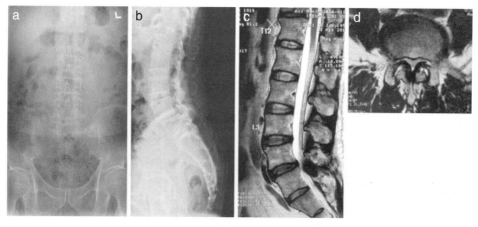

图 47.3 （a,b)站立位正侧位 X 线片显示手术前 L4/L5 节段腰椎滑脱症。(c,d)T2 加权 MRI 显示 L4/L5 节段狭窄,主要是由于黄韧带肥厚。(e,f)手术后的正位和侧位 X 线片显示椎间高度得到了恢复,通过后方的内固定进行了加固。(g,h)术后 MRI 显示 L4/L5 椎管变大。通过韧带整复术扩大了椎管,由于手术中没有进入椎管,所以被认为是间接减压(待续)。

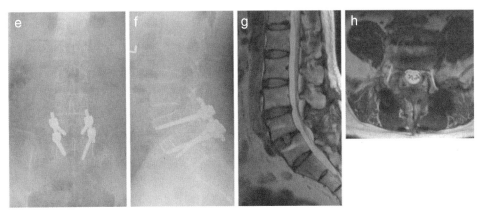

图47.3 （续）。

47.7 预后

对于有合适适应证的大多数患者来说，手术效果是令人满意的。

47.8 潜在并发症

神经系统的并发症并不常见。如果过度减压而不做融合，可能会加重不稳定，其后果是将来可能需要进行更广泛的融合。对于融合，可能会发生不融合和植入物错位。

47.9 患者和家属须知

治疗方法的选择取决于患者的症状。对大多数患者来说，无论是否进行手术，其自然病程都是良性的。

（苏启航　蔡伟良　唐国柯　译）

延伸阅读

1. Patel VV, Patel A, Harrop J, Burger E. Spine surgery basics. Berlin, Heidelberg: Springer; 2014 ISBN 978-3-642-34125-0. p. P221-7.

第 **48** 章

成人特发性脊柱侧弯

Ali Eren, Alpaslan Şenköylü

48.1　定义

在已经骨骼成熟的个体中,脊柱冠状面畸形的弯曲度大于10°被定义为成人特发性脊柱侧弯(AdIS)。这是由被忽视的青少年脊柱侧弯和与年龄相关的进行性脊柱退化所造成的。椎间盘或关节突关节的不对称退变和骨质疏松是导致畸形的主要原因。然而,医源性、先天性、创伤后、瘫痪后或继发于感染性或肿瘤性问题也可能是其他原因,但相对较少发生。尽管患病率为1.4%~32%,但由于整体寿命的延长,患病率依然呈上升趋势。

48.2　自然病程

青少年特发性脊柱侧弯平均每年进展0.5°~1°(见第17章),但对AdIS来说,由于其退变性和不平衡性,可能以每年1°~6°的速度更快地进展。腰弯和胸腰弯对疼痛、失衡和神经根撞击的患者更具致残性,但与其相比,胸弯的进展更快。

48.3　体格检查

与青少年特发性脊柱侧弯不同,背痛(见第41章)是AdIS的常见症状,疼痛的主要原因是椎管狭窄,尤其是位于曲线凹侧的椎管狭窄。这种椎管狭窄通常不会因坐位或前屈而减轻。神经根性疼痛和神经跛行也是由神经根撞击引起的常见症状(视频3*)。

A. Eren
Faculty of Medicine, University of British Columbia, Vancouver, Canada
e-mail: ali.eren@cw.bc.ca
A. Şenköylü (✉)
Faculty of Medicine, Gazi University, Ankara, Turkey
e-mail: drsenkoylu@gmail.com

在仔细评估脊柱几何形状，包括脊柱后凸、侧弯幅度（视频6★）、柔韧性和骨盆倾斜度后，应进行完整的神经学检查。

48.4　影像学检查

在进行适当的体格检查后，应首先进行正侧位X线片检查。在X线片中，应包括锁骨和骨盆（包含两个股骨头），以便对脊柱整体进行适当的评估。柔韧性也可以通过侧位弯曲X线片和（或）纵向牵引X线片（站立或仰卧）来评估。Cobb角（视频6★）应与骶骨中垂线（CSVL）和C7铅垂线一起测量。

可以要求进行CT扫描，以更详细地评估骨骼和旋转解剖结构，并检测旋转脱位（见第47章）。这对术前计划和手术特别有帮助。

在神经学检查的基础上，可以对特定的节段或整个脊柱进行MRI，以明确任何相关的病理情况，如椎间盘退变、突出、椎间孔狭窄和中央管狭窄。

骨质疏松的程度也是AdIS的因素之一，可通过双能X线骨密度仪（DEXA）进行评估，以排除是否有相关的压缩性骨折。

48.5　鉴别诊断

AdIS是骨骼成熟患者的特发性畸形和退行性疾病的结合，应与青少年特发性脊柱侧弯相鉴别。在青少年特发性脊柱侧弯中，侧弯在未发育成熟的骨骼中进展（见第16章）。这种区别是至关重要的，因为这两种疾病的治疗方法有很大不同。

此外，患者的主诉及其来源应与其他原因区分开来。换言之，背痛可能不是由脊柱畸形引起，而是由其他原因引起的，如脊柱肿瘤、感染（见第65章）、施莫尔结节（见第27章）、肌肉酸痛等。这些在干预前都应被仔细考虑，否则进一步的干预可能无法缓解症状，结果并不令人满意。

48.6　治疗选择

大多数患者可以通过抗炎药物、止痛药、运动和活动调整、硬膜外类固醇注射、支具等保守方法进行治疗。非甾体类抗炎药和非阿片类止痛药可用于缓解疼痛。理想的初始治疗应该是全身锻炼，而不是拉伸锻炼。运动可以延缓弯曲度的发展，同时减轻症状。对于那些有椎管狭窄或神经根病症状的患者，硬膜外类固醇注射可能是有益的，同时可以有助于诊断。即使支具可以缓解症状也不会影响弯曲度的进展。在一些患者中，小关节神经射频消融术可能是一种替代治疗方法，但长期结果缺乏足够的支持。

手术治疗的主要指征是保守治疗无效的持续性疼痛、曲度迅速增加、有症状的冠状面和矢状面不平衡，以及心肺功能受限。

根据畸形的性质、症状和手术计划，手术治疗可分为三大类。

• 单纯性椎管狭窄患者的脊柱平衡良好且稳定，可采用非融合减压术。在选择适应症时应慎重，因为单纯减压可能会导致不稳定脊柱的进一步不稳定，从而可能导致最后还是需要局部内固定融合。

• 椎管狭窄、不稳、中度排列不齐、无后凸、C7铅垂线距S1不超过5cm的患者可采用减压、内固定和微创融合的手术方式（视频6★）。对于这种类型的畸形，轻微的矫正就足够了。

• 无论是否存在椎管狭窄，对严重弯曲和不稳定的患者都应进行减压、矢状位-冠状位序列矫正及长节段融合的手术方式（视频6★）。必要时也可以进行截骨术（经椎弓根截骨和Smith-Petersen技术）。由于截骨术的并发症发生率较高，强烈建议使用术中神经监测，由高水平、有经验的术者主刀（图48.1）。

畸形矫正通常采用前入路和后入路进行。尽管在绝大多数情况下，单纯的后路截骨手术是足够的，但在进行后路截骨和融合手术之前，非常僵硬的脊柱侧弯畸形可能需要通过多个节段的椎间盘切除和半椎体切除来进行前路松解。此外，过度矫正（矫正度数大于80°）可能会导致严重的脊髓张力，从而导致术中神经监测异常，甚至术后致残。为了预防这一潜在的并发症，在行后路融合术之前，应考虑通过多节段前路椎体切除和半椎体切除使脊柱前路变短。在某些情况下，即使只有椎间盘切除也

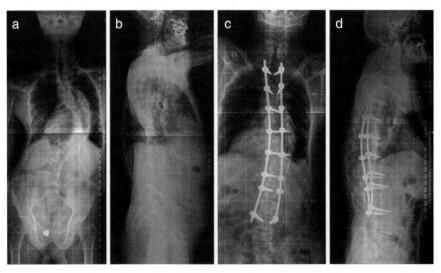

图48.1 (a,b)胸椎Cobb角为82°的AdIS患者的术前X线片。(c,d)手术矫正后，胸椎Cobb角降至22°。

足以获得适当的松解,而不需要额外的椎体切除。在胸椎水平,经多节段椎间盘摘除前路松解也是可行的,在降低患者并发症发病率方面具有优势。

胸弯应采用选择性胸椎融合术,尽量避免融合到腰椎水平以保持腰椎活动。为了提供更好的肩部平衡,近端融合椎应该包括T2或T3。

胸腰椎和腰椎的近端融合节段应该延伸到中立椎。而L3-L4节段如果不在侧弯节段内,则远端融合节段应包括L3-L4节段。如果L3-L4节段在侧弯节段内,则远端融合节段应延伸到L5水平。

融合节段中是否包括S1是一个有争议的问题。众所周知,保留L5-S1节段可保持腰椎活动、降低假关节发生率、缩短手术时间及减少骶髂关节压力。然而,对于严重的腰椎间盘退变、椎管狭窄、腰椎滑脱和L5-S1节段椎板切除来说,则必须将S1节段包括在融合节段中。当L5-S1包括在融合节段中时,可能需要前路融合,也可以通过后路(或经椎间孔)椎间融合。

因存在术后近端交界性后凸(PJK)的可能,融合节段的选择是至关重要的。

48.7 预后

AdIS手术的结果是非常令人满意的,因为大多数患者术后疼痛得到缓解。

48.8 潜在并发症

术后常见并发症包括肺炎、肺不张、肠梗阻、谵妄、肺栓塞等。脊柱手术相关并发症包括内固定失败、融合失败(假关节形成)(5%~25%)、感染(0.5%~8%)和神经损害(0.5%~5%)。另一方面,术中神经监测的出现大大减少了神经并发症的发生。

48.9 患者和家属须知

对于仔细检查后保守治疗无效的患者,AdIS的外科治疗方法是有希望的,有时效果令人满意。

(胡凡琦 蔡伟良 唐国柯 译)

延伸阅读

1. Aebi M. The adult scoliosis. Eur Spine J. 2005;14(10):925–48.
2. Baron EM, et al. Medical complications of surgical treatment of adult spinal deformity and how to avoid them. Spine. 2006;31(19):106–S118.
3. Kuklo TR. Principles for selecting fusion levels in adult spinal deformity with particular attention to lumbar curves and double major curves. Spine. 2006;31:132–8.

第 49 章

成人新发性脊柱畸形

Kenny Y. H. Kwan, Kenneth M. C. Cheung

49.1 定义

新发脊柱畸形是指患者儿童或青春期无脊柱侧弯病史,到了成年后才出现脊柱畸形。虽然,传统上这指的是成年后自发形成的冠状面畸形,但我们现在了解到成人脊柱畸形可以影响所有 3 个平面。成人新发脊柱畸形源于脊柱的退行性改变、衰老、骨质疏松症(见第 10 章)、退行性椎间盘疾病(第 44 章、第 45 章和第 47 章)、小关节突关节病和肌少症都可以导致它的进展(视频 9★)。

49.2 自然病程

关于新发退行性脊柱侧弯畸形在普通人群中的患病率、发病率和与曲度进展相关的危险因素的信息很少。在一项为期 12 年的社区队列研究中,29.4% 的患者在研究期间发生了新发畸形,新发畸形发生的危险因素是 L4 较小、单侧骨赘形成和外侧椎间盘楔形变。就自然病程而言,在对包括 12 项研究的系统回顾中,有强有力的证据表明,椎间退变加剧、椎体外侧平移≥6mm 及髂嵴连线通过 L5(而不是 L4)与畸形进展相关。中度证据表明,侧弯顶椎 II 级或 III 级旋转与畸形进展有关。然而,没有发现临床危险因素。这些危险因素是否直接适用于个别患者也是未知的。

49.3 体格检查

成人新发性脊柱侧弯患者的主诉范围往往比较大,从腰背无力、下肢疼痛或脊柱失衡,到腰椎 X 线片上的偶然发现(见第 41 章)。因此,体格检查应侧重于临床主诉是

K. Y. H. Kwan · K. M. C. Cheung (✉)

Department of Orthopaedics and Traumatology, The University of Hong Kong, Hong Kong, China

e-mail: kyhkwan@hku.hk; cheungmc@hku.hk

什么。患者站立时,检查患者的背部,注意观察冠状面失衡情况,也包括矢状面在内的异常姿势,以及可能导致呼吸效率低下和食欲下降的骨盆肋骨畸形(图49.1)。应注意整体肌肉质量和营养状况,并进行背部触诊以确定疼痛的部位。应进行步态和周围神经检查及坐骨神经痛的特殊检查(视频1*)。

体检的目的是找出可能与影像学表现相关的任何临床问题,从而制订有针对性的诊疗管理计划。

49.4 影像学检查

虽然,通常累及腰椎,但标准的X线检查应包括正位和侧位的全脊柱站立位X线片(图49.2)。这使得医生能够准确地评估冠状面畸形的真实程度,以及是否存在椎体侧方半脱位、下腰椎和骨盆倾斜。在侧位片上,两个股骨头都应该包括在胶片中,以确定骨盆入射角。此外,还可以测量局部和整体的矢状面平衡参数(图49.3)。使用这些参数,可以使用Aebi分型或现在更常用的SRS-Schwab分型(图49.4)对脊柱畸形进行分类(见第50章)。

在X线片解剖结构不是很清楚的情况下,可以要求进行CT扫描。对于需要对椎

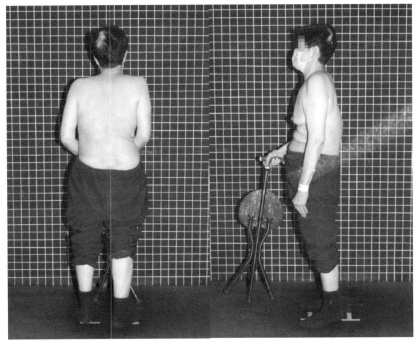

扫码观看高清彩图

图49.1* 一名新发脊柱畸形的成年女性患者的临床表现。患者除冠状面畸形外,还存在典型的矢状面问题,如背部平坦。

间盘和椎管状态进行可视化检查的患者,应进行MRI。

49.5 鉴别诊断

脊柱畸形的形态和位置可能表明畸形是否由被忽视的青少年特发性脊柱侧弯引起,而且它们通常比新发性脊柱畸形出现的更早。脊柱畸形的其他诊断(如神经肌肉型脊柱畸形、综合征性脊柱畸形、创伤性脊柱畸形和先天性脊柱畸形)一般容易通过病史和体格检查进行鉴别。

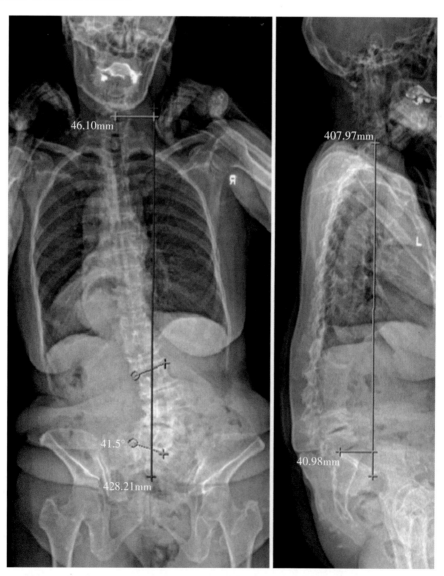

图49.2 新发脊柱畸形的正位和侧位脊柱全长X线片。在正位片中,患者的顶椎和顶端周围的骨赘有侧方半脱位。侧位片显示了由轴向旋转造成的腰椎后凸。图49.1中的动画演示了这种机制。

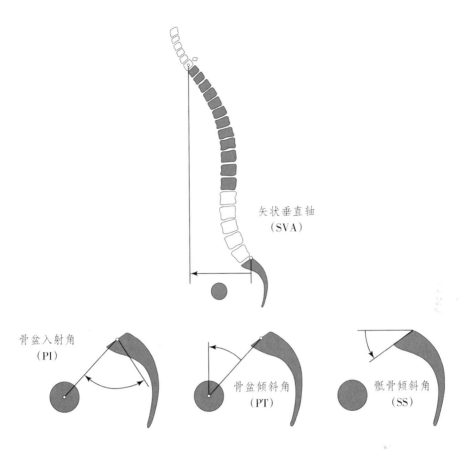

矢状垂直轴
（SVA）

骨盆入射角
（PI）

骨盆倾斜角
（PT）

骶骨倾斜角
（SS）

图49.3　可用于畸形分析和术前计划的矢状位和脊柱骨盆参数。

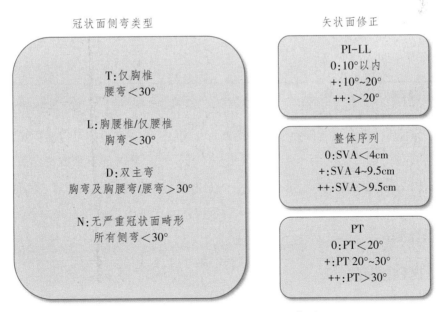

冠状面侧弯类型

矢状面修正

T:仅胸椎
腰弯＜30°

L:胸腰椎/仅腰椎
胸弯＜30°

D:双主弯
胸弯及胸腰弯/腰弯＞30°

N:无严重冠状面畸形
所有侧弯＜30°

PI-LL
0:10°以内
+:10°~20°
++:＞20°

整体序列
0:SVA＜4cm
+:SVA 4~9.5cm
++:SVA＞9.5cm

PT
0:PT＜20°
+:PT 20°~30°
++:PT＞30°

图49.4　成人脊柱畸形的SRS-Schwab分型。

49.6 治疗方案

如果患者完全没有症状,成年后脊柱本身的新发畸形不需要手术矫正。因此,全面的临床病史,包括主诉、功能受限和神经功能缺陷的存在,是决定治疗方案的关键。可以肯定的是,在一定程度上,患者对冠状面畸形和失平衡的耐受性要好于矢状面。

非手术治疗包括药物治疗、改变生活方式、对称的核心和背部肌肉强化练习,这些治疗方法在缓解患者症状和提高生活质量方面发挥了作用。在石膏模型之前使用支具来矫正畸形(特别是腰椎后凸)可能会得到足够的治疗效果,甚至在某些情况下可以避免手术治疗。尽管如此,大多数研究表明,严重矢状面失衡的患者在保守治疗下不会得到改善。

从临床病史或体检看,这类患者疼痛的产生并不明显,因此诊断性神经根和小关节阻滞在复杂新发脊柱畸形的治疗决策中是有用的辅助手段。这样可以使外科医生进一步明确手术干预的目标,同时也可以给患者一些暂时的缓解,以最大限度地发挥保守治疗的效力。

任何手术干预的目的都是通过神经减压、稳定脊柱节段、矫正冠状面及矢状面脊柱畸形来改善患者的生活质量(视频3和视频6*)。然而,矫形目标,特别是矢状面,仍在深入调查中。SRS-Schwab(图49.4)分型和Roussouly/Global Alignment and Proportion[GAP(评估以下参数):①骶骨倾斜角;②L1-S1前凸角;③L4-S1前凸角;④整体倾斜角]分型为需要矫正畸形的程度提供了一些指导,但由于患者群体的异质性,远期结果很难评估(见第50章)。术前应行双能X线骨密度仪检查,以评估骨密度。

49.7 预后

对于生活质量有显著限制的进行性畸形患者,尽管支具治疗可以在白天缓解疼痛,但标准保守治疗的非手术治疗效果仍然不佳。这类患者的手术矫正显著提高了他们的生活质量,这也适用于患有术后并发症和非计划二次手术的患者。然而,在共同的决策过程中,潜在的手术患者群体应该被告知这种手术后并发症(神经和非神经)的高发生率。

49.8 潜在并发症

应该指出的是,许多患者不会受到任何程度的功能限制,也不会经历任何并发症。但是,未经治疗的新发脊柱侧弯畸形却可能会导致曲度进展、神经功能障碍、疼痛、活动功能受限等问题。

49.9　患者和家属须知

在成人人群中,新发脊柱侧弯畸形可能是被偶然发现的,也可能是导致背部疼痛和功能受限的原因。治疗方案取决于患者的症状和神经状态。尽管手术干预带来了很高的并发症发生率,但大多数研究表明,手术干预显著改善了生活质量,患者满意率很高。

（胡凡琦　蔡伟良　唐国柯　译）

延伸阅读

1. Faraj SSA, Holewijn RM, van Hoff ML, et al. De novo degenerative lumbar scoliosis: a systematic review of prognostic factors for curve progression. Eur Spine J. 2016;25(8):2347-58.
2. Faraj SSA, Haanstra T, Martijn H, et al. Functional outcome of non-surgical and surgical management for de novo degenerative lumbar scoliosis: a mean follow-up of 10 years. Scoliosis Spinal Disord. 2017;12:35.
3. Simon MJK, Halm HFH, Quante M. Perioperative complications after surgical treatment in degenerative adult de novo scoliosis. BMC Musculoskelet Disord. 2018;19(1):10.

第 **50** 章

矢状面排列紊乱

Caglar Yilgor, Altug Yucekul, Ahmet Alanay

50.1 定义

在理想的站立姿势下,人体脊柱在冠状面上是笔直的,但在矢状面上却有各种生理曲度,如颈椎前凸、胸椎后凸和腰椎前凸。这些曲率的大小和位置因人而异。矢状面排列紊乱是指这些曲度的大小和(或)形状偏离正常值范围的情况。一系列的病理因素均可能导致矢状面排列紊乱,如脊柱侧弯(见第16章)、腰椎滑脱症(见第25章)、退行性疾病(见第47章)、医源性平背等。

50.2 自然病程

一旦骨骼、关节、椎间盘和韧带因创伤、各种脊柱疾病及正常的退变过程而失去其解剖和生理特性,骨盆脊柱的排列就开始恶化。矢状面的自然演变是后凸增加、前凸丧失、骨盆后倾及正向整体前倾。然而,人类通过潜意识机制,倾向于①站在最符合人体工程学的位置,从而在站立和行走时消耗最低的能量;②将头放在骨盆上;③保持向前凝视。如果脊柱偏离了这种"理想的"人体工程学,所谓的代偿机制就会被激活。这些机制使用位于脊柱和非脊柱身体节段(特别是腿)的"储备"来保持直立姿势。使用这些储备需要积极的肌肉收缩,并增加与动员相关的能量消耗。

50.3 治疗方案

目前,有3种基于不同方法的综合分析模型:侧重于临床结果的SRS-Schwab分型;基于形状和生物力学的Roussouly背部分型;使用PI调整数学方法的GAP(Global

C. Yilgor・A. Yucekul・A. Alanay (✉)
Department of Orthopedics and Traumatology, Acibadem Mehmet Ali Aydinlar University School of Medicine, Istanbul, Turkey

Alignment and Proportion)评分。

50.3.1　SRS-Schwab 分型

SRS-Schwab 分级的标准是骨盆倾斜角(PT)、骨盆入射角(PI)减去腰椎前凸(PI-LL)和矢状面平衡(SVA)。测量值分为正常、中等和严重三类。对于这 3 个标准，目标值分别为 SVA<5cm、PT<25° 和 PI-LL=±9°。它的优点是与患者的临床结果直接相关，并且易于使用。相反，缺点包括缺少前倾参数、前凸序列和分布，以及使用 SVA 的体位依赖性质。更主要的是，这些目标值是基于人群的平均水平确定的，对所有不同个体缺乏个性化。

50.3.2　Roussouly 背部分型

Roussouly 分类通过定义每个脊柱弯曲的顶点和脊柱节段的数量及相对曲度之间的拐点来描述脊柱弯曲的形状。在标准数据库中，已经定义了 5 种不同的脊柱类型，它们具有明显的特征[2]。该方法首次对患者进行分类，而不是采用既往的整体人群恒定值。它解释了载荷的分布，并定义了代偿机制和退变过程。缺点包括一旦发生退变、病理就很难确定原始脊柱类型，且由于这是一种基于视觉的分析方法，其在解释和说明方面往往存在困难。

50.3.3　GAP 评分

相关联的概念构成了 GAP 评分的理论基础。这意味着每个脊柱部位的曲度会影响下一个曲度的大小。骨盆是连接脊柱和下肢的纽带，被认为是脊柱的基础。因此，骨盆入射角和倾斜角与脊柱矢状面曲度密切相关。例如，骨盆水平直径较大的患者站立时骨盆会更倾斜；骨盆更倾斜的患者会有更深的腰椎前凸；腰椎前凸更深的患者会有更大的胸椎后凸；胸椎后凸更大的患者会有更深的颈椎前凸，反之亦然。

PI 在人群中具有广泛的分布，在成年后一般不会改变，被认为是特定个体的特征。由于所有其他曲度的测量都受疾病和退变的影响，因此不能直接使用其绝对值。在 GAP 分析中，所有的矢状面参数都要按 PI 的比例进行评估，并以 PI 调整的方式计算出与理想状态的偏差。这种个性化的方法是从脊柱畸形数据库发展而来的，该数据库包括接受脊柱疾病治疗的患者，并将力学并发症考虑在内[3]。

除了将 PI 调整的相对角度值用于骨盆、前凸和整体序列测量的概念之外，GAP 评分还包括前凸分布的数学公式。同样，理想的前凸度分布根据 PI 的不同具有不同的阈值。影响GAP评分的第5个参数,即年龄因素,包括骨质疏松症、神经退行性疾病、肌少症等生物学衰老的替代指标。GAP评分的数值表明了与理想状态的偏差和所使用的代偿量,并将脊柱骨盆状态定义为成比例、中度不成比例和严重不成比例3种(图50.1)。

这种方法的主要优点是,它不对患者进行分类,而是将他们的站立姿势计算为连续统一状态。它在单一评分中区分为正常或病态,并有助于区分畸形和补偿。更重要的是,它与治疗后的力学并发症和满意度相关,其劣势包括外部有效性验证及缺乏

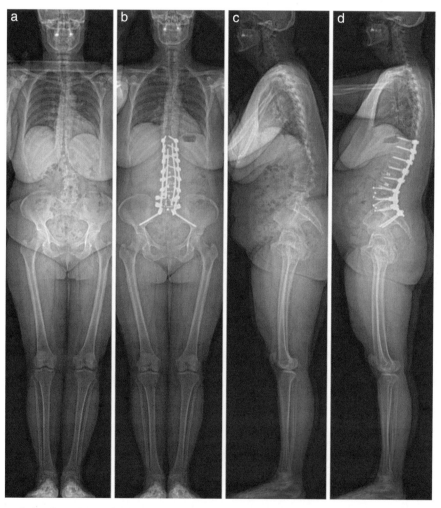

图50.1　(a)一位56岁的患者到诊所就诊,主诉背痛、左腿疼痛和跛行,具神经学检查显示足踝跖屈肌力3级和伸长肌肌力2级。过去的几年里,有过多次保守治疗史。(b)采用L4-L5、L5-S1腰椎前路椎间融合术,L2-L3、L3-L4腰椎后路椎间融合术,T10至骨盆后路内固定植骨融合术。(c)术前腰椎呈后凸、矢状位排列紊乱。(d)根据GAP评分计划手术节段和总的前凸矫正量,并计算椎间融合器的大小,相应地确定楔形角。

前瞻性评估。

50.4 预后

脊柱的矢状面排列紊乱会影响与健康相关的生活质量,通常表现为疼痛和残疾(见第41章)。预计超过60%的60岁以上人群对脊柱疾病感到担忧。据报道,脊柱疾病对公众健康的影响不亚于心脏病、糖尿病、慢性阻塞性肺病等这些慢性病。因此,脊柱健康的保护对个人的生活质量来说变得尤为重要。

矢状位序列的重要性还在于它与力学并发症的发生有关。各种研究表明,患者因素、技术因素、矢状面因素是影响力学并发症发生和预防的最重要因素。矢状面中最常见的问题是难以实现个性化的曲度设计,因此往往导致矫形不足或过度矫正。

大多数的力学并发症包括近端和远端邻近节段后凸和失败、相邻节段退变、内固定相关的并发症(螺钉松动、融合器、螺钉拔出等)、骨不连、断棒等。约50%经历力学并发症的患者需要二次手术干预。

50.5 患者和家属须知

矢状位排列很复杂,也很难解释。因为每个人都有独特的解剖结构,主要受骨盆形状的调节。矢状位排列不齐和伴随的代偿机制可能是许多退行性疾病患者背部疼痛的潜在原因。因此,治疗的成功和并发症的避免依赖于对特定个体的评估和设计个性化的治疗规划。

(胡凡琦 蔡伟良 唐国柯 译)

延伸阅读

1. Schwab F, et al. Scoliosis Research Society–Schwab adult spinal deformity classification: a validation study. Spine. 2012;37:1077–82.
2. Roussouly P, et al. Sagittal parameters of the spine: biomechanical approach. Eur Spine J. 2011;20(Suppl 5):S578–85.
3. Yilgor C, et al. Global Alignment and Proportion (GAP) score: development and validation of a new method of analyzing spinopelvic alignment to predict mechanical complications after adult spinal deformity surgery. J Bone Joint Surg Am. 2017;99:1661–72.

扫码获取
☆ 医学资讯
☆ 教学视频
☆ 高清彩图
☆ 交流社群
☆ 推荐书单

第 51 章

创伤性后凸畸形

Meric Enercan, Azmi Hamzaoglu

51.1 定义

创伤性后凸畸形（PTK）是创伤性脊柱损伤后一种损害性的后凸成角畸形。PTK通常发生在脊柱骨折引起的重度损伤之后，但在骨量减少引起的轻度损伤后亦有发生。

51.2 自然病程

PTK包括未经治疗、保守治疗失败和手术治疗失败的患者。不论病因和初始治疗，最常见的表现包括：①进行性畸形加重；②进行性神经功能障碍加重；③矢状面和（或）冠状面失衡；④进行性疼痛加重；⑤外观和功能退化。许多因素定义了PTK畸形的特征。损伤节段和程度是主要的因素。典型的PTK畸形发生在胸椎和胸腰椎节段。由于压缩性骨折的中、后柱完整，因此不易发生进行性畸形。如果局部畸形角度超过20°，伴随后方韧带结构损伤可能导致进行性畸形。如果损伤更严重，如严重的爆裂性骨折或屈曲−牵张损伤，这类脊柱前、中和后柱均受损的情况，非干预下PTK畸形的程度和进展性可能更严重（见第7章）。PTK患者有两种不同类型的矢状面畸形：Ⅰ型矢状面畸形的特征是整体矢状面平衡正常伴局部后凸；Ⅱ型矢状面畸形的特征是局部后凸畸形伴整体矢状面失衡（见第50章）。

对神经的直接压迫、成角畸形处的神经牵拉、脊髓受到的机械应力均是PTK进展造成或加重神经损伤的因素。创伤后的脊髓空洞症同样也可导致神经损伤的进展。50%的PTK患者可发生脊髓的囊性改变，21%~28%的患者在发生脊髓损伤后的30年可能发展为脊髓空洞。创伤后脊髓空洞症通常伴发节段性疼痛和感觉丧失，之后是进展性的非对称性无力。

M. Enercan (✉) · A. Hamzaoglu

Istanbul Spine Center at Istanbul Florence Nightingale Hospital, Istanbul, Turkey

疼痛是PTK常见的症状之一，通常继发于后凸畸形顶端的异常生物力学，这也导致对软组织和周围结构的应力发生改变。局部后凸畸形超过20°，其进展为慢性疼痛伴功能耐受性差的风险增加。疼痛也可能继发于椎管狭窄、椎间孔损伤、骨不连、不稳定或后凸畸形上下相邻节段的代偿性改变。腰椎前凸过大或畸形以上的胸椎后凸不足或前凸可能是慢性疲劳和疼痛的来源。

PTK根据病程不同通常表现为两种不同的模式，畸形愈合或骨不连。畸形愈合本质上是一种稳定的晚期畸形，具有椎管狭窄的风险。骨不连或假关节更类似于不稳定的晚期畸形，有急性不稳定的风险（见第47章）。表51.1概述了骨折畸形愈合和骨不连的相关危险因素（表51.1）。

51.3　体格检查

每位患者必须进行详细的病史和体格检查。应注意损伤模式和过往的治疗干预措施。应在无衣服遮挡的情况下观察患者站立和行走。任何膝关节和髋关节代偿性的排列或结构改变都应被注意。神经学检查应包括感觉、肌力、腱反射、神经根性体征和步态（视频1*）。对患者步态的视频记录提供了更多关于步态的细节，并可以与术后步态进行比较。应从站立位置的正面、背面和侧面拍照用于分析术前冠状面和矢状面平衡情况（见第50章）。

51.4　影像学检查

- 矢状面和冠状面脊柱参数应通过站立的正位和侧位脊柱全长X线片进行评估。局部后凸角应在相邻的头侧椎体上端终板和相邻的尾侧椎体下端终板之间测量。矢状面指数由后凸畸形的角度减去相应区域的正常角度得到。过伸位或侧屈位X线片可用于评估后凸畸形的灵活度。动态侧位X线片有助于发现不稳定、假关节、骨性缺损和邻近节段疾病。
- CT用于确定骨解剖结构，包括骨折愈合和融合状态的程度和类型。CT也有助

表51.1　PTK伴畸形愈合和骨不连的骨折相关危险因素

PTK伴畸形愈合和骨不连的骨折相关危险因素	PTK伴骨不连的骨折相关危险因素
• 矢状位指数>20°	• 爆裂骨折伴椎体高度损失>50%
• 椎体高度丧失>30%	• 延伸型裂缝影响三柱结构
• 局部后凸角>30°	• 创伤性骨质疏松性骨折的死骨征
• 后方韧带复合体和后方骨损伤	• 严重的后方韧带损伤
	• X线平片上有明显的后位分离或侧位平移

于评估既往手术后的骨解剖结构。三维CT扫描重建可以帮助制订术前计划。

- MRI用于评估后方韧带复合体,确定脊髓的完整性,并评估周围椎间盘的完整性和椎间盘突出的情况。

- 当存在MRI禁忌证时(如心脏起搏器)或既往仪器设备无法检查时,可行CT脊髓造影。

51.5　鉴别诊断

其他原因的后凸包括感染性后凸畸形(见第52章)、先天性后凸畸形(见第24章)和舒尔曼病氏后凸畸形(见第22章)应该被排除。

51.6　治疗方案

手术的目标是在矢状面和冠状面获得令人满意的平衡,实现与平衡脊柱的牢固融合,减轻疼痛,改善存在的神经功能缺陷,防止进一步畸形。为了成功地解决PTK,外科医生必须考虑神经压迫的区域、局部PTK的大小、矢状面和冠状面平衡/排列、畸形的灵活度和特征及畸形的位置。

手术选择有前路、前后路联合手术或后路手术。所有前路入路均可直接进入前柱和中柱并进行前路减压。与前路相关的合并症是手术主要的限制因素。在存在明显和僵硬的畸形时,矫正将受到限制。前后联合手术分为3个阶段:第1阶段包括后路松解和临时后路固定;第2阶段包括前路减压和有或无前路内固定的前柱修复;第3阶段包括后路复位和固定。近年来,单纯后路手术比联合入路更受欢迎。后路截骨可选择后柱截骨(Ponte)或三柱截骨。三柱截骨术的选择有经椎弓根截骨术(PSO)、骨-椎间盘-骨截骨术(BDBO)和后路椎体截骨术(PVCR)。灵活的全身性后凸可以通过单次或多次后柱截骨来治疗,而尖锐角型的后凸伴严重矢状面失衡的患者需要三柱截骨(视频6★)。PVCR截骨术为所有平面畸形矫正提供了最完整的脊柱活动,实现了前柱重建,对于具有非常明显的矢状面或冠状面失衡的僵硬性畸形非常有用。

51.6.1　僵硬性锐角后凸畸形的PVCR矫正技术

纠正应逐步进行。放置一个临时钛笼将防止突然的结构缩短、硬脑膜屈曲和医源性神经功能损伤。当锐角型后凸畸形矫正至30%~50%时,取下临时钛笼,用椎板撑开器代替。在前面用椎板撑开器分离和延长截骨部位,同时在后面加压。当前间隙比初始状态延长50%或更多时,在截骨部位前方放置一个可扩张钛笼。可扩张钛笼的扩张提供了额外的前路延长，并通过后路加压操作实现最终的矫正。继续前路延长和后路加压，直到达到理想的矢状面对齐（图51.1）。PVCR技术可以成功地治疗继发于畸形愈合和骨不连的PTK（图51.2和51.3）。

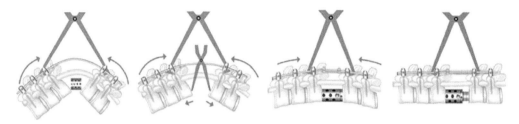

图51.1ˢ 依序后路加压同时前柱延长的PVCR技术矫正PTK。

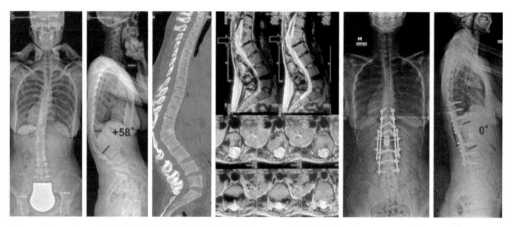

图51.2ˢ 一名30岁女性患者因骨畸形愈合导致PTK。既往手术失败且由于创伤后脊髓空洞具有显著的神经缺陷。L1节段行PVCR，进行依序后路加压同时采用前柱延长技术进行畸形矫正。

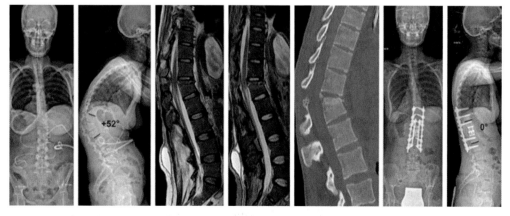

图51.3 一名42岁女性PTK患者表现为骨不连。行PVCR，并使用可扩张钛笼支撑重建前柱并恢复理想的胸腰椎矢状位。

51.7 预后

如果创伤性后凸畸形不及时治疗,慢性背痛的风险很高,并且这种风险在腰椎后凸患者中更高。进行性创伤性后凸畸形可能与神经功能损害有关。如果在高度专业化的医疗中心进行治疗,手术治疗的结果是令人满意的。

51.8 潜在并发症

PTK手术在技术上具有挑战性,容易出现并发症。多项研究报道总并发症发生率超过60%,再手术率为10%。最常见的并发症是神经系统并发症、肺部和泌尿系统并发症、出血、硬脑膜撕裂、假关节、植入物失败和感染(见第66章)。神经系统并发症发生率为6.3%~15.8%,多数为短暂性。术前神经功能缺损的患者术后出现永久性损伤的风险较高。

51.9 患者和家属须知

PTK的治疗通常具有挑战性,成功的治疗取决于细致的患者选择和合理的手术干预。手术治疗应解决减压神经元件和恢复理想的矢状面序列和实现固定融合。近年来,单纯后路手术比前路或联合入路更受欢迎。在后路截骨术中,PVCR为脊柱畸形矫正提供了最完整的脊柱活动。应采用适当的矫正技术,以达到理想的矫正效果,防止并发症的发生。

(李渊　蔡伟良　唐国柯　译)

延伸阅读

1. Adogwa O, et al. Delayed posttraumatic deformity presentation and management. In: Bridwell KH, Gupta MC, editors. Bridwell and DeWald's textbook of spinal surgery. 4th ed. Wolters Kluwer: Philadelphia, PA; 2020. p. 1309–16.
2. Buchowski JM, Kuhns CA, Bridwell KH, Lenke LG. Surgical management of posttraumatic thoracolumbar kyphosis. Spine J. 2008;8:666–77.
3. Munting E. Surgical treatment of post-traumatic kyphosis in the thoracolumbar spine: indications and technical aspects. Eur Spine J. 2010;19(Suppl 1):69–73.

扫码获取
☆ 医学资讯
☆ 教学视频
☆ 高清彩图
☆ 交流社群
☆ 推荐书单

第 52 章

感染性后凸畸形

Shahnawaz Haleem

52.1 定义

感染性后凸畸形是由感染过程中椎间盘或相邻椎体的破坏而导致的矢状面正常排列丧失。

52.2 自然病程

脊柱感染（化脓性和非化脓性）可因血源性感染或围手术期局部感染而发生（见第66章），随后受感染区域出现疼痛加重。毛细血管襻的血源性感染诱导炎症级联反应，导致骨破坏和塌陷。感染可向周围扩散，导致椎旁和硬膜外脓肿并波及邻近椎间盘。患者的症状和体征取决于感染的原发部位、传播区域、感染的持续时间、任何持续的感染、所涉及的病原体和患者的免疫状态。

虽然通常会出现疼痛和发烧，但硬膜外间隙的受累会影响神经结构，并因椎骨软化而失去稳定性，导致塌陷（由于病理性骨折）和脊髓压迫，从而导致神经功能障碍。麻痹发作可早可晚，迟发性麻痹可能是由于椎体破坏引起骨撞击或后凸畸形。

临床表现可能是多种多样的，并导致延误诊断，因此需要正确适当的抗生素治疗和手术干预。最常见的微生物是金黄色葡萄球菌和表皮葡萄球菌，铜绿假单胞菌最常见于静脉注射吸毒者（见第65章）。结核分枝杆菌是最常见的非化脓性微生物（见第64章）。

S. Haleem (✉)

Royal Orthopaedic Hospital, Spinal House, Northfield, Birmingham, UK

e-mail: shahnawaz.haleem@nhs.net

52.3 体格检查

症状和体征取决于是否有持续感染。大多数患者表现为疼痛(进行任何形式的运动时)、盗汗、间歇性发热、厌食和体重减轻。麻痹在大多数患者中不是早期表现,但一旦出现就会迅速发展。偶见患者表现为脊髓病,是由于脊髓在成角后凸畸形(俗称驼背)顶端被牵拉所致。驼背是一种成角后凸畸形,是结核性后凸的典型症状。

体征包括局部压痛、肌肉痉挛(脊柱旁和斜颈取决于感染部位)、腘绳肌痉挛和全身无力。定向性脓肿是罕见的,直腿抬高(SLR)试验可引起背部疼痛和少见的神经根病表现(视频1*)。

与胸腰椎相比,感染过程的位置或水平可能决定了颈椎和胸椎发生畸形的体征,导致神经功能缺失进行性加重。因此,在较高的病变中患者可能出现上运动神经元(UMN)体征,在较低的运动神经元(LMN)病变中可能出现感觉层面异常或弛缓性无力,这取决于脊髓压迫的程度。先前因感染引起的脊髓损伤可导致脊髓中央或脊髓前综合征,伴有相应的检查特征。脊髓中央综合征表现为相比于下肢,上肢的无力进行性加重更甚,脊髓前综合征影响脊髓前三分之二,导致病变水平以下的运动麻痹,以及病变水平以下的疼痛和体温丧失。

因此,必须将首次检查的美国脊髓损伤协会(ASIA)图表评分作为书面记录,以确保正确监测任何改善或缺陷(见附录G)。任何新的缺陷将需要重复的影像学检查以获得进一步的信息并指导合适的患者管理。

52.4 影像学检查

对早期脊柱受累不是很敏感,首次影像学检查可能在感染发病后2周到3个月出现。这些通常已发生终板侵蚀。其他早期改变包括终板正常轮廓丧失、软骨下骨缺损和骨硬化形成。晚期X线改变可显示椎骨塌陷、骨柱缺损、节段性后凸畸形和骨关节僵硬(融合)。站立的正位和侧位X线片可以更好地评估脊柱排列情况。

CT可以识别椎旁容纳物,显示骨质变化(终板破坏)和溶解或硬化特征,并确定神经侵犯情况(见附录Q)。CT引导下的活检可以帮助获得深部标本,以排除任何持续的感染。MRI可以显示任何正在进行的感染(特别是钆增强影像)、神经损伤(包括脊髓梗死)和由驼背引起的持续神经侵犯。T2加权图像对于显示脊髓病变呈高强度信号是有价值的。所有的神经缺陷都需要最新的影像学扫描。

52.5 鉴别诊断

感染性后凸畸形的鉴别诊断应包括先天性后凸畸形、原发性肿瘤和转移性肿瘤（见第63章）、代谢性骨病、类风湿关节炎和强直性脊柱炎（见第54章）、Charcot脊柱关节病和其他任何引起骨破坏和后凸畸形的感染过程。

52.6 治疗方案

第1步是确保已正确识别致病病原体并开始适当的治疗（特别是结核病）。假定患者在此治疗方案中没有持续的感染问题，这取决于是否存在疼痛、神经功能缺陷（发病和进展的时间）、患者活动能力状况和合并症。对于神经系统完整的患者，非手术治疗包括疼痛缓解、支具应用、物理治疗和适当活动。手术指征是出现和进行性的神经功能缺损。这里的首要任务是减轻脊髓压迫，改善排列不齐（见第50章）和稳定脊柱。这可能包括手术减压、截骨复位和固定重建［后方和（或）前方］（视频1和视频6*）。术前应仔细规划椎弓根螺钉和棒的长度（融合的节段数），以确保根据神经系统状态和后凸程度获得最佳结果，并确保获得最佳的脊柱-骨盆参数。

图52.1显示了一名14岁男孩从3岁开始患结核病的感染性后凸畸形。他没有神经功能缺损，只有进行性畸形。图52.2显示了CT和MRI成像上的畸形。在最近的随访中，患者成功固定重建，神经功能完好（图52.3）。

52.7 预后

这取决于术前神经功能状态和后凸程度。如果患者出现神经功能障碍，则需要早期手术干预。早期手术干预包括正确的减压、最佳的复位和固定重建（包括前路手术和后路手术），这将确保良好的结果。然而，一旦患者出现瘫痪并伴有其他合并症，那么恢复的可能会很小，进一步的管理将涉及脊髓损伤中心的康复治疗。

52.8 潜在并发症

潜在并发症包括感染、出血、神经损伤、瘫痪、脑脊液漏、栓塞（腿部和肺部）、金属内植物放置不当、融合失败、金属内植物失效、症状持续、术后交界性后凸、麻醉风险、COVID感染和死亡。

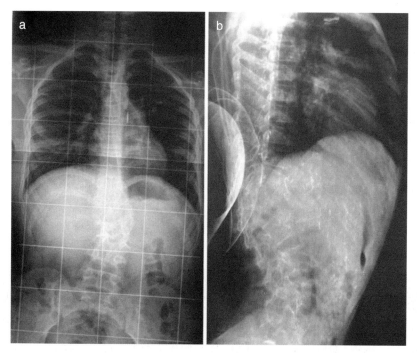

图52.1 （a,b）显示2014年首次就诊时患有结核病史的14岁男孩的脊柱后凸畸形。（Courtesy of Prof. Alpaslan Şenköylü.）

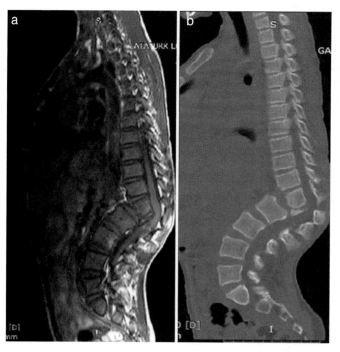

图52.2 （a,b）CT和MRI成像显示L1椎体塌陷和后凸畸形。按后凸畸形分类分为ⅢB型（见附录 P）。（Courtesy of Prof. Alpaslan Şenköylü.）

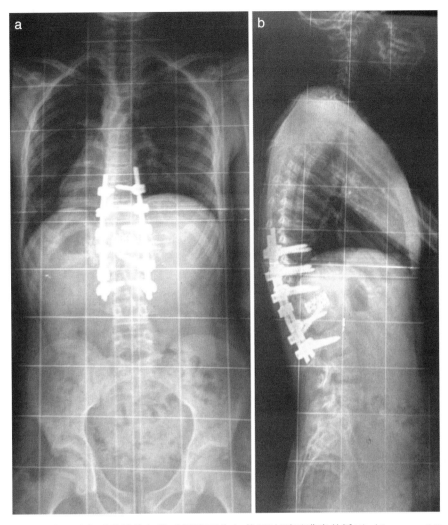

图52.3　(a,b)显示在后路脊柱切除后冠状面和矢状面达到了满意的矫正。(Courtesy of Prof. Alpaslan Şenköylü.)

52.9　患者和家属须知

感染性后凸畸形可表现为疼痛、畸形和神经功能损伤(轻度到完全损伤)。治疗将取决于疼痛程度、日常活动的减少、畸形程度(后凸)、患者的合并症和患者的意愿。手术干预本身也有并发症的风险,包括瘫痪、植入杆断裂和更高的感染风险。虽然,手术团队会在术前优化患者并制订相应的计划,但患者自身因素在恢复过程中也起着重要作用。有多种合并症和免疫状态差的患者将不能很好地进行大手术干预。在任何手术干预之前,每个患者都需要独立评估。

(李渊　蔡伟良　唐国柯　译)

延伸阅读

1. Boachie-Adjei O, et al. Late treatment of tuberculosis-associated kyphosis: literature review and experience from a SRS-GOP site. Eur Spine J. 2013;22 Suppl 4(Suppl 4):641-6.
2. Lonstein JE, et al. Neurologic deficits secondary to spinal deformity. A review of the literature and report of 43 cases. Spine (Phila Pa 1976). 1980;5(4):331-55.
3. Rajasekaran S, et al. A classification for kyphosis based on column deficiency, curve magnitude, and osteotomy requirement. J Bone Joint Surg Am. 2018;100(13):1147-56.

扫码获取

☆ 医学资讯
☆ 教学视频
☆ 高清彩图
☆ 交流社群
☆ 推荐书单

第 53 章

佩吉特病

Yann Philippe Charles

53.1 定义

佩吉特病也被称为畸形性骨炎,属于骨代谢障碍疾病。脊柱是继骨盆之后最常受影响的骨骼部分。单骨发生和多骨发生模式均可存在。佩吉特病通常在50岁后被诊断出来,尽管有种族差异,总体患病率为2%~3%。老年患者患病率会增加,病因和确切的病理生理目前尚不清楚。一方面,病毒感染(副粘病毒、呼吸道合胞病毒)已被认为是罪魁祸首;另一方面,不同的基因突变可能也起作用。

53.2 自然病程

佩吉特病的病理生理特征是成骨细胞和破骨细胞活动之间的失调。当涉及脊柱时,疾病存在3个主要阶段。第1阶段为初始溶骨期,主要表现为破骨细胞活动。第2阶段的特点是成骨细胞和破骨细胞活动的结合。第3阶段表示最后阶段,其特点是新骨形成。另一个不活跃的晚期进一步被描述为硬化期,在这个阶段,成骨细胞和破骨细胞刺激停止了。在这个后期阶段,骨骼代谢不活跃,但仍保持硬化粗糙结构。

53.3 体格检查

佩吉特病的临床症状取决于骨骼的定位和疾病的分期。然而,患者可能无症状,病理结果可能在影像学或血液检查中被偶然发现。在累及脊柱的患者中,背痛是最常见的症状(见第41章)。通过触诊确定脊柱水平,并以视觉模拟量表(VAS 1–10)评

Y. P. Charles (✉)

Service de Chirurgie du Rachis, Hôpitaux Universitaires de Strasbourg, Faculté de Médecine, Maïeutique et Sciences pour la Santé, Université de Strasbourg, Strasbourg, France

e-mail: YannPhilippe.CHARLES@chru–strasbourg.fr

估疼痛强度。

在某些情况下,过度的骨形成会导致椎管狭窄。在胸椎,这可能导致缓慢进行性脊髓压迫和麻痹。在腰椎,椎管狭窄可导致神经根性疼痛和神经源性跛行。体格检查应包括神经系统、神经根、感觉和运动检查(视频3★)。感觉检查应调查感觉异常,并应进行针刺试验。运动检查需要根据医学研究理事会1~5的等级进行肌肉力量测试。如果怀疑脊髓受压,应检查锥体束征象,如反射亢进和巴宾斯基征阳性。

血液检查。碱性磷酸酶(ALP)通常在骨代谢增加的阶段升高。该生物标志物与破骨细胞和成骨细胞的骨吸收和形成有关。因此,它用于接受双膦酸盐治疗患者的随访检查。转氨酶应同时被检查,因为ALP也可能在肝脏疾病中升高。骨钙素仅由成骨细胞分泌,这种蛋白激素对佩吉特病患者没有诊断价值。

53.4　影像学检查

标准X线检查包括脊柱正侧位X线片。影像学表现取决于疾病的分期。在初始阶段,骨溶解可出现在椎体水平。在病程中,骨内膜和骨外膜的骨沉积会导致与终板平行的特征性硬化线(图53.1)。最后,皮质增厚将导致"相框"表现和椎体在矢状面和冠状面的增大。

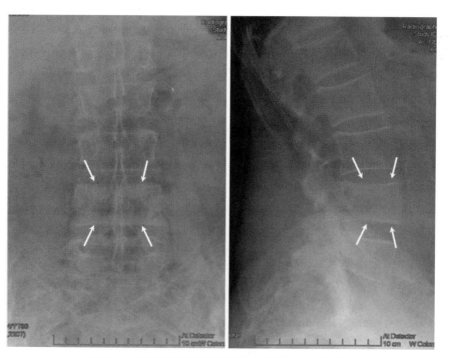

图53.1　X线片显示骨膜和骨膜内骨平行于L4终板。

CT扫描提供高质量的骨病变图像。在初始阶段,破骨细胞活动将导致溶骨图像(图53.2)。在第2阶段,可以同时出现骨外膜骨沉积和骨内膜吸收(图53.3)。在第3阶段,可以观察到硬化骨形成,也被描述为致密的"象牙椎体"(图53.4)。

如果存在椎管狭窄,MRI将用于评估脊髓或马尾。在T1加权图像上可以观察到

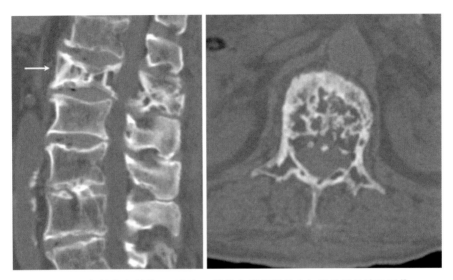

图53.2 矢状位和轴位CT显示L2椎体和后部附件在初始阶段的溶骨图像。

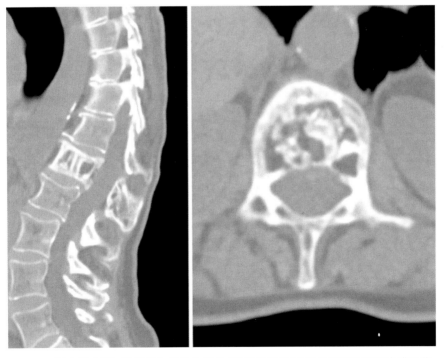

图53.3 佩吉特病第2阶段的矢状位和轴位CT图像显示L1处骨膜增生和骨内膜吸收。

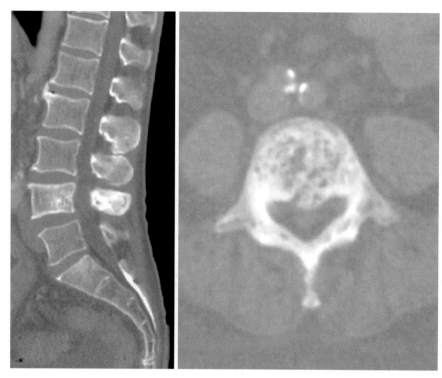

图 53.4 佩吉特病第3期L4处矢状位和轴位CT图像显示骨硬化形成。

椎体粗糙的一面(图53.5),T2-STIR序列可能有助于识别活动点,但在评估骨溶解和骨形成时,首选CT作为一线检查手段。使用99-锝底物和SPECT的骨显像可以帮助诊断佩吉特病,并显示骨骼上不同斑点的分布(图53.6)。

53.5 鉴别诊断

骨质疏松性骨折、椎体转移瘤(乳腺癌、肾癌、肺癌)(见第63章)、侵袭性血管瘤(见第55章)、巨细胞瘤(见第57章)、浆细胞瘤(见第61章)、脊索瘤(见第62章)和软骨肉瘤均可出现骨溶解图像。致密硬化骨图像的鉴别诊断包括转移瘤(前列腺癌)、骨肉瘤(见第38章)、类癌和霍奇金淋巴瘤。

53.6 治疗方案

佩吉特的治疗依赖于正常骨重塑和疼痛的治疗,可采用止痛剂、非甾体抗炎药和抗神经病变药物进行治疗。既往常用降钙素来纠正骨代谢紊乱,而目前不同种类的双膦酸盐(地替膦酸盐、氯膦酸盐、帕米膦酸盐、利塞膦酸盐、唑来膦酸盐)在临床试验中被证实是最有效的药物方式。佩吉特病很少需要手术治疗,减压融合可能只适

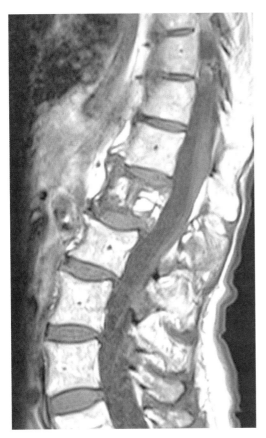

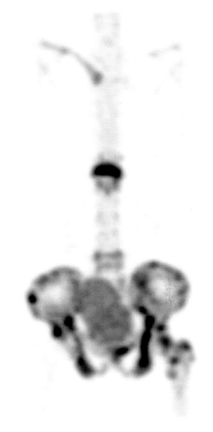

图 53.5 T1 加权矢状面 MRI 显示 L1 处椎体结构变粗。

图 53.6 骨显像显示多发性 Paget 病累及脊柱(T11)和骨盆。

用于出现神经系统并发症和严重骨溶解的情况。

53.7 预后

保守治疗通常使用双磷酸盐稳定骨重建和改善患者的生活质量。临床和放射学随访是必要的,因为可能会出现并发症。

53.8 潜在并发症

骨在溶骨期结构薄弱,可发生椎体压缩性骨折。严重椎管狭窄时,可能出现神经系统并发症。转变成脊柱肿瘤非常罕见(0.7%),仅占佩吉特病所有肉瘤样退变的7%。

53.9 患者和家属须知

佩吉特病大多无症状,但疼痛和神经系统症状可能出现,通常为50~60岁。整个骨架最初需要使用闪烁扫描术检查。双磷酸盐属于抗骨吸收药物,应用期间需要检测ALP含量。

(李渊　蔡伟良　唐国柯　译)

延伸阅读

1. Dell'Atti C, Cassar-Pullicino VN, Lalam RK, Tins BJ, Tyrell PNM. The spine in Paget's disease. Skelet Radiol. 2007;36:609-26.
2. Ralston SH. Clinical practice. Paget's disease of bone. N Engl J Med. 2013;368(7):644-50.
3. Rolvien T, Butscheidt S, Zustin J, Amling M. Skeletal dissemination in Paget's disease of the Spine. Eur Spine J. 2018;27(Suppl 3):453-7.

扫码获取

☆ 医学资讯
☆ 教学视频
☆ 高清彩图
☆ 交流社群
☆ 推荐书单

第 **54** 章

脊柱强直性疾病：强直性脊柱炎和弥漫性特发性骨骼肥厚症

Yann Philippe Charles

54.1 定义

在强直性脊柱疾病中,强直性脊柱炎(AS)和弥漫性特发性骨骼肥厚症(DISH)是两种不同的病因。本章将同时介绍这两种疾病,因为这两种疾病在某些方面的风险是相似的(如僵硬和出现不稳定脊柱骨折)。

强直性脊柱炎属于中轴椎体关节病,是一类炎性风湿病。强直性脊柱炎也被称为Bechterew病,其特征是脊柱关节和韧带的慢性炎症,导致疼痛和僵硬。椎体可能融合并导致僵硬性脊柱畸形,如颈椎后凸和胸腰椎后凸。强直性脊柱炎的患病率为0.1%~1.4%。男性患强直性脊柱炎的概率是女性的2~3倍。发病年龄在45岁之前,通常有阳性家族史。HLA-B27阳性被认为是一个危险因素。

DISH最初由Forestier和Rotés-Querol描述为老年性强直性骨质增生,是一种以韧带和关节囊骨化为特征的非炎症性疾病。它通常发生在中轴骨骼,其中前纵韧带的进行性骨化和椎体之间的骨形成导致了脊柱强直。在40岁以上人群中,DISH的患病率为3%~6%,并随着年龄的增长而增加。男女性别比为2:1。

54.2 自然病程

中轴脊柱关节病与腰痛和骶髂关节炎症有关。炎症性风湿病的其他临床特征,如皮肤牛皮癣、足跟炎、趾突炎、葡萄膜炎或结肠炎可以存在。随着时间的推移,椎骨

Y. P. Charles (✉)

Service de Chirurgie du Rachis, Hôpitaux Universitaires de Strasbourg, Faculté de Médecine, Maïeutique et Sciences pour la Santé, Université de Strasbourg, Strasbourg, France

e-mail: YannPhilippe.CHARLES@chru-strasbourg.fr

可能融合并导致脊柱畸形。颈胸后凸可导致平视能力丧失。在全球范围内,胸腰椎驼背是最常见的畸形,可诱发躯干力线不平衡,向前移位。在严重的情况下,驼背会导致腹腔压力增加和肺活量减少。

DISH的确切发病机制至今仍不清楚,偶然的家族性发病引起了对遗传易感性的怀疑。糖尿病和肥胖是DISH的常见合并症(23%~40%)。它还与糖耐量降低、痛风、高甘油三酯血症和高视黄醇血症有关。

54.3　体格检查

炎性疼痛和交替性臀部疼痛是强直性脊柱炎典型的症状,疼痛通常持续3个月以上。晨僵很常见,这种情况会随着锻炼而改善,而休息并不能改善疼痛。一些患者主诉夜间疼痛。腰椎活动范围减小可以用Schober法测量,方法是画出两点:一个在骶骨上水平,另一个在其上方10cm处。如果两点之间的距离在最大前屈时增加到15cm(Schober 10/ 15cm),则腰椎活动度正常,而距离小于15cm则表明腰椎的活动度受限。患者应进一步检查颈椎和胸腰椎矢状面畸形(图54.1)。骨盆后倾和膝关节屈曲是躯

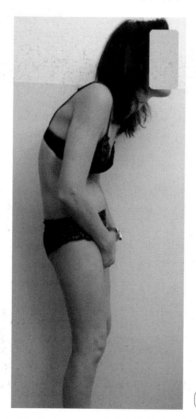

扫码观看高清彩图

图54.1* 强直性脊柱炎固定性胸腰椎后凸的临床表现。

干前倾的代偿机制。

许多DISH患者只有轻微的临床症状,包括颈椎僵硬和腰椎僵硬。骨化可能限制这些活动椎节的活动范围。有些患者主诉疼痛,但强度可变,且并不是经常存在的。严重颈椎前路骨化时,可能出现吞咽困难。

血液检查。没有特定的实验室检验用于确诊强直性脊柱炎。炎症标志物[如C反应蛋白(CRP)]可以评估炎症,但CRP对骶髂关节炎的进展没有特异性,而且并不总是升高。HLA-B27基因与强直性脊柱炎相关。然而,正常人群中也有8%呈现阳性。

54.3.1 影像学检查

标准X线检查包括脊柱、骨盆和骶髂关节的正侧位片。在强直性脊柱炎和DISH的初始阶段,可以观察到椎体明显的成角,同时有椎体之间的融合。DISH的放射学表现通常首先出现在胸椎和上腰椎(图54.2)。

CT提供高质量的骨融合图像。在强直性脊柱炎中,后路小关节融合随着时间的推移而发展,形成典型的"竹节"样改变。强直性脊柱炎患者椎体内的骨密度会降低,

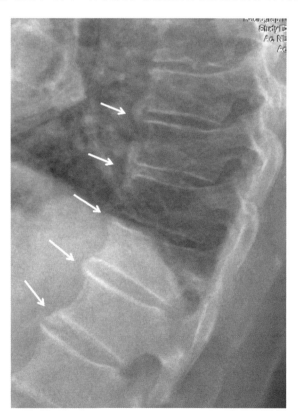

图54.2 DISH患者尾侧胸椎和头侧腰椎前纵韧带骨化的影像学表现。

导致松质骨内骨小梁减少。

在强直性脊柱炎中使用MRI的T2-STIR序列评估骶髂关节。高信号表明炎症反应活跃(图54.3)。

54.4 鉴别诊断

强直性脊柱炎的鉴别诊断是非特异性腰痛(见第41章)以及椎间盘、小关节和骶髂关节的退行性改变,或炎性疾病(如类风湿关节炎)。

已有研究显示DISH与脊柱后纵韧带骨化(OPLL)之间可能存在关联。然而,这两个情况似乎并不相同。DISH常见于高加索患者,而OPLL常见于亚洲患者。OPLL后纵韧带骨化通常导致脊髓病或神经根病,这在DISH中却很少见(见第42章和第43章)。

54.5 治疗方案

强直性脊柱炎的治疗依赖于教育、物理治疗、康复,以及使用镇痛药和非甾体抗炎药治疗疼痛。应用肿瘤坏死因子(TNF)阻滞剂或白细胞介素-17(IL-17)抑制剂来减轻疼痛和僵硬。以下TNF抑制剂可供选择:阿达木单抗、赛妥珠单抗、依那西普单抗、戈利木单抗或英夫利昔单抗。手术治疗适用于严重的后凸畸形。手术矫正矢状面畸形的指征是改善脊柱整体力线,必要时恢复水平视轴。已有研究表明,单节段或双节段椎弓根截骨术(PSO)的畸形矫正可以改善残疾和肌肉疲劳引起的疼痛、呼吸功能和生活质量(图54.4)。

DISH的治疗仍然是对症使用止痛剂。颈椎骨赘切除术可能适用于罕见的吞咽困

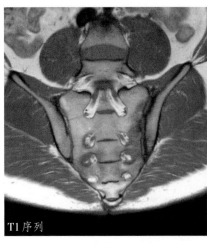
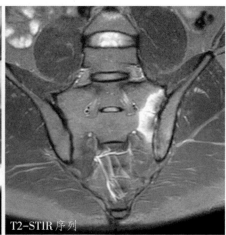

图54.3 MRI图像显示T2-STIR序列上的骶髂关节炎症。

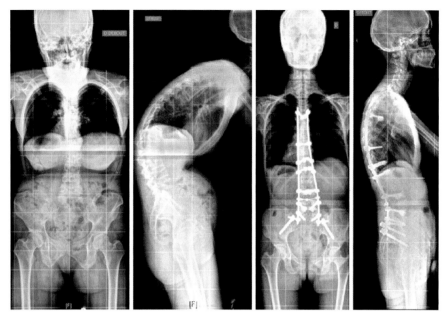

图 54.4　采用 L2 和 L4 两节段椎弓根截骨术矫正强直性脊柱炎僵硬性矢状位胸腰椎后凸畸形的术前和术后 X 线片。

难病例,出现神经系统症状可能需考虑神经减压。

54.6　预后

使用 TNF 抑制剂联合定期运动的保守治疗方式治疗强直性脊柱炎有助于改善炎症反应和缩短病程。只有在严重畸形时才考虑手术治疗,但手术可以改善严重僵硬或畸形所造成的生活质量不佳。

54.7　潜在并发症

强直性脊柱炎和 DISH 的强直性脊柱是脆弱的,低能创伤可导致不稳定的椎体骨折。C5 和 C7 之间的颈椎占创伤性脊柱损伤的 75%,并且具有较高的神经系统并发症风险,如四肢无力或四肢麻痹(图 54.5)。低能量创伤引起的非移位胸腰椎骨折可能很难诊断。继发性移位和神经系统并发症的风险很高。因此,采用经皮内固定手术治疗应优先于支具等保守治疗(图 54.6)。

54.8　患者和家属须知

AS 是一种炎症性疾病,属于中轴椎体关节病,多见于年轻患者,需要终身治疗。

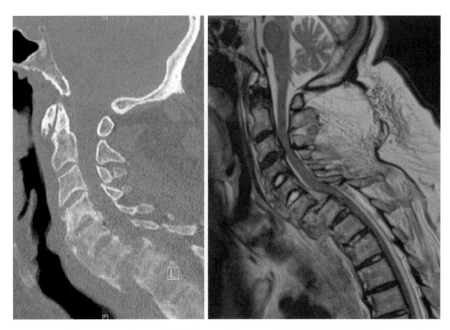

图54.5　CT和MRI显示在DISH中C6-C7骨折移位伴脊髓受损。

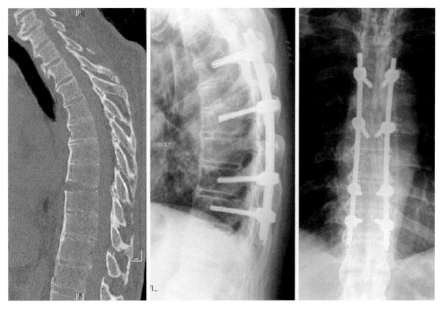

图54.6　微创下经皮内固定治疗不稳定胸椎骨折患者的术前CT和术后X线片。

DISH是一种老年患者中轴骨骼的非炎症性强直性疾病,通常无症状。这两种情况都会导致脊柱僵硬骨化,在创伤事件中发生继发性移位和神经系统并发症的风险很高。

（李渊　蔡伟良　唐国柯　译）

延伸阅读

1. Bredin S, Fabre-Aubrespy M, Blondel B, Falguières J, Schuller S, Walter A, Fuentes S, Tropiano P, Steib JP, Charles YP. Percutaneous surgery for thoraco-lumbar fractures in ankylosing spondylitis: study of 31 patients. Orthop Traumatol Surg Res. 2017;103:1235-9.
2. Charles YP, Ntilikina Y, Collinet A, Steib JP. Combined percutaneous and open instrumentation for thoracolumbar kyphosis correction by two-level pedicle subtraction osteotomy in ankylosing spondylitis. Eur J Orthop Surg Traumatol. 2020;30:939-47.
3. Mader R, Verlaan JJ, Buskila D. Diffuse idiopathic skeletal hyperostosis: clinical features and pathogenic mechanisms. Nat Rev. Rheumatol. 2013;9:741-50.
4. Taurog JD, Chhabra A, Colbert RA. Ankylosing spondylitis and axial spondyloarthritis. N Engl J Med. 2016;374:2563-74.

第 55 章

椎体血管瘤

Burak Karaaslan, Alp Özgün Börcek

55.1 定义

从病理上来看,血管瘤是一种良性的无囊性血管增生。病理上分毛细血管型、海绵状型和混合型3种。该病变可以发生在任何部位,但最常见的部位是面部、头皮、胸部或背部的皮肤。在尸检中,椎体血管瘤(VH)的发病率为11%,大多数是无症状且偶然被发现的。发病率随年龄增长而增加,约30%的患者为多发性病变。女性更容易患病(3:1)。

55.2 自然病程

椎体血管瘤可能是进行性的,也可能是无症状的。大多数无症状的患者会持续数年。如果病变部位出现疼痛,应考虑椎体的受累程度和位置。局限于腰椎或颈椎椎体的病变预计不会进展;对于这些患者,应评估其他疼痛源(见第41章)。相反,延伸到椎体外并伴有软组织扩张的胸部病变应被认为是潜在的进行性病变。特别是年轻患者,即使偶然发现病变,也应仔细随访。

55.3 体格检查

没有体格检查可以发现单纯椎体血管瘤。只有1%~1.2%的血管瘤有症状,其最常见的症状是疼痛。年轻人更常出现的症状是脊髓受压或神经根病症。神经功能障碍的改变与病变水平和扩张特征或软组织受累程度有关(视频3*)。脊髓的直接压迫或血流动力学的改变都可能导致损伤。此外,骨折、脊髓硬膜外血肿或直接血管压迫

B. Karaaslan · A. Ö. Börcek (✉)

Division of Pediatric Neurosurgery, Gazi University Faculty of Medicine, Ankara, Turkey

e-mail: burakkaraaslan@gazi.edu; alpborcek@gazi.edu.tr

也可能导致脊柱缺损。临床表现通常是进行性的,然而也可以观察到一些突然的变化。值得注意的是,由于静脉张力和激素活动的增加,怀孕可能会加重症状。此外,有报道称绝经前女性的临床表现不稳定。

55.4 影像学检查

椎体血管瘤通常是偶然发现的。在极少数情况下,他们可能会表现出病理性骨折或形态变化。在 X 线上,主要表现为椎体内出现粗糙的垂直条纹——"蜂窝状"外观。在核磁共振的 T1 和 T2 加权像上,它们的信号强度增强。软组织部位的信号通常较低,造影剂可增强椎体血管瘤影像。70% 以上的病变发生在胸椎,可累及椎体的各个部位(包括后椎弓),也包括具有扩张性质的软组织成分。在高达 65% 的病例中,椎体的所有部位均受累。血管瘤中脂肪组织的存在可能是良性病程的标志。对于不易通过 MRI 诊断的病例,血管造影可显示椎体呈现致密混浊(图 55.1)。

根据其临床和放射学特征,可分为 3 型:
- A 型。由于肿瘤向骨外延伸,病变表现为脊髓受压。
- B 型。病变表现为局部疼痛,无骨外延伸。
- C 型。最常见的类型,无症状。然而,在年轻患者中,这些病变应该随访。

55.5 鉴别诊断

有症状性的椎体血管瘤是导致背痛的潜在原因(见第 11 章和第 41 章)。如果 X 线检查结果不一致,则应排除其他原因引起的背痛。鉴别诊断时应考虑佩吉特病(见第 53 章)、骨肉瘤转移灶(见第 38 章)、前列腺癌和甲状腺髓样癌(硬化性病变,见第 63 章)(视频 4*)。此外,血液系统恶性肿瘤(如淋巴瘤和骨髓瘤)也应考虑。

55.6 治疗方案

任何一种病理类型都应该根据患者具体情况制订相应的治疗方案。无症状患者无须干预,保持随访即可。如果出现神经功能障碍或严重疼痛,可选择多种治疗方法。放疗、血管内栓塞、经皮椎体成形术聚甲基丙烯酸甲酯(PMMA)和乙醇注射是主要的治疗选择。如果出现严重的脊髓压迫和急性症状,可以考虑手术切除病变和脊柱稳定,尽管大量失血会使手术过程复杂化。在有症状的病例中,可以根据患者的需要将栓塞技术和手术减压相结合。值得注意的是,无症状病变的年轻患者应进行临床和(或)放射学随访。治疗方案应根据受累范围、临床表现和患者年龄来考虑。

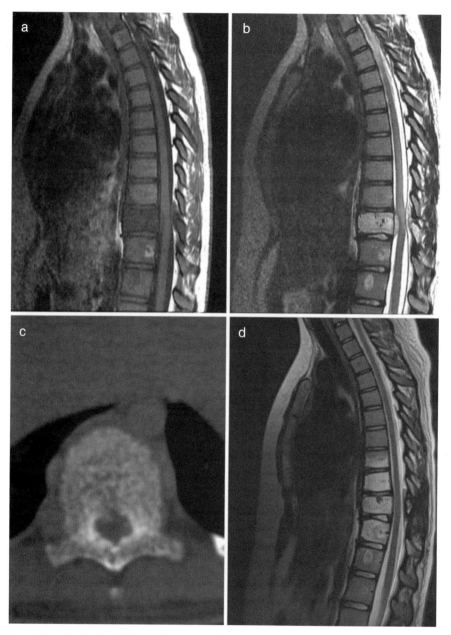

图55.1 一名经过放疗的9岁胸椎血管瘤患者的MRI和CT断层图像。(a)椎体血管瘤的T1加权图像。(b)脊髓前后受压病变的T2加权图像。(c)病变的轴位CT图像。(d)治疗后3个月的放疗后图像，显示骨外病变和脊髓压迫完全消除。

55.7 潜在并发症

急性脊髓受压、病理性脊柱骨折及相关畸形是潜在的并发症。在手术干预的情况下，外科医生应该做好术中出血的准备，因为术中出血可能导致严重的发病率和某些情况下的死亡率。

55.8 患者和家属须知

椎体血管瘤通常是良性和惰性病变,用目前的医疗干预技术实现成功治疗是可能的。只有一小部分椎体血管瘤有临床困难,目前的医疗干预技术可以成功治疗。

(禹铭杨　晏美俊　蔡伟良　译)

延伸阅读

1. Acosta FL, et al. Current treatment strategies and outcomes in the management of symptomatic vertebral hemangiomas. Neurosurgery. 2006;58(2):287–95.
2. Fox MW, et al. The natural history and management of symptomatic and asymptomatic vertebral hemangiomas. J Neurosurg. 1993;78:36–45.
3. Pastushyn AI, et al. Vetebral hemangiomas: diagnosis, management, natural history and clinicopathological correlates in 86 patients. Surg Neurol. 1998;50:535–47.

第 56 章

动脉瘤样骨囊肿

Murat Songür, Alpaslan Şenköylü

56.1 定义

脊柱动脉瘤样骨囊肿(ABC)以前被认为是一种来源不明的假性肿瘤病变;现在认为是一种良性骨肿瘤。动脉瘤样骨囊肿是由纤维隔膜隔开的多个富含血液的囊肿并以此为特征。动脉瘤样骨囊肿是一种罕见的肿瘤,约占原发性骨肿瘤的1%。虽然是一种自然形成的良性病变,但一些动脉瘤样骨囊肿可能具有危害性。治疗指数的成功是极其重要的,因为复发经常导致脊柱高水平的结构问题和神经障碍。

56.2 自然病程

动脉瘤样骨囊肿是良性的,没有转化为肉瘤的危险。颈椎和骶骨(图56.1)是动脉瘤样骨囊肿最常见的部位。可能会发生病理性骨折、神经系统受累和不稳定,但数量罕见。

56.3 体格检查

动脉瘤样骨囊肿通常在儿童和年轻人当中发病。患者表现为局部疼痛和肿胀,伴有或不伴有局部压痛(见第11章)。患者可出现受累区域的脊柱运动受限,但神经损伤较为罕见(视频3★)。颈椎的脊髓病变或单根神经根受累的体征和症状应仔细评估,因为这些病变在健康青少年中容易被忽视。

M. Songür

Zonguldak Bulent Ecevit University, Zonguldak, Turkey

e-mail: murat.songur@beun.edu.tr

A. Şenköylü (✉)

Department of Orthopaedics and Traumatology, Gazi University, Ankara, Turkey

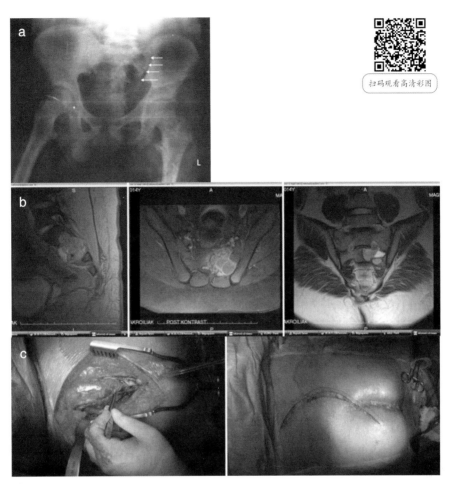

图56.1* （a）患者男，14岁，左侧S1-S2动脉瘤样骨囊肿。（b）T2加权和MRI显示左侧S1和S2有多个囊肿，呈液-液图像，在腹侧和背侧生长。（c）施行部分骶骨切除术，骶管减压，然后自体植骨。

56.4　影像学检查

X线片显示囊性溶解性肥皂泡样病变，边缘光滑无硬化，与CT显示的图像类似。磁共振扫描的T2加权像通常显示多个分离的囊肿，具有垂直的液-液水平。颈椎病变往往累及后部，但也可能向前方发展，干扰椎动脉并累及硬膜外间隙。因此，轴向扫描有助于分析椎动脉和硬膜外间隙的受累情况，也有助于分期和决策。

56.5　鉴别诊断

尽管动脉瘤样骨囊肿具有独特的放射学特征，但必须做组织活检，应该采用CT引导活检或开放式活检（视频4*）。毛细血管扩张性的骨肉瘤可表现出相似的影像学表现,但其临床发展过程和结果却完全不同。

56.6 治疗方案

动脉瘤样骨囊肿有几种治疗方案可供选择。治疗方案选择的成功与否直接关系到后面的治疗结果。因此,选择合适的初始治疗是至关重要的。所有的治疗方式都有其固有的优点和缺点。病灶整体切除可提供安全边缘,复发风险低;增加的手术发病率通常被许多作者认为是"过度治疗"。病灶内刮除(有或无辅助)的复发风险约为30%,通常需要术前栓塞以避免术中出血。目前,认为选择性动脉栓塞(SAE)是不涉及神经结构且没有病理性骨折风险的一线治疗方法。术前必须进行血管造影,以防止硬化剂渗漏到椎管或神经系统。其他治疗方法可选择囊内注射丙烯酸硬化剂或生物制剂。特别是在透视控制下行骨髓间充质干细胞浓缩注射的治疗效果很好,但是由于晚期恶性肿瘤的风险,因此避免在儿童中使用。放疗是另一种效果不确定的治疗方案。

关于脊柱动脉瘤样骨囊肿各种治疗方案的叙述,都是来源于不同治疗方案的代表性文献,因此这些研究概述了与治疗类型无关的良好治疗结果。因此应采用损伤最小的治疗方法。

最终治疗决策的确定涉及病灶的大小、位置、稳定性、神经参与程度,以及外科医生和介入放射科医生的偏好。每个病例都应该单独评估,治疗方案也应该单独制订。

选择性动脉栓塞是大多数病变的常用治疗方法,尤其是在脊柱的活动节段和骶骨延伸出脊柱的大部分。如果具备相应的设备和介入放射科医生,这种治疗方法可作为高复发率和高危险手术患者的一线治疗方案。血管造影适用于几乎所有需要治疗的脊柱动脉瘤样骨囊肿。动脉瘤样骨囊肿的栓塞原理可以概括为在供血血管内置入微导管并注入硬化剂,同时在病变上下两层双侧节段性动脉内注入硬化剂(适用于胸椎病变和腰椎病变)。如果置管的节段动脉与脊髓前动脉相关,则在该水平上终止栓塞,因为这种入路最终会导致脊髓缺血。选择性动脉线圈栓塞是治疗颈椎节段病变的一种方法。与在胸椎和腰椎水平进行的硬化剂注射栓塞不同,该手术是单侧进行的。常用的栓塞做法是从C7椎动脉到小脑后下动脉,该方法效果良好。由于患者在手术过程中处于清醒状态,因此可行椎动脉暂时性阻塞,以评估对侧椎动脉的通畅程度。通过CT扫描和(或)血管造影对患者进行疾病进展-消退、病变骨化或病变血运重建的随访。选择性动脉栓塞可以重复进行,直到出现愈合的迹象。虽然经过选择性动脉栓塞的努力治疗,但是肿瘤大小增加、神经状态恶化和不稳定的发展可能需要进行手术治疗。选择性动脉栓塞的另一个优点是减少术中的出血量。

病变内骨髓源性间充质干细胞抽吸是另一种微创手术,通常用于不适合选择性动脉栓塞的病变。经皮穿刺囊腔和抽吸间充质干细胞注射理论上可以降低囊腔内压力,促进成骨细胞再生,可能需要多次注射才能达到愈合。骨髓间充质干细胞浓缩液可与脱矿骨基质及其他支架混合,增强囊腔内的成骨诱导能力。

动脉瘤样骨囊肿的常见手术指征包括:急性神经功能缺损,对微创手术的反应性和脊柱不稳定性。可以采用两种手术类型:①广泛切除和②刮除术和植骨术。广泛切除通常只在累及后路附件的病例中进行,并且术后发病率最低。然而,椎板切除术后的后凸畸形是成长期脊柱后路椎体广泛切除术的重要并发症,据报道发病率为37%~95%。在这种情况下,建议进行前后路联合手术。骶骨病变是手术切除的另一个指征。由于在骶骨病变中实现完全栓塞非常困难,手术是唯一可行的方法(图56.1)。病灶内刮除术的复发率高达30%,因此在脊柱病变中不推荐使用。

放疗有望在肿瘤控制方面取得成功,但放疗引起的肉瘤变、放射性脊髓病和其他副作用(尤其是儿童)限制了它的使用。放疗可作为其他治疗方案失败时的保留方案。

因此,介入放射科和脊柱外科合作下的多模式治疗途径,对于脊柱动脉瘤样骨囊肿的成功治疗是十分必要的。

未来将集中研究通过RANKL抑制剂来抑制动脉瘤样骨囊肿中的破骨细胞。虽然一些研究报告证明是有效的,但尚不足以证明可用于常规治疗。

56.7　预后

微创手术具有良好的治疗效果,如选择性血管造影栓塞和病灶内注射。通常需要多次治疗,预计在12~18个月内愈合。即使有合适的手术指征,手术依然有很高的复发率;大面积病灶切除可能对生长中的脊柱产生不利影响。

56.8　潜在并发症

微创手术的并发症似乎很少。开放手术可能有很高的并发症,如脊柱后凸和病变复发,除非由经验丰富的外科团队来治疗。

56.9　患者和家属须知

微创手术的形式正在发展,有可能取得良好的结果。为了达到完全愈合,可能需要多种干预措施。

(禹铭杨　晏美俊　蔡伟良　译)

延伸阅读

1. Amendola L, et al. Aneurysmal bone cyst of the mobile spine: the therapeutic role of embolization. Eur Spine J. 2013;22(3):533-41.
2. Barbanti-Brodano G, et al. Aneurysmal bone cyst of the spine treated by concentrated bone marrow: clinical cases and review of the literature. Eur Spine J. 2017;26(Suppl 1):158-66.
3. Novais EN, et al. Aneurysmal bone cyst of the cervical spine in children. J Bone Joint Surg Am. 2011;93(16):1534-43.

扫码获取

☆ 医学资讯
☆ 教学视频
☆ 高清彩图
☆ 交流社群
☆ 推荐书单

第 **57** 章

巨细胞瘤

Peter Pal Varga, Aron Lazary

57.1 定义

骨巨细胞瘤(GCT)是一种具有局部侵袭性行为的良性骨肿瘤。局部复发风险高，远处(肺)转移风险低是该病的特点。在组织学上，GCT由多核破骨细胞样组成细胞、单核细胞和基质纺锤形细胞组成。这些细胞是肿瘤的新生物成分。

根据 Enneking 分类，GCT 为活动良性(S2)或侵袭性良性(S3)病变。在S2肿瘤中，Enneking 的适当治疗是病灶内切除，而在S3病例中，只有整块切除才能提供长期局部控制。这两种情况在脊柱上都具有挑战性，因为病变毗邻神经结构、GCT的丰富血液供应，以及随之而来的脊柱不稳定。手术治疗的复杂性和发病率及局部复发的高发生率导致了辅助治疗方案的发展，例如局部辅助治疗(苯酚、过氧化氢、冷冻手术或PMMA)和系统性用药(地舒单抗)。术后放疗也可用于局部控制。然而，它可以增加GCT向辐射诱导型肉瘤的转化。

57.2 自然病程

骨巨细胞瘤在年轻人中发病率最高，尤其女性更常见。骨巨细胞瘤通常局限于长骨的骨骺端，尽管肿瘤的侵袭性可导致脊柱不稳定和(或)神经功能障碍，但从脊柱外观很难判断。脊柱肿瘤最常见的症状是疼痛，可以是肿瘤引起的非机械性疼痛、脊柱肿瘤不稳定时的机械性疼痛或与神经压迫相关的疼痛(见第41章)。功能恶化可能与肿瘤肿块或病理性骨折引起的神经功能缺损有关。令人担忧的症状包括顽固性疼

P. P. Varga · A. Lazary (✉)

National Center for Spinal Disorders, Buda Health Center, Budapest, Hungary

Department of Spine Surgery, Semmelweis University, Budapest, Hungary

e-mail: vpp@vpphome.hu; aron.lazary@bhc.hu

痛、进行性神经功能缺损、马尾综合征或脊髓受压的迹象(视频3★)。

57.3　体格检查

对患者进行标准的脊柱体格检查,对于确定是否需要紧急手术的情况至关重要。然而,这种情况在原发性脊柱肿瘤中罕见,而且实验室结果无特异性。

57.4　影像学检查

骨巨细胞瘤是一种侵袭性溶骨性病变。在X线片和CT上可以看到骨溶解的结果,而在MRI上可以诊断侵袭软组织(图57.1)。在脊髓骨巨细胞瘤中,MRI对于描述肿瘤与椎管、神经根和脊髓的关系至关重要。对比增强成像研究对于探查主要血管,有时甚至是供血动脉也很重要。胸部CT用于排除肺转移,特别是在疾病的晚期。建议在术后随访期间进行常规影像学检查(MRI, CT)以评估局部控制情况。累及骨外的脊髓骨巨细胞瘤可归类为侵袭性肿瘤。

57.5　鉴别诊断

肿瘤病变和脊柱肿瘤样病变是最常见的鉴别诊断问题。遵循第一个也是最重要的肿瘤学原则,即"组织是问题所在",鉴别诊断的基础是病变的组织学检查。对于原发性脊柱肿瘤,影像引导下的经皮活检或开放活检可以为详细的组织病理学研究提供足够的组织(视频4★)。

57.6　治疗方案

57.6.1 手术

正确采取适当的手术治疗可以获得更好的肿瘤预后(S2内骨巨细胞瘤的病灶内切除,S3内骨巨细胞瘤的整体切除),不适当的手术治疗会导致局部复发率增高。局部复发的治疗可能很困难,并且局部复发与较短的生存期相关。侵袭性脊柱/骶骨骨巨细胞瘤的整体切除具有挑战性,并可能导致严重的神经功能丧失。不仅肿瘤切除,脊柱不稳定的处理和软组织重建也是术前需要规划的重要问题(图57.2)。

57.6.2　栓塞

骨巨细胞瘤是血管化肿瘤;局部手术的最常见的并发症之一是大量失血。这就是强烈建议术前栓塞的原因。另一方面，栓塞本身会导致肿瘤的萎缩或硬化，因此在脊柱病例中，如果没有不稳定或紧急的神经症状，栓塞是第一线的管理。栓塞的效果应通过CT影像学检查进行随访，该过程可重复多次进行。在手术治疗的情况下，强烈

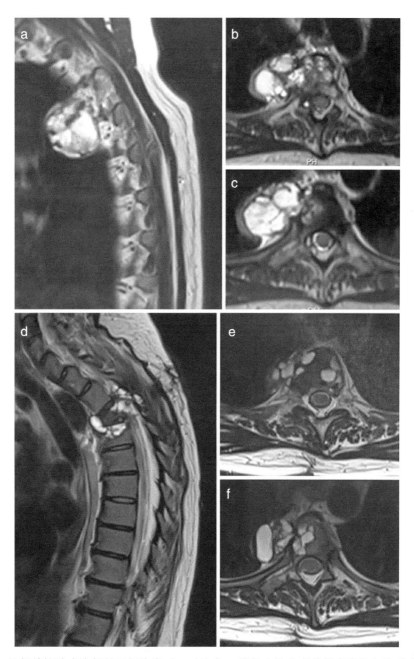

图57.1 地舒单抗治疗胸部骨巨细胞瘤。(a~c)这名38岁的女性患者背部疼痛几个月，胸椎MR显示胸3水平巨大软组织肿块和溶解性肿瘤。(d~f)活检证实骨巨细胞瘤诊断，开始地舒单抗治疗，临床效果良好，肿块局部消退；然而，在诊断后8个月时出现进行性后凸畸形。

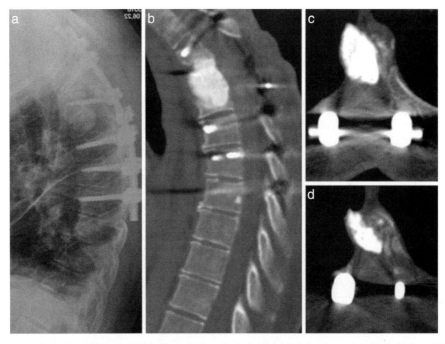

图 57.2　手术切除、重建和地舒单抗辅助治疗。上述病例病情稳定，由于后凸加重和病理性骨折，出现了严重的背部疼痛（图 57.1）。(a) 栓塞后行病灶内手术切除，然后用 PMMA 和后路稳定进行前柱重建。(b~d) 术后 2 年，地舒单抗提供了良好的局部控制。

建议进行术前栓塞（手术前一天），以减少术中失血。

57.6.3　地舒单抗

地舒单抗是一种抗破骨细胞激活剂 RANKL 的人源单克隆抗体。通过抑制 RANKL 活性，从而抑制破骨细胞活化，达到阻止骨吸收的目的。地舒单抗主要用于治疗骨质疏松症，但越来越多的证据表明其在治疗骨巨细胞瘤方面的有效性和安全性。用药期间应监测血钙水平，并建议在地舒单抗治疗期间补充钙/维生素 D。筛查颌骨骨坏死的必要手段之一是牙齿检查。在随访图像上可以根据肿瘤生长停止和溶骨性骨巨细胞瘤肿块的硬化来判断治疗的效果。在对情况进行个体评估后，支持在术前和术后给予脊柱骨巨细胞瘤单独的地舒单抗治疗，但治疗的病程长度仍然是一个悬而未决的问题。

57.7　预后

脊柱骨巨细胞瘤的局部复发率为 20%~30%，特别是在局灶内切除的情况下。功能预后与生物力学稳定性和神经功能密切相关，而这些因素可能因手术切除而受损。

即使在巨大的肿瘤中,地舒单抗治疗也可以阻止肿瘤进展并改善功能。

57.8　潜在并发症

病灶内手术会导致致命的术中失血,尤其是骶骨部位的手术。脊髓损伤是胸/颈骨巨细胞瘤切除术的严重并发症。地舒单抗治疗可能存在明显的副作用,如低钙血症或颌骨骨坏死。

57.9　患者和家属须知

患者及其家属应该明白,脊柱骨巨细胞瘤可能是一种危及生命的疾病,特别是在对患者没有完善的评估和管理的情况下采取草率的治疗。手术治疗可导致大量失血和严重的并发症,而不适当的手术可导致局部复发,增加发病率和死亡率。另一方面,及时的辅助治疗可以增加治疗的成功率,特别是栓塞和地舒单抗治疗。

（禹铭杨　晏美俊　蔡伟良　译）

延伸阅读

1. Boriani S, Cecchinato R, Cuzzocrea F, et al. Denosumab in the treatment of giant cell tumor of the spine. Preliminary report, review of the literature and protocol proposal. Eur Spine J. 2020;29(2):257–71.
2. Charest-Morin R, Fisher CG, Varga PP, et al. En bloc resection versus intralesional surgery in the treatment of giant cell tumor of the spine. Spine (Phila Pa 1976). 2017;42(18):1383–90.
3. Puri A, Gupta SM, Gulia A, et al. Giant cell tumors of the sacrum: is non-operative treatment effective? Eur Spine J. 2021;30(10):2881–6.

第 58 章

脊膜瘤

Marcel Ivanov

58.1 定义

脊膜瘤通常是一种界限清晰、生长缓慢的良性肿瘤,其表面有硬脊膜附着。如果不及时治疗,脊膜瘤可能会导致严重的并发症。脊膜瘤约占椎管内髓外硬膜下肿瘤的30%,其发病率约为 3:100 000,女性发病率高于男性(3:1)。脊膜瘤起源于脊髓周围层(蛛网膜内皮细胞)。辐射和 NF 是脊膜瘤公认的危险因素。脊膜瘤主要位于脊髓胸段(80%),其余位于脊髓颈段(15%),腰骶段较少见(5%)。

58.2 自然病程

脊膜瘤通常生长缓慢,患者多于 50~70 岁确诊,诊断年龄越早,肿瘤的侵袭性越强,侵袭性脊膜瘤发病率<2%。脊膜瘤生长到较大体积并对脊髓造成严重的压迫时才会出现临床症状。患者可能会出现脊柱局部的疼痛,夜间疼痛加重(见第41章)。一旦脊髓和(或)神经受到严重压迫,患者会出现不同程度的感觉、运动功能障碍,患者的平衡、协调能力逐渐下降,偶尔会跌倒。如不及时治疗,随着疾病的进展患者可能会丧失行动能力,甚至出现括约肌功能障碍。

58.3 体格检查

临床体格检查应寻找脊髓/神经受压的体征,须进行仔细的神经系统体格检查,评估步态、肌力、肌张力、反射、浅感觉和深感觉(视频 3★)。体格检查出现锥体束征、Romberg征阳性、反射亢进、阵挛、深感觉异常等体征时,强烈建议进行脊柱MRI扫描。

M. Ivanov (✉)

Department of Neurosurgery, Royal Hallamshire Hospital, Sheffield University, Sheffield, UK

e-mail: m.ivanov@nhs.net

58.4　影像学检查

　　MRI扫描是诊断脊膜瘤的首选方法。在MRI扫描中,脊膜瘤在T1和T2加权图像上表现为与脊髓等密度的、边界清晰的椎管内病变,可见较宽的硬膜基底及硬膜拖尾征(图58.1a),有助于脊膜瘤与神经鞘瘤的鉴别诊断。MRI扫描也可显示脊髓受压的水平和程度。CT有助于评估肿瘤的钙化情况(图58.1b),对于有MRI扫描禁忌证的患者,脊髓CT可作为一种替代检查方法。

58.5　鉴别诊断

　　活组织检查非常重要,应与以下情况鉴别(视频4★):

- 神经鞘瘤。

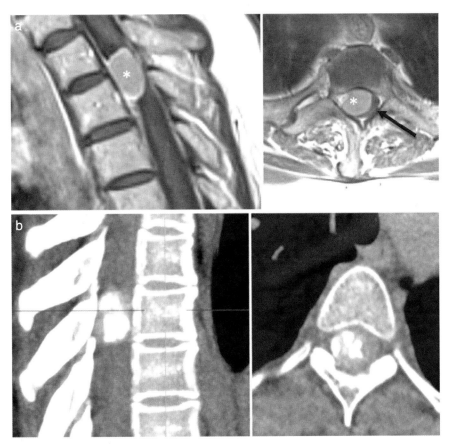

图58.1　(a)胸椎增强MRI T1WI,脊膜瘤(*)位于脊髓前外侧(箭头所示),有明显的脊膜瘤尾征。(b)胸椎CT显示硬膜内肿瘤,位于脊髓前方,肿瘤钙化程度高,这种位于脊髓前方的肿瘤治疗难度大,颇具挑战性。

- 黏液乳头状室管膜瘤。
- 皮样/表皮样肿瘤。
- 钙化性胸椎椎间盘突出症。
- 其他原因引起的脊髓病。

58.6 治疗方案

手术仍然是治疗脊膜瘤的主要方法,对绝大多数患者都能起到治愈作用。

手术有两个主要目标:①脊髓减压;②防止肿瘤复发。

患者取俯卧位,即使肿瘤位于脊髓前方,仍可通过标准的脊柱后路手术进行切除。既可以进行整体椎板切开术(目的是在肿瘤切除后使椎板重新附着并恢复原貌-椎板成形术),也可以进行标准的椎板切除术(据Raimondi所述,与椎板切除术相比,椎板成形术术后脊柱后凸的风险更低)。椎板切开术是通过手术移除椎板和棘突,随后将其重新移回原处。椎板切开术一词通常被错误地用于描述椎板切除术,椎板切除术的定义是完全切除椎板。

40%的脊膜瘤位于脊髓前方或前外侧,其手术通常更具挑战性,手术操作空间狭小,需注意对脊髓进行轻柔操作。当肿瘤钙化时,手术难度进一步增大(图58.1b)。对需要牵拉移动脊髓的病例,术中监测神经电生理监测很有帮助。

我们建议硬膜暴露范围至少为肿瘤头尾两极头尾外各5mm,可以与术中超声检查相结合(图58.2)。在显微镜下操作,打开硬膜前进行细致的止血,于硬膜后正中打开硬膜,切除肿瘤后缝合硬膜边缘。在此阶段,直视下可以看到肿瘤(图58.3)。

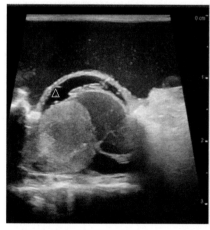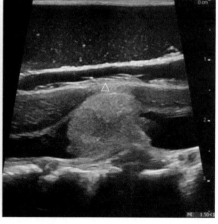

图58.2 在打开硬脊膜之前,术中超声检查有助于确认肿瘤位置及充分暴露硬脊膜。超声显示肿瘤(△)位于脊髓前外侧。

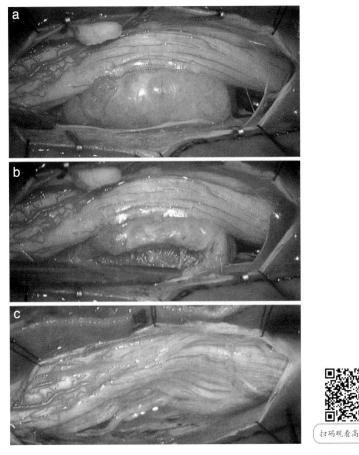

扫码观看高清彩图

图58.3° 脊髓前外侧脊膜瘤手术步骤。(a)打开硬脊膜;(b)剥离肿瘤;(c)切除肿瘤,脊髓减压。

在大多数病例中,脊膜瘤为肉芽状、红-紫色、有时为泡沫状,偶尔可见钙化。肿瘤和正常神经结构之间通常有一层薄薄的蛛网膜层,这层蛛网膜层可以防止肿瘤与脊髓粘连,使肿瘤易于移动和分离。切除肿瘤基底并电灼血管有助于减少术中出血。

使用超声刀或分块切除肿瘤后,脊髓压迫得以解除(图58.3)。如果肿瘤位于脊髓前方,可以切开齿状韧带,在术中神经电生理监测下轻轻向侧方旋转脊髓。切除肿瘤并止血后,检查硬膜是否有残留,如有残留则应切除,电灼硬膜基底(图58.3),用非吸收缝合线将硬膜水密缝合。在进行椎板切开术时,建议采用后路固定装置融合。在进行椎板成形术时,椎板和棘突会被移回原位并固定,对患者进行石膏固定直到实现融合。

58.7　预后

脊膜瘤切除手术效果通常良好,肿瘤一经切除,进行性神经功能损害就会停止。

术前神经功能不全的患者通常术后即刻神经功能会有所改善,甚至恢复正常。大部分患者神经功能的恢复在手术后2~3个月,通常到术后12个月时,病情会达到稳定状态。

脊膜瘤复发的风险较低,但即使在多年后仍有可能复发,建议定期行MRI扫描。增殖指数较高(Ki-67)和蛛网膜受侵是脊膜瘤复发的危险因素[6]。肿瘤位于脊髓前方、体积大、肿瘤钙化、突破硬脊膜、脊髓受压程度重、术前神经功能差、组织学具有侵袭性等因素都可能对术后预后产生不利影响。

58.8　潜在并发症

如不治疗,患者脊髓压迫平面以下的神经功能障碍会进行性加重甚至完全丧失。手术风险可分为以下两方面。

- 术中和术后早期并发症:

- 脊髓或神经损伤。

- 出血。

- 感染——浅表或深部伤口感染和脑膜炎。

- 脑脊液漏。

- 全身或麻醉风险。

- 术后远期并发症:

- 蛛网膜炎。

- 肿瘤复发。

- 椎板切开术水平可能出现脊柱畸形或骨质疏松性骨折。

58.9　患者和家属须知

有的患者没有明显症状,肿瘤可能保持多年不变,肿瘤是偶然被发现的。对于这些患者,可以采取定期随访观察的方法。不过,在大多数情况下,肿瘤会继续缓慢生长。对于有症状且预期寿命较长的患者,建议尽早切除肿瘤,术后肿瘤仍有复发可能,因此术后建议定期进行MRI扫描。

（张岩　晏美俊　蔡伟良　译）

延伸阅读

1. Kshettry VR, Hsieh JK, Ostrom QT, Kruchko C, Benzel EC, Barnholtz-Sloan JS. Descriptive epidemiology of spinal meningiomas in the United States. Spine. 2015;40(15):E886-9.

2. Lee JH, Kim HS, Yoon YC, Cha MJ, Lee SH, Kim ES. Differentiating between spinal schwannomas and meningiomas using MRI: a focus on cystic change. PLoS One. 2020;15(5): e0233623.

3. Raimondi AJ, Gutierrez FA, Di Rocco C. Laminotomy and total reconstruction of the posterior spinal arch for spinal canal surgery in childhood. J Neurosurg. 1976;45(5):555-60.

4. Ivanov M, Wilkins S, Poeata I, Brodbelt A. Intraoperative ultrasound in neurosurgery—a practical guide. Br J Neurosurg. 2010;24(5):510-7.

5. Ivanov M, Budu A, Sims-Williams H, Poeata I. Using intraoperative ultrasonography for spinal cord tumor surgery. World Neurosurg. 2017;97:104-11.

6. Maiuri F, Del Basso De Caro M, de Divitiis O, Guadagno E, Mariniello G. Recurrence of spinal meningiomas: analysis of the risk factors. Br J Neurosurg. 2020;34:569-74.

扫码获取
☆ 医学资讯
☆ 教学视频
☆ 高清彩图
☆ 交流社群
☆ 推荐书单

第 **59** 章

脊神经鞘膜肿瘤：
神经鞘瘤和神经纤维瘤

Marcel Ivanov, Ion Poeata

59.1 定义

脊神经鞘膜肿瘤（NST）是一种生长缓慢的肿瘤（如神经鞘瘤和神经纤维瘤），通常为良性肿瘤，起源自神经根（图59.1和59.2）。

这些肿瘤会对男性和女性产生相同的影响，如果不及时治疗，可生长到很大体积，并导致严重的症状。

虽然大多数脊神经鞘膜肿瘤是单发的，但也可能是多发的、更复杂的疾病，如神经纤维瘤病或神经鞘瘤病，这些都是独立的疾病，本章不予讨论。

脊神经鞘膜肿瘤在椎管内均有发病，无明显好发节段，60%~80%位于硬膜内，10%跨居硬膜内外，个别情况肿瘤完全位于髓内或硬膜外。甚至是椎管外，椎管外的脊神经鞘膜肿瘤在被诊断时可达到惊人的大小（图59.3）。

总体来说，神经鞘瘤多生长于外周神经，肿瘤周围可保留一些移位的神经束，这些神经束结构完整。神经纤维瘤表现为神经的弥漫性纺锤形增大（图59.1）。

组织学上，神经鞘瘤有密集的相互紧密相连的Antoni A区和Antoni B区，没有不典型细胞，这与神经纤维瘤明显不同。

M. Ivanov (✉)

Department of Neurosurgery, Royal Hallamshire Hospital, Sheffield University, Sheffield, UK
e-mail: m.ivanov@nhs.net

I. Poeata

Department of Neurosurgery, University of Medicine and Pharmacy "Gr. T. Popa", Iaşi, Romania
e-mail: ion.poeata@umfiasi.ro

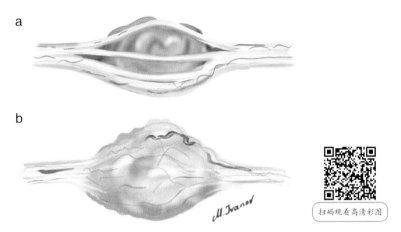

图 59.1 神经鞘膜肿瘤的外观。(a)神经鞘瘤–肿瘤将正常的神经束挤压移位;(b)神经纤维瘤–肿瘤表现为神经的纺锤形扩张,手术时通常无法保留神经。

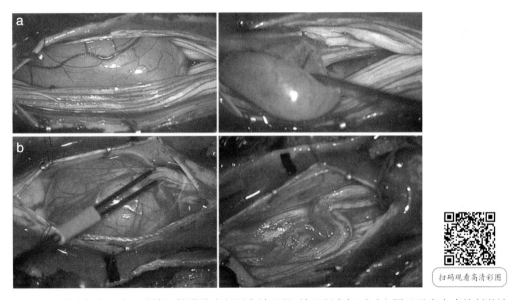

图 59.2 (a)术中照片显示神经鞘膜肿瘤起源自神经根,神经根完好;(b)左图显示术中直接刺激神经根;右图显示切除肿瘤后的照片,神经根的完整性得到保留。

59.2 自然病程

良性的脊神经鞘膜肿瘤可能会保持静默多年,但也可能会继续缓慢生长。如果不及时治疗,它们最初可能会造成一些间歇性刺激症状,随后随着肿瘤增大可压迫椎管内的神经传导结构,引起脊髓或神经根压迫症状。当肿瘤在椎管外生长时,肿瘤可能在达到惊人的大小后才会引起症状。

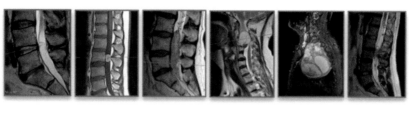

| 囊性 | 纤维性 | 硬膜内占位 | 哑铃征 | 巨型 | 多发性 |

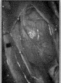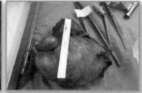

扫码观看高清彩图

图59.3 神经鞘瘤的MRI和术中特征。

在2%~6%的病例中,肿瘤可能会发生恶变,而在神经纤维瘤病(NF-1)的患者中,恶变风险可高达50%。

59.3　体格检查

脊神经鞘膜肿瘤患者的临床症状最初多因肿瘤影响相应神经根引起,随着肿瘤的进展,可能会压迫其他神经传导结构。患者可能会因肿瘤压迫行走根或脊髓而出现症状。

临床体格检查应寻找脊髓或神经根受压的体征,评估步态、肌力、感觉、反射和Romberg征等(视频3★)。

除了详细的神经系统体格检查(视频3★)外,医生还应仔细检查并评估NF-1相关的特殊体征,如皮肤牛奶咖啡斑、皮肤神经瘤、脊柱畸形、腋窝或腹股沟雀斑、虹膜结节等(见第23章)。

59.4　影像学检查

MRI是诊断脊神经鞘膜肿瘤的首选方法,脊神经鞘膜肿瘤表现为类圆形病变,病变位于椎管内,可延伸至椎间孔或自椎间孔延伸至椎管外。

在T1-WI和T2-WI加权图像中,肿瘤的信号通常与脊髓相似,呈中度增强。肿瘤有时存在囊性成分,呈低密度。囊性肿瘤多见于腰椎,如果肿瘤壁很薄,很容易被漏诊(图59.2和图59.3)。

CT可进行骨重塑,对于有MRI扫描禁忌证的患者,脊髓CT可作为一种替代检查方法,但它只能显示硬膜内肿瘤成分。

检查时建议扫描整个神经系统,排除其他病变。

59.5 鉴别诊断

需要进行鉴别诊断的疾病包括脑膜瘤(见第58章)、脊髓室管膜瘤(见第60章)和皮样/表皮样瘤。囊性脊神经鞘膜肿瘤应与蛛网膜囊肿相鉴别(视频4*)。

脊神经鞘膜肿瘤与脑膜瘤相比,其囊性变概率(96%对24%)、椎间孔扩大概率(29%对3%)和病变位于腰椎的比例(41%对5%)明显更高。

59.6 治疗方案

脊神经鞘膜肿瘤可能是偶然发现,如果完全无症状,可对其进行密切随访。肿瘤可能会数十年不变,但也有可能发生恶变。

对于症状明显或进行性加重的患者,建议进行手术切除。

术中打开硬脊膜后,外科医生可以看到肿瘤起源自一根神经根。肿瘤一般是活动的,不与硬膜粘连,穿行的神经束或脊髓受压出现移位。如果脊髓受压严重,可以先对肿瘤进行剥离,然后再进行后续操作(并非总是必要的)。

术中应确定肿瘤的近端和远端,我们建议术中直接刺激神经并进行神经电生理监测(图59.2b),这有助于确认受侵神经是否仍有功能。如果功能正常,则应尽量保持神经完整性。显微镜可帮助识别肿瘤表面或外膜上变薄但未受肿瘤影响的小神经束,于显微镜下仔细剥离,可以将这些小神经束与肿瘤外膜分离,并保留其解剖学完整性(图59.2b)。

当肿瘤位于脊髓附近时,可能起源于神经根入口区,也可能延伸至髓内,这将增加手术的复杂性。

如果肿瘤呈哑铃状,手术则更具挑战性:

- 需要修复的硬脊膜缺损较大。
- 需要切除椎管内和椎管外的肿瘤,这可能需要两个相对独立的手术。
- 由于骨结构的切除,需要稳定脊柱。

59.7 预后

单发的脊神经鞘膜肿瘤手术切除后的效果通常很好,术后因压迫神经传导结构而引起的症状一般会得到改善。

肿瘤生长缓慢,受损神经根的功能经常会被其他神经根所取代(功能重组),但术后仍有可能出现一些新的神经功能障碍。在许多肿瘤呈哑铃状的病例中,横断受损神经根术后不一定会引起新的神经功能障碍。

由于肿瘤主要起源自感觉神经,30%的患者术后可能会出现新的感觉障碍,患者通常可以很好地耐受这些症状,5%的患者会出现新的运动障碍。

长期随访显示,20%的患者认为自己的症状已完全缓解。最常见的远期症状是局部疼痛(46%),其次是放射性疼痛(43%)、偏瘫(31%)和根性症状(28%)。

术后肿瘤复发率较低,建议定期进行MRI扫描监测病情[4]。

59.8　潜在并发症

手术可能会导致新发的神经功能障碍、脑脊液漏、感染和出血。切断T8~T12神经根可能导致腹部疝气。

远期患者可能会出现脊柱畸形,如脊柱侧弯和脊柱后凸畸形(6%)、脊髓蛛网膜炎(6%),以及持续的局部疼痛或牵涉痛。

59.9　患者和家属须知

当肿瘤无症状或症状轻微时,可进行密切随访,监测病情变化。肿瘤可能几十年或终生保持不变,但也存在少量恶变的风险。

有症状的患者或随访影像检查显示肿瘤进展时,建议进行手术治疗。手术的目的是防止神经功能进一步受损,可缓解因压迫神经传导结构而引起的症状,但手术存在彻底切断受损神经的可能,术后可能会出现新的神经功能障碍。

（张岩　晏美俊　蔡伟良　译）

延伸阅读

1. Lee MT, Panbehchi S, Sinha P, Rao J, Chiverton N, Ivanov M. Giant spinal nerve sheath tumours—surgical challenges: case series and literature review. Br J Neurosurg. 2019;33:541–9.
2. Lee JH, Kim HS, Yoon YC, Cha MJ, Lee SH, Kim ES. Differentiating between spinal schwannomas and meningiomas using MRI: a focus on cystic change. PLoS One. 2020;15: e0233623.
3. Safaee MM, Lyon R, Barbaro NM, Chou D, Mummaneni PV, Weinstein PR, Chin CT, Tihan T, Ames CP. Neurological outcomes and surgical complications in 221 spinal nerve sheath tumors. J Neurosurg Spine. 2017;26:103–11.
4. Seppala MT, Haltia MJ, Sankila RJ, Jaaskelainen JE, Heiskanen O. Long-term outcome after removal of spinal schwannoma: a clinicopathological study of 187 cases. J Neurosurg. 1995; 83:621–6.

第 **60** 章

脊髓室管膜瘤

Peter Truckenmueller, Ruben Knappe, Julia Onken, Peter Vajkoczy

60.1 定义

室管膜瘤是一种罕见的神经胶质肿瘤,起源于构成脑室和脊髓中央管内壁的室管膜细胞产生。脊髓室管膜瘤通常发生在成年人身上,发病率为0.21/100 000,而颅内室管膜瘤大多发生在儿童身上。

60.2 自然病程

室管膜瘤确诊的中位年龄为40岁(±15岁),男性发病率略高于女性,男女比例为1:1.15。室管膜瘤在组织学上可分为WHO Ⅰ~Ⅲ级,其中脊髓室管膜瘤以Ⅱ级最为常见。脊髓室管膜瘤占髓内肿瘤的60%,是最常见的髓内肿瘤,组织学类型多为伸展细胞型。脊髓室管膜瘤也可起源于终丝,粘液性乳头状室管膜瘤占该部位室管膜瘤的90%(表60.1),表现为髓外硬膜内病变,但由于它们也起源自中央管,故仍属于髓内病变。

室管膜瘤的一个重要特征是可能发生椎管内转移。在儿童中,室管膜瘤主要位于颅内,但脊柱椎管内也可发生脑膜外转移。脑部和整个脊柱的增强MRI是诊断室管膜瘤的金标准,建议至少进行两次腰椎穿刺和脑脊液(CSF)检查,以明确是否存在椎管内转移。

60.3 体格检查

总体而言,颈椎和腰椎是脊髓室管膜瘤最常见的发病部位,其临床症状主要由发病部位决定,可导致感觉和运动障碍、共济失调和(或)植物神经症状,如二便功能

P. Truckenmueller · R. Knappe · J. Onken · P. Vajkoczy (✉)

Department of Neurosurgery and Pediatric Neurosurgery, Charité – Universitätsmedizin, Berlin, Germany

e-mail: peter.vajkoczy@charite.de

表60.1 脊髓室管膜瘤的位置分布

在脊柱中的位置	
颈椎	35%
胸椎	21%
腰椎	69%
髓内	64%
髓外或终丝	36%

障碍。脊髓室管膜瘤常表现为不完全瘫痪,但当神经根受累时,也可表现为神经根性疼痛、感觉和运动障碍。对脊髓室管膜瘤的患者应进行全面的神经系统体格检查,包括运动功能检查、感觉检查、直腿抬高试验、Romberg试验、跟膝胫试验和直肠指诊(视频3★)。

60.4 影像学检查

在脊髓MRI中,脊髓室管膜瘤在T1序列上呈均匀强化,髓内病变会导致脊髓受压对称性增宽,可出现脊髓空洞症;在T2序列上可见"帽征",即病变附近因出血而形成的环状低密度血色素区,提示脊髓室管膜瘤(图60.1至图60.3)。

60.5 鉴别诊断

椎管内病变、髓外病变的鉴别诊断包括神经鞘瘤、脊膜瘤、转移瘤和脂肪瘤。髓内病变的鉴别诊断包括血管母细胞瘤、星形细胞瘤(见第37章)、硬皮瘤、表皮瘤、畸胎瘤,髓内转移瘤少见(见第63章)。在临床实践中,脊髓星形细胞瘤是最常见和最相似的鉴别诊断,通过MRI扫描不一定能明确区分这两种肿瘤,尤其是当肿瘤缺乏囊性病变和造影剂摄取不典型时。在这种情况下,综合术中外观和病理检查可获得最终诊断(视频4★)。

60.6 治疗方案

大多数脊髓室管膜瘤生长缓慢,呈包裹状生长,倾向于压迫脊髓使其移位,而不是使脊髓膨胀性改变。肿瘤和脊髓组织之间通常存在明显分隔,易于更好地剥离肿瘤。因此,脊髓室管膜瘤的一线治疗目标是在保留正常组织和神经功能的前提下进行完全切除(GTR)。GTR是指术中切除肿瘤后无肉眼残留,术后MRI确认无肿瘤残留,这在绝大多数病例中都能实现。GTR是无进展生存期的主要预后因素。为了保护神经功能和减少术后并发症,术中必须进行神经电生理监测(IONM),能否进行GTR

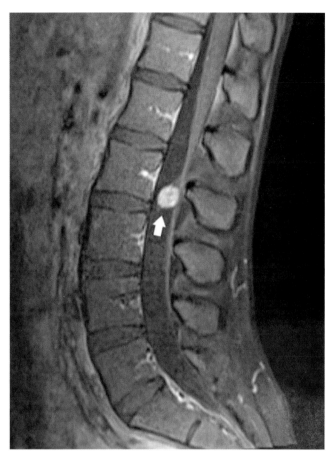

图 60.1　增强 MRI T1 序列 腰椎矢状切面。患者为 31 岁女性，L2-3 水平黏液乳头状室管膜瘤（白色箭头）。

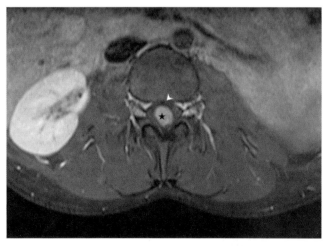

图 60.2　增强 MRI T1 序列 L2-3 横断切面。黏液乳头状室管膜瘤（★），残余充盈脑脊液的硬膜囊（白色箭头）。

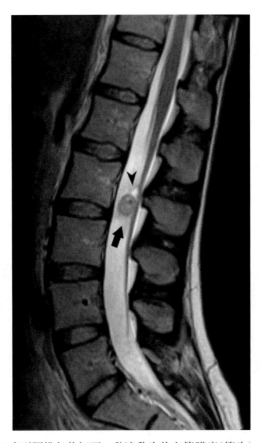

图60.3 MRI T2序列腰椎矢状切面。黏液乳头状室管膜瘤(箭头);帽子征(箭尖)。

取决于多种因素,包括肿瘤位置、生长模式和大小。如前文所述,脊髓室管膜瘤有时不能很好地与髓内星形细胞瘤区分开来,这种情况下手术策略的选择取决于术中冰冻活检的结果,脊髓室管膜以GTR为目标,而星形细胞瘤仅以活检或减压为目标。然而,外科医生必须意识到,术中冰冻病例的可靠性只有70%~80%。因此,在某些情况下须采取分阶段手术的策略,首先进行活检,确诊为室管膜瘤后再进行二次手术GTR。

如果无法实现室管膜瘤的GTR,可以进行术后放疗,但对于何时进行放疗,目前尚无相关指南,因此每个病例都应进行单独评估后再行治疗。对于切除不彻底、交界性和浸润性扩散的患者应进行放疗。对于GTR后的脊髓室管膜瘤,术后是否放疗存在争议。

60.7 预后

对于复发或浸润性室管膜瘤,手术切除具有挑战性,术中牵拉和操作造成脊髓损伤的风险很高。肿瘤浸润可导致切除不彻底,增加肿瘤复发的风险。从理论上讲,位于高位颈段脊髓的肿瘤发生严重神经功能损伤的风险较高,可导致严重的功能障碍,包括呼吸功能障碍和四肢瘫痪。但根据我们的经验,胸段脊髓比颈段脊髓更容易受到损伤,其损伤往往更严重、恢复时间更长。其他并发症包括手术切口愈合不良、肿瘤细胞经脑脊液扩散和脑脊液漏。

远期骨科并发症包括脊柱畸形,因此应特别注意选择合理的手术方案。

60.8　潜在并发症

虽然大多数患者会出现感觉障碍,但只有约37%的患者会出现神经功能损伤的加重,包括运动功能恶化和共济失调,其中9%的患者会出现新发功能障碍。但从长远来看,41%的患者病情有所改善,35%的患者恢复到术前状态,只有2%的患者出现新发永久性功能障碍。年龄增加是永久性神经功能损害的唯一独立预测因素。一般来说,术前神经功能障碍较少、肿瘤体积较小的患者预后较好,因此早期诊断至关重要。

60.9　患者和家属须知

大多数患者的术后神经功能损害症状都是短暂的,但会延长住院及恢复正常生活的时间。年龄越大的患者,永久性神经功能损害的发生概率越高。

（张岩　晏美俊　蔡伟良　译）

延伸阅读

1. Duong LM, et al. Descriptive epidemiology of malignant and nonmalignant primary spinal cord, spinal meninges, and cauda equina tumors, United States, 2004–2007. Cancer. 2012; 118(17):4220–7.
2. Wostrack M, et al. Spinal ependymoma in adults: a multicenter investigation of surgical outcome and progression-free survival. J Neurosurg Spine. 2018;28(6):654–62.

扫码获取
☆ 医学资讯
☆ 教学视频
☆ 高清彩图
☆ 交流社群
☆ 推荐书单

第 61 章

浆细胞瘤

İsmail Daldal, Aliekber Yapar, Alpaslan Şenköylü

61.1 定义

从不那么重要的单克隆 γ 病到多发性骨髓瘤（MM），乃至浆细胞性白血病，临床上对浆细胞瘤关注的重点比较广泛。大多数浆细胞瘤一般会被分析为多发性骨髓瘤，大多影响成年人群。在任何情况下，少数（<5%）浆细胞恶性肿瘤患者要么表现为孤立性骨浆细胞瘤（SBP），要么表现为软组织单克隆浆细胞瘤（SEP）。

SBP 被描述为一种由骨中的肿瘤单克隆浆细胞局部聚集而形成的浆细胞疾病。SBP 男女发病比例为 2:1，平均发病年龄为 55 岁。孤立型主要涉及中轴骨，特别是脊柱。

脊柱恶性骨肿瘤极为罕见。SBP 是其中最常见的单独肿瘤，约占 30%。这些肿瘤发生在脊柱骨结构的概率是其他位置骨骼的两倍。

61.2 自然病程

SBP 进展为多发性骨髓瘤的概率很高。MRI 评估表明，无论如何，有明显孤立肿块的患者中有 25% 的人在其他地方会有症状出现。而有趣的是，SEP 几乎在每个病例中都是真正受限制的，并且在局部治疗中有很高的治愈率。大多数有明显 SBP 的患者会进展为骨髓瘤，其中位数为 2~4 年。而在各种研究中，一般的中位数在 7.5 年~12 年波动。

İ. Daldal

Department of Orthopaedics and Traumatology, Ankara Lokman Hekim Akay Hospital, Ankara, Turkey
e-mail: daldal_ismail@hotmail.com

A. Yapar

Department of Orthopaedics and Traumatology, Ankara Oncology Education and Training Hospital, Ankara, Turkey
e-mail: aliekberyapar@hotmail.com

A. Şenköylü (✉)

Department of Orthopaedics and Traumatology, Gazi University Faculty of Medicine, Ankara, Turkey

如果一个多发性骨髓瘤患者具备低水平的未受累的免疫球蛋白、轴向病变、高龄、病变大小>5cm、治疗后M蛋白持续存在等特征，则疾病会发生进展。在各种研究中，M蛋白的存在占患者的24%~72%。这种复发大概取决于所用试验的影响程度。

61.3　体格检查

最常见的表现是静息痛（见第41章）；然而，它同样可以表现为脊髓或神经根受压（视频3*）。颅底占位可使脑神经受损（瘫痪）。

61.4　影像学检查

就像合适的血液和尿液检查一样，脊柱的影像学检查也是必需的，最好通过MRI和CT来完成。MRI图像显示了一个微型大脑的外观（图61.1）。脑沟表现为曲线状低信号强度的区域。事实上，这种影像学表现在某种程度上具有特征性，它可能会避免进行一些有症状的活检。活检通常可以在透视或CT引导下经皮穿刺进行（视频4*）。正电子发射断层扫描（PET）在骨髓瘤和浆细胞瘤患者的组织中已被评估。PET与MRI相似，在鉴别SBP患者的隐匿性疾病方面似乎很有价值。

MRI扫描没有详细的规则来描述其在明确SBP患者诊断中的作用。尽管如此，MRI在多发性骨髓瘤中的影像学表现已经被描述得非常多。如果要排除患有SBP，应至少存在下列反常信号之一：T1加权低信号，T2加权高信号或STIR（短TI反转恢复序列）高信号，而且上述表现在顺次分化后有所增强。当出现这些需要考虑到压力裂缝、其他危险要素或良恶性骨肿瘤的常规表现。

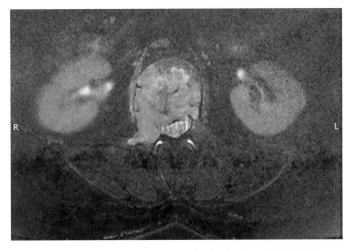

图61.1　一例轴向MRI上的"迷你脑"表现（L2椎体平面）。

61.5 鉴别诊断

建议采取以下对策:

- 浆细胞所致的单一骨破坏区域。
- 骨髓穿刺组织学上的浆细胞<5%。
- 骨骼总体结果完全正常,包括长骨的放射学检查。
- 没有因为浆细胞发育不良导致的高钙血症或肾衰。
- 血清或尿中单克隆免疫球蛋白(>20g/L)缺失或偏低。
- 脊柱MRI无额外病变。

大部分的SBP是通过活检或细针穿刺诊断的。经皮脊柱活检通常是通过透视或CT引导下进行的(视频4*)。由于这些肿瘤是罕见的,病理调查由一个对骨肿瘤或淋巴增生有非常丰富研究经验的病理学家完成。

61.6 治疗方案

虽然多发性骨髓瘤的主要治疗方式是全身化疗,但放疗往往具有重要的支持作用,对骨或软组织浆细胞瘤的症状缓解非常有效。根治性放疗是治疗SBP的首选。与其他罕见肿瘤一样,治疗的证据基础主要是少数患者的回顾性研究。尽管中剂量放疗可实现83%~96%的高局部控制率,但进展到多发性骨髓瘤是常见的。根据回顾性病例研究的结果,SBP推荐20次剂量为40Gy的放疗。对于SBP大于5cm的患者,普遍认为应该实施最高剂量达50Gy的25次放疗。对于大于5cm的肿瘤,另一种治疗策略是化疗加放疗。这在理论上是有吸引力的,但几乎没有公开发表的证据来支持它。

对于病理分型处于早期的类型,放疗仍然是首选,对于没有结构不稳定或神经系统损伤的病例,手术治疗是禁忌。然而,在大多数脊柱受损伤的病例中,神经外科医生或骨科医生大多建议早期诊断和手术治疗。由于近十年来现代脊柱固定系统的发展,对于因椎体结构损伤、椎体不稳定、神经系统损伤或以上原因导致疼痛的患者,手术治疗现在是一种可行且成功的选择。

血液科医生、放疗医生、神经外科医生或骨科医生之间的密切沟通,在为患者制订理想的治疗方案方面是至关重要的。

61.7 预后

浆细胞瘤作为一种放疗和化疗敏感的肿瘤,保守治疗的预后一般是令人满意的。

61.8 潜在并发症

脊柱不稳和神经损伤极为罕见。

61.9 患者和家属须知

SBP是浆细胞营养不良的一种罕见疾病。单发病灶极有可能转化为多发性骨髓瘤。

（刘彦斌 蔡伟良 唐国柯 译）

延伸阅读

1. Ferreira-Filho LA, Pedroso JL, Sato EA, et al. Teaching neuroimages: "mini brain" sign: a radiologic marker for vertebral solitary plasmacytoma. Neurology. 2014;82(23):e210-1.
2. Soutar R, Lucraft H, Jackson G, et al. Guidelines on the diagnosis and management of solitary plasmacytoma of bone and solitary extramedullary plasmacytoma. Br J Haematol. 2004; 124:717-26.

扫码获取
☆ 医学资讯
☆ 教学视频
☆ 高清彩图
☆ 交流社群
☆ 推荐书单

第 **62** 章

脊索瘤

Mehmet Ali Deveci, S. Aykın Şimşek

62.1　定义

脊索瘤是一种局部侵袭性肿瘤,占骨肿瘤的1%~4%,预后一般较差。虽然属于低级别肿瘤,但由于其高复发率和浸润性生长模式,其临床病程类似于恶性肿瘤。脊索瘤最初是由Virchow在1857年描述的,但Ribbert在1890年第1次使用了"脊索瘤"这个术语。发病率<0.1/100 000,多见于50岁左右的人群;该肿瘤很少在30~40岁以下的人群中出现,在男性中更为常见;约5%的脊索瘤发生在青春期。

脊索瘤起源于脊索的残余部分。胚胎头尾两端的椎体内可见未分化的脊索残余,显微镜下可见病灶。脊索瘤很少能从正常的脊索残余(如髓核)发展而来。这些残基的恶性转化发生在蝶枕部病变的第30~40年,骶尾部病变的第50~60年。证明肿瘤脊索起源的最重要证据是在家族性脊索瘤的转录因子–T基因中检测到6q27的复制。Brachyury见于正常、未分化的胚胎中轴骨骼脊索中。

62.2　自然病程

年龄<40岁患者预后较好。总生存率平均为6年,5年生存率为70%,10年生存率为40%。局部复发非常常见。

62.3　体格检查

脊索瘤以中轴骨病变为主,32%位于颅底,32%位于活动椎骨,29%位于骶骨。由于脊索瘤生长缓慢,有局部侵袭性,为侵袭性肿瘤,且经常涉及骨骼和神经结构,在明

M. A. Deveci (✉) · S. A. Şimşek

Department of Orthopedics and Traumatology, School of Medicine, Koç University, Istanbul, Turkey

e-mail: mdeveci@ku.edu.tr; asimsek@ku.edu.tr

确诊断时病变往往已经较大,导致神经结构受累,周围软组织受压,从而使手术不能获得较宽的切缘,同时加上放疗抵抗等原因,使得它的有效治疗非常困难。

由于脊索瘤是潜伏性、缓慢生长的肿瘤,它们往往到疾病的后期阶段才会表现出症状。

根据它们的大小和蝶鞍的受累程度,它们可能引起内分泌疾病,但很少发生鼻出血和颅内出血。颈椎脊索瘤可引起气道阻塞和吞咽困难,并表现为口咽肿块。

活动脊柱受累的症状与深部疼痛(见第41章)和受累神经节段有关。随着肿块的增长,可以看到出现便秘、括约肌麻痹、膀胱功能障碍、步态障碍、感觉减退等症状。神经功能缺损在活动椎体受累比骶尾骨受累更常见(视频3★)。

骶尾部脊索瘤常累及S4-S5,肿块常扩大至骨盆。骨盆结构的侵犯范围会受到骶前筋膜的限制。少数情况下,它可以表现为生长到骶后区的肿物,并可在外部触诊。

62.4 影像学检查

中线位置的脊索瘤X线表现为骨破坏性病变,通常从中线开始破坏。当脊索瘤扩散到邻近的脊柱时,它们可能会局部侵入椎间盘。侧位X线片在骶尾部脊索瘤中更有用(图62.1)。

CT在显示位于脊柱中线的病变时更有用。它可以显示延伸至骨骼、累及软组织,并且含有散在钙化灶的病变(图62.2)。

MRI显示肿瘤在T1加权图像上呈等信号或低信号,在T2加权图像上呈高信号;软组织成分会大量保留钆增强剂。MRI可以更好地了解软组织受累情况(图62.3)。

与其他骨肿瘤相比,脊索瘤在Tc99m骨显像显示摄取正常或减少。

PET/CT 18-FDG显示全身摄取值(SUV)增加,突出了肿瘤侵袭性(图62.4)。

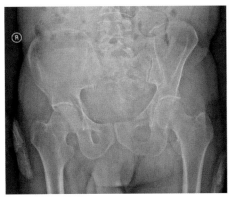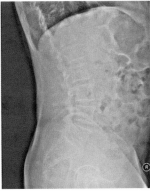

图62.1 骶脊索瘤。骨盆正位和腰骶侧位的X线片。

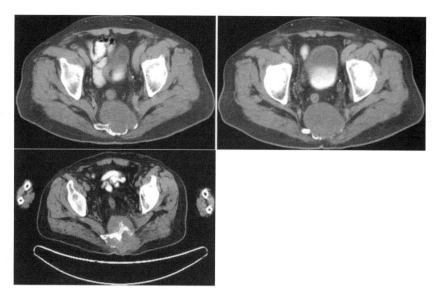

图62.2　骶脊索瘤。CT表现为骶骨破坏及软组织损害。

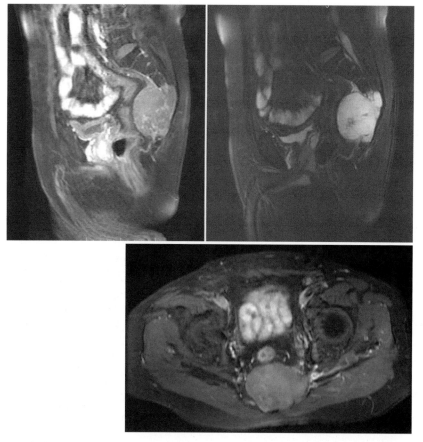

图62.3　骶脊索瘤。在T1矢状位、T2抑脂像矢状面和T1轴位片上，肿瘤骶骨前广泛软组织受累。

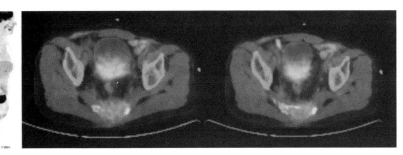

扫码观看高清彩图

图62.4* 骶脊索瘤 PET/CT 图像。

62.5 鉴别诊断

在 CT 引导下(经椎弓根穿刺),约 80% 的病例可以进行组织学诊断(视频4*)。开放活检是一个例外,但如果连续两次穿刺活检都无法确诊,就应该进行开放活检。

脊索瘤的病理学表现出不同程度的非典型性组织学表现,这些组织病理学结果与肿瘤行为之间的关系是许多研究的主题。有3个独立的组织学亚组:经典(常规)、软骨样和去分化。

典型的软骨瘤是一种软的灰白色分叶肿瘤(图62.5)。黏液样间质中的细胞群被纤维间隔隔开。细胞呈圆形,细胞核规则,核异型性小,其特征是明显的细胞质空泡。这些液泡使细胞呈浆状(泡状)外观(图62.6)。另一方面,软骨样脊索瘤的细胞结构既属于经典脊索瘤,也属于形成恶性软骨的软骨肉瘤(图62.7)。软骨样脊索瘤常见于颅底。除了典型的纤维状外观外,它的特征是能够免疫组化染色上皮标记物,如脊索瘤 S-100、上皮膜抗原(MUC1)和细胞角蛋白。在一些研究中,脊索发育的转录因子 brachyury 已经被证明是脊索瘤的一个很好的标记物。

脊索瘤的鉴别诊断包括软骨肉瘤、浆细胞瘤(见第61章)、淋巴瘤、巨细胞瘤(见第

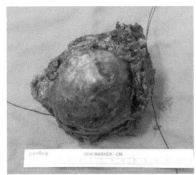
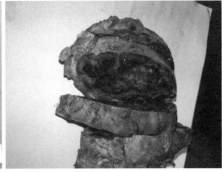

扫码观看高清彩图

图62.5* 脊索瘤切除后的宏观视图。肿瘤内表面呈分叶状和凝胶状。

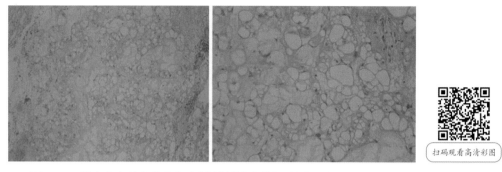

扫码观看高清彩图

图62.6 脊索瘤表现为黏液基质中被纤维间隔隔开的分叶细胞。细胞质中液泡结构明显。

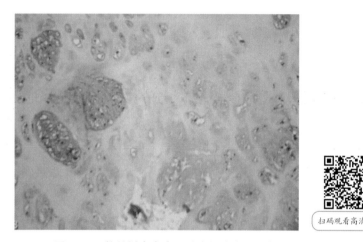

扫码观看高清彩图

图62.7 软骨样脊索瘤。肿瘤细胞中可见软骨样肿瘤胰岛。

57章)、动脉瘤样骨囊肿(见第56章)和转移瘤(见第63章)。由于软骨肉瘤和脊索瘤都是S-100阳性,不应该忘记的是,如果在小的活检样本中不能清楚地评估细胞角蛋白,那么在鉴别软骨肉瘤和脊索瘤时就可能存在问题。

62.6 治疗方案

手术治疗。20世纪70年代,Stener和Gunterberg提出了整块切除治疗骶骨肿瘤的想法。由于解剖结构的复杂性和重建的挑战性,获得较大的手术切缘是非常困难的,特别是填补死腔和潜在的神经功能缺损风险(尤其是S2水平以上)。如果肿瘤包膜在切除过程中受损,复发的风险会增加一倍;骶骨脊索瘤根治性切除患者局部复发约2年,其他患者局部复发约8个月。

对于骶髂关节以下的脊索瘤,仅采用会阴后入路通常就足够了。骶髂关节尾部的病变需要前后入路,切除较为困难。如果能保留S2神经根,大约50%的病例有可能获得正常的膀胱和肛门括约肌功能。超过50%的骶髂关节缺失会导致脊柱骨盆区域垂直和旋转不稳定,需要脊柱骨盆稳定。

对于骶骨的病变,应采用臀大肌瓣、腹直肌(VRAM)瓣等皮瓣填充全切除后的死腔(图62.8)。

非手术治疗。尽管外科治疗取得了很大的进步,整体切除只有50%的骶骨肿瘤是可能的,但这一百分比在活动脊柱和颅底肿瘤中较低。

脊索瘤被称为放射性耐药肿瘤,需要60 Gy以上的放射剂量。传统的高能光子放射治疗只能达到50~55 Gy,不能提供局部控制。随着粒子辐射(特别是质子辐射)方

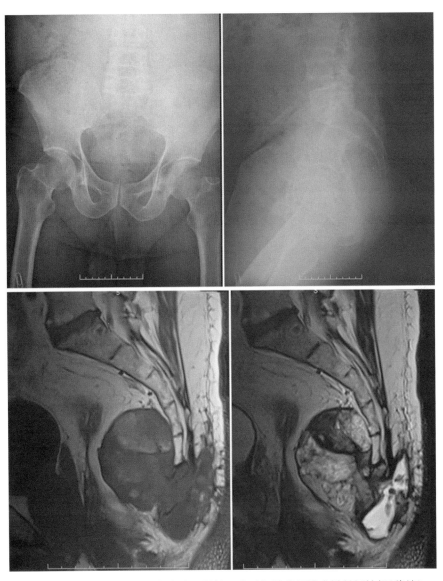

图62.8 一名69岁患有骶脊索瘤的男性。广泛切除并用臀皮瓣封闭缺损(待续)。

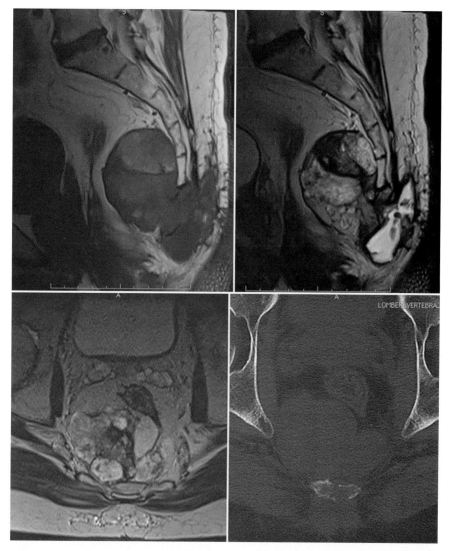

图62.8 一名69岁患有骶脊索瘤的男性。广泛切除并用臀皮瓣封闭缺损(待续)。

法的发展,以及通过成像、计划和定向放疗对目标组织保存正常结构的改进,已经实现了更好的肿瘤控制和更少的副作用。特别是在颈椎病变或颅底病变,这些地方不可能进行广泛手术,使用雷佐生可获得更好的结果,因为它增加了放射敏感性。对于氦和碳离子等比质子重的粒子进行的放疗研究也很有限。与氦离子相比,碳离子在治疗脊索瘤方面具有更多的生物学优势和更有效的治疗效果。

　　脊索瘤不像其他低级别肿瘤那样对化疗敏感。在仅占脊索瘤5%的去分化脊索瘤中,化疗的有效性已得到证实。

　　近年来,分子靶向药物也开始尝试用于脊索瘤的治疗。已有研究表明,脊索瘤使

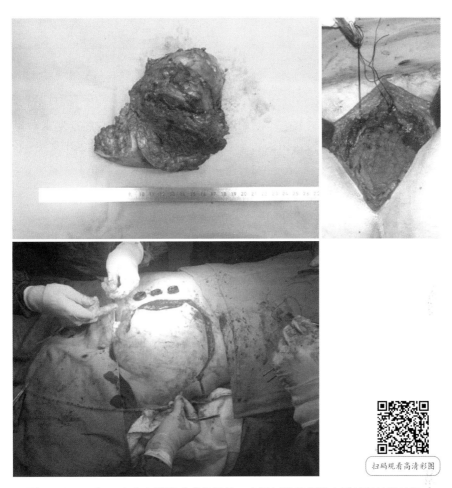

扫码观看高清彩图

图62.8* 一名69岁患有骶脊索瘤的男性。广泛切除并用臀皮瓣封闭缺损(续)。

用血小板衍生的生长因子受体β(PDGFR-ß)及其磷酸化形式进行激活,靶向治疗的结果显示肿瘤发生了收缩。使用850mg甲磺酸伊马替尼(一种酪氨酸激酶抑制剂)时,组织活性的降低已被证实。表皮生长因子受体途径也可能成为药物的另一个靶点。西妥昔单抗与吉非替尼联合应用的研究也在进行中。

62.7 预后

脊索瘤在明确诊断时已经有约5%的病例发生了转移。肺、骨、皮肤和大脑是最常见的转移部位。在晚期疾病或复发性病变中,转移率高达65%。生存率受转移灶存在的影响,而不受局部进展的影响。研究表明,发生远处转移后的平均生存期少于12个月。转移通常是确切的,患者会由于肿瘤局部扩散和重要器官的侵犯而死亡。虽然已经显示预后不受组织学类型的影响,但有资料证明软骨样脊索瘤有更好的预后。

62.8　患者和家属须知

虽然脊索瘤是一种低级别肿瘤，但由于其高复发率和浸润性生长方式，其临床病程类似于恶性肿瘤，预后一般较差。患者总生存率平均为6年，局部复发非常频繁。

（刘彦斌　蔡伟良　唐国柯　译）

延伸阅读

1. Chugh R, Tawbi H, Lucas DR, Biermann JS, Schuetze S, Baker LH. Chordoma: the nonsarcoma primary bone tumor. Oncologist. 2007;12:1344−50.
2. Walcott BP, Nahed BV, Mohyeldin A, Coumans JV, Kahle KT, Fereira MJ. Chordoma: current concepts, management, and future directions. Lancet. 2012;13:69−76.
3. Yang XR, Ng D, Alcotra DA, et al. T (brachyury) gene duplication confers major susceptibility to familial chordoma. Nat Genet. 2009;41:1176−8.
4. Srivastava A, Vischioni B, Fiore MR, Vitolo V, Fossati P, Iannalfi A, et al. Quality of life in patients with chordomas/chondrosarcomas during treatment with proton beam therapy. J Radiat Res. 2013;54:i43−8.
5. Schultz−Ertner D, Nikoghosyan A, Thilmann C, et al. Results of carbon ion radiotherapy in 152 patients. Int J Radiat Oncol Biol Phys. 2004;58:631−40.
6. Casali PG, Messina A, Stacchiotti S, et al. Imatinib mesylate in chordoma. Cancer. 2004;101:2086−97.

扫码获取
☆ 医学资讯
☆ 教学视频
☆ 高清彩图
☆ 交流社群
☆ 推荐书单

第 63 章

脊柱转移性病变

Vanessa Hubertus, Peter Vajkoczy, Julia Sophie Onken

63.1 定义

脊柱转移性病变常发生在晚期恶性疾病中。超过50%的肿瘤患者发生骨转移，以脊柱为最常见部位。脊髓转移可有症状或无症状。在尸检中，30%~90%的肿瘤患者出现以前未诊断的脊柱转移。约5%的脊柱转移瘤患者由于转移性硬膜外脊髓压迫（MESCC）而出现急性神经功能障碍，从而大大降低了他们与健康相关的生活质量（HRQOL）和预期寿命。

63.2 自然病程

脊柱转移的恶性肿瘤呈异质性。最常见的是前列腺癌、乳腺癌、肾癌和肺癌。血液病（如多发性骨髓瘤）也起重要作用。在脊柱中，胸椎是转移性病变最常见的位置，其次是腰椎。最不常见的位置是颈椎，尽管临床上高度相关，因为该区域神经功能缺损的发生率较高。在脊柱转移瘤的外科治疗中，必须特别注意交界区（颅颈、颈胸、胸腰椎和腰骶交界处）的转移瘤，因为它们在脊柱稳定性中起重要的作用。

63.3 体格检查

在检查有潜在脊柱转移瘤的患者时，必须评估特定的危险信号。患者是否有新的神经（运动或感觉）缺陷、膀胱或肠道功能障碍、共济失调、新的轴向或神经根性疼痛、截瘫。重要的是评估症状的严重性，以加快相应的诊断过程。MESCC是一种典型的脊柱急症，"脊柱手术需要争分夺秒"。手术减压越快，患者的神经功能预后越好。

V. Hubertus · P. Vajkoczy (✉) · J. S. Onken

Charité – Universitätsmedizin Berlin, Berlin, Germany

e-mail: Peter.Vajkoczy@charite.de

除了神经系统检查(视频3),使用Karnofsky表现状态(KPS)和合并症来评估患者的临床状态是必要的,临床评估、完整的肿瘤诊断史、分期和既往治疗史也是必要的。

63.4 影像学检查

MRI是检测脊柱转移灶灵敏度最高的金标准。通常,T1加权对比增强方法被用来显示转移病灶的范围及它们对椎管的侵犯范围。对于脊柱转移的患者,应进行全脊柱MRI检查,因为转移病灶往往呈多灶性。为了评估骨受累情况,鉴别成骨细胞和破骨细胞病变,额外的高分辨率CT是必要的。骨扫描成像或正电子发射断层扫描(PET)等替代成像通常用于分期检查,但因其分辨率低于CT或MRI。因此,它们不能取代这些成像模式。脊柱血管造影术的应用仅限于术前显示和栓塞高度血管化的转移瘤,如来自肾细胞或甲状腺癌的转移瘤。

63.5 鉴别诊断

术前需要排除的一个重要鉴别诊断是原发性骨肿瘤,如脊索瘤(见第62章)、尤因肉瘤(见第39章)、软骨或骨肉瘤(见第38章)。这些肿瘤非常罕见,但由于其侵袭性生长的行为,放射抵抗,以及在手术过程中肿瘤细胞分布的可能性,因此必须进行肿瘤大体切除。对于疑似病例,应在明确手术前进行肿瘤活检(视频4★)。

63.6 治疗方案

脊柱转移瘤手术的主要目标是保持神经功能、减轻疼痛、机械稳定和局部肿瘤控制(视频5★)。理想情况下,外科手术决策应基于跨学科方法,考虑4个因素:神经状态、肿瘤状态、机械稳定性和全身疾病(Laufer等的NOMS-decision框架,表63.1)。对肿瘤状态的评估应包括非手术肿瘤治疗的预期反应和根据肿瘤组织病理学的辐射敏感性。脊柱稳定性的评估依据脊柱不稳定肿瘤评分(SINS),使用脊柱病变的CT和MR成像(表63.2)。系统疾病评估包括根据肿瘤、治疗史和合并症情况计算患者的预期预后。为此目的建立了不同的预后评分,如Tokuhashi评分系统和Tomita评分系统——尽管它们的临床适用性仍然有限。

手术选择包括减压手术和稳定手术,依赖于根据SINS评分得出的脊柱稳定性。活检具有鉴别诊断的功能,可与减压、稳定、后凸成术或椎体成形术结合使用。对于广泛的溶栓疾病或交界区疾病,360°稳定和椎体置换减压可能是必要的(图63.1)。为了降低手术风险,导航下微创经皮穿刺脊柱固定是一个趋势。当需要固定和融合

表63.1 Laufer等的神经肿瘤学机械系统(NOMS)决策框架

神经病学	肿瘤学	机械性	系统性	治疗方案
无脊髓病变的低级别MESCC(转移性硬膜外脊髓压迫)	对放疗敏感	稳定		体外放射治疗
	对放疗不敏感	不稳定		内固定+传统体外放射疗治疗
		稳定		立体定向放射治疗
		不稳定		内固定+立体定向放射治疗
伴或不伴脊髓病变的高级别MESCC(转移性硬膜外脊髓压迫)	对放疗敏感	稳定		体外放射治疗
		不稳定		内固定+传统体外放射治疗
	对放疗不敏感	稳定	能够耐受手术	减压+内固定+立体定向放射治疗
		稳定	不能耐受手术	传统体外放射治疗
		不稳定	能够耐受手术	减压+内固定+立体定向放射治疗
				内固定(微创融合术/骨水泥增强)+传统体外放射治疗
		不稳定	不能耐受手术	传统体外放射治疗

表63.2 Fisher等将SINS 0~6分定义为稳定病变,SINS 7~12分定义为潜在不稳定病变,SINS 13~18分定义为不稳定病变

脊柱不稳定肿瘤评分因素	特征	评分
位置	连接(C0-C2;C7-T2;T11-L1;L5-S1)	3
	移动(C3-C6;L2-L4)	2
	半刚性(T3-T10)	1
	刚性(S2-S5)	0
机械性疼痛	是	3
	否(偶见非机械性)	1
	无疼痛病变	0
骨损伤	溶解	2
	混合	1
	成骨	0
脊柱序列	半脱位	4
	先天畸形	2
	正常	0
椎体受累	>50%压缩	3
	<50%压缩	2
	未见>50%压缩的椎体受累	1
	以上均无	0
后外侧受累	双侧	3
	单侧	1
	均无	0

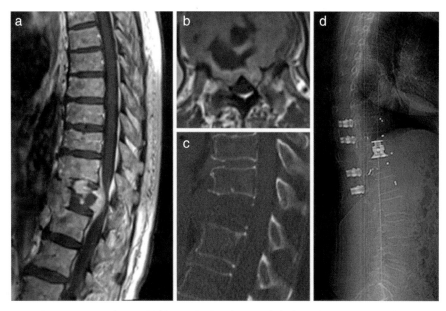

图63.1　一名67岁女性患者,T11椎体发生转移性肾细胞癌伴脊柱溶骨性转移,临床表现为疼痛和共济失调。在血管造影后,通过置换T11椎体进行360°减压和稳定,并使用PEEK人工椎体及椎弓根螺钉在导航下进行T9–L1后路脊柱内固定术,以便后续进行更好的MRI随访和辅助放疗计划。(a~c)术前图像;(d)术后图像。

脊柱时,可以使用同种异体骨移植、自体骨移植和移植替代品。当随访中需要应用辅助放疗和MRI检查时,可以使用低伪影的硬件[碳纤维、聚醚醚酮(PEEK)]。

　　手术治疗后的辅助治疗对于局部肿瘤的控制至关重要。标准的治疗方法是传统体外放射治疗(cEBRT)。技术的进步也带来了其他技术,如立体定向放射治疗(SRS),其优势是在肿瘤领域具有更高的生物有效剂量(BED),同时减少辐射部位周围组织的剂量。此外,SRS已被证明可以克服某些肿瘤类型的辐射抵抗。在选定的姑息性病例中,可以评估仅用于疼痛控制的cEBRT。系统性肿瘤治疗应在多学科肿瘤学背景下根据潜在恶性肿瘤治疗的指导方针进行规划。

63.7　预后

　　随着晚期恶性疾病脊柱转移的发生,治疗方式大多是姑息性的。手术的主要目的是稳定神经系统、控制疼痛、稳定脊柱和局部肿瘤控制。由于免疫疗法等肿瘤疗法的不断发展,转移性疾病患者的预期寿命正在增加。脊柱转移瘤的患者是一个异质性很强的群体。总的来说,其预后效果是有限的,取决于肿瘤是否已全身转移、是否有潜在的恶性肿瘤、既往的治疗效果、临床状态、合并症等因素。

63.8 潜在并发症

脊柱转移瘤最可怕的并发症是转移性硬膜外脊髓压迫(MESCC)。快速发展的神经功能障碍降低了患者的预期寿命和HRQOL(与健康相关的生活质量)。脊柱转移瘤手术围手术期并发症发生率高。大多数并发症来自手术部位感染或全身感染,以及心血管并发症,增加了患者的发病率和死亡率。如果手术器械发生移位或脱位,在随访过程中可能会出现硬件故障,需要进行翻修手术。局部复发是常见的,因此辅助放疗和频繁的影像学随访是必要的。

63.9 患者和家属须知

脊柱转移瘤常发生在晚期恶性疾病中。最可怕的是转移性硬膜外脊髓压迫(MESCC),导致快速发展的神经功能缺陷和预期寿命的统计下降。快速诊断和跨学科的决策在治疗脊柱转移瘤时是必不可少的。治疗方案已经演变成一个跨学科的概念,包括手术、辅助放疗、SRS和根据潜在恶性肿瘤的全身治疗,由于肿瘤治疗方案的不断发展进步,患者总生存期有延长的趋势。

(刘彦斌 蔡伟良 唐国柯 译)

延伸阅读

1. Fehlings MG, et al. Survival and clinical outcomes in surgically treated patients with metastatic epidural spinal cord compression: results of the prospective multicenter AOSpine study. J Clin Oncol. 2016;34(3):268−76.
2. Laufer I, et al. The NOMS framework: approach to the treatment of spinal metastatic tumors. Oncologist. 2013;18:744−51.
3. Fisher CG, et al. A novel classification system for spinal instability in neoplastic disease. Spine. 2010;35(22):E1221−9.

第 **64** 章

脊柱结核

Yat-Wa Wong

64.1 定义

脊柱结核是由分枝杆菌属引起的,其中结核分枝杆菌最为常见。呼吸系统和泌尿生殖系统是常见的原发病灶。结核感染通过血行或淋巴途径传播至脊柱。与化脓性感染(细菌通过蛋白水解酶破坏局部组织)相反,结核感染诱导Ⅳ型迟发型超敏反应(一种细胞介导的反应)。巨噬细胞吞噬结核分枝杆菌,随后被激活以募集单核细胞,这些单核细胞分化为上皮样细胞和朗格汉斯巨细胞。由此产生的肉芽肿性炎症会导致局部组织破坏、干酪样坏死和冷脓肿形成。脊柱结核起源于肺结核或肾结核,是一种继发感染。

64.2 自然病程

大多数患者表现为慢性病程,伴有隐性疼痛和全身症状。脊椎破坏、冷脓肿、压迫脊髓或神经的碎片、硬脑膜炎、脊膜脊髓炎可能导致神经功能恶化。冷脓肿可通过椎旁肌、窦道等途径排出。如未进行有效的治疗,脊柱结核往往会影响多个节段,并导致严重的后凸畸形。在成人中,脊柱后凸的严重程度与椎体破坏的严重程度直接相关。在儿童中,即使脊柱结核得到充分治疗,脊柱后凸畸形也可能在生长过程中进一步恶化。

Pott 截瘫是指与脊柱结核相关的神经功能恶化。它可能发生在急性期(早发)或明显静止多年后(晚发)。这是由慢性拉伸导致的内后凸、骨条愈合、钙化干酪样物质、纤维化、后凸加重或不稳定引起的结核再激活或脊髓萎缩所致。

Y.-W. Wong (✉)

The University of Hong Kong, Queen Marry Hospital, Hong Kong, China

e-mail: yatwa@hku.hk

64.3　体格检查

根据疾病的分期和严重程度,体格检查可发现局部压痛、提示冷脓肿的椎旁肿胀、流脓窦道、窦道瘢痕、尖锐的后凸(驼背)或神经功能障碍(视频3★)。

64.3.1　影像学检查

脊柱结核与其他脊柱感染之间没有明确的病理放射学特征可相互鉴别(见第65章)。由于该疾病的慢性特质,最初的放射学表现为骨质减少。随后,梭形椎旁软组织肿胀和腰大肌阴影可能导致冷脓肿(图64.1)。椎间盘高度的降低和相邻椎体的破坏类似于化脓性椎间盘炎。然而,由于细菌与骨髓等灌注良好组织的高亲和性,脊柱结核相对更常见的是椎体破坏而不影响椎间盘和多节段受累(图64.2)。X线片有助于检测脊柱不稳和评估脊柱序列。CT或MRI可显示前纵韧带或后纵韧带抬高伴韧带下脓肿扩散。椎体前部或后部的扇形变是一种常见的特征。

64.4　鉴别诊断

肿瘤或其他脊柱感染是常见的鉴别诊断。脊柱结核没有临床、血清学和放射学特征可以诊断。为了明确诊断并指导应用抗结核药物,通常需要在透视、CT或超声指导下进行活检(视频4★)。如果活检标本显示Ziehl-Neelsen染色的结核分枝杆菌、结核聚合酶链反应阳性,或典型的上皮样肉芽肿、朗格汉斯多核巨细胞、干酪样坏死等组织学特征,即可诊断结核脊柱。仅在约50%的病例中可鉴定出分枝杆菌,并且需要6~8周才能获得培养和敏感性结果。

64.5　治疗方案

大多数结核脊柱可以通过保守治疗成功治愈。笔者所在地区的一线抗结核药物为异烟肼,每日口服300mg,持续9~12个月;利福平每日口服450 mg(体重<50 kg)或600 mg(体重≥50 kg),持续9~12个月;吡嗪酰胺25~30 mg/kg/d,每日口服2个月;乙胺丁醇15mg/kg/d,每日口服2个月。除了定期监测血常规和肝肾功能外,临床医生还应注意特定的副作用,如周围神经病变(异烟肼)、血清尿酸升高(吡嗪酰胺)和视力下降(乙胺丁醇)。对于活动性脊柱结核,除了定期监测血常规和肝肾功能外,如果有严重的神经功能障碍、严重的脊柱畸形、对抗结核药物和经皮引流无效的巨大冷脓肿,或对保守治疗无效的顽固性机械性疼痛,则需要手术治疗。手术选择包括前路根治性

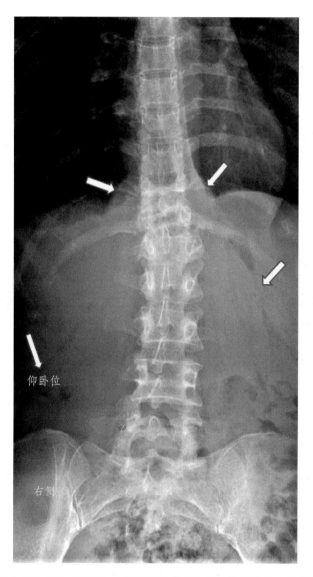

图64.1　脊柱正位X线片显示结核冷脓肿引起的梭形椎旁软组织肿胀和双侧腰大肌影增大。

清创和自体骨移植融合术(图64.3)、后路减压内固定融合术伴或不伴前路清创和重建,以及前后路联合手术(图64.4)。具体选择取决于手术的位置、范围、适应症和专业知识。在给予充分抗结核治疗的前提下,应用金属植入物是安全的(图64.5)。对于更广泛的脊柱结核,通常需要进行内固定以恢复脊柱的稳定和序列。如果脊柱结核范围广泛且累及多节段,则首选前后路联合手术。

脊柱结核患者即使有良好的脊柱功能,也可能出现严重的脊柱后凸。除了美容问题外,它还可能损害心肺功能,限制腹部容积,并引起肋骨和髂骨撞击疼痛。畸形

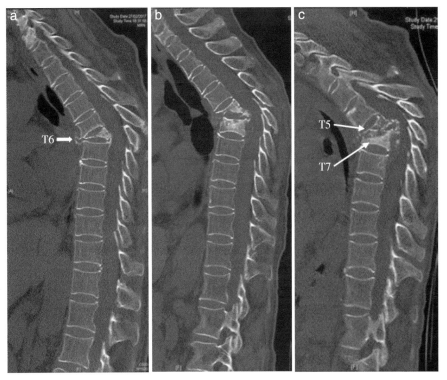

图64.2 矢状位重建CT扫描显示的脊柱前柱进行性破坏。(a)仅T6感染结核而塌陷;(b)T5-T7在1年后塌陷,(c)T5-T7进一步塌陷,2年内后凸畸形加重。

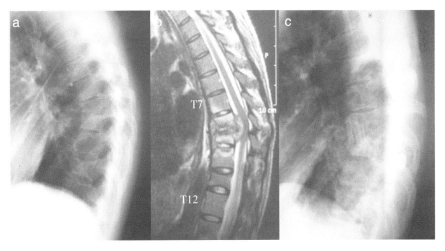

图64.3 该T8-T9脊柱结核患者经左侧开胸采用自体肋骨移植行前路清创融合术。(a)胸椎侧位X线片;(b)T2加权矢状位MRI;(c)术后胸椎侧位X线片。

矫正在某些情况下是可行的。术前Halo牵引有助于矫正。根据脊柱后凸的严重程度,可选择椎弓根下截骨术或全脊椎整块切除术(VCR)。为了避免脊髓过度缩短或延

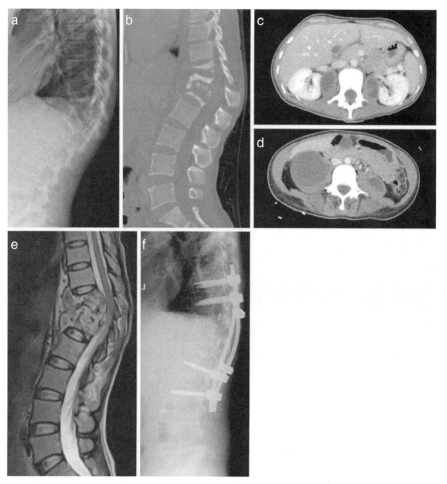

图64.4　本例患者存在胸腰椎结核,且累及多个节段和双侧腰大肌脓肿。(a)侧位站立X线片显示胸腰椎后凸。(b)矢状面CT重建显示多节段受累。(c,d)轴位CT扫描显示双侧腰肌脓肿。(e)T2加权矢状位MRI显示胸腰椎结核导致圆锥受压。(f)前路清创、脓肿引流、肋骨移植融合联合后路内固定融合术后的侧位站立X线片。

长,在矫正后凸畸形时,VCR通常伴随着前柱延长和后柱缩短。

　　对于迟发性Pott截瘫,有时与严重的僵硬性后凸、心肺功能受损、脊髓软化和脊髓萎缩有关。对于老年患者,矫正重度僵硬性后凸是困难的,但通过肋横突入路伴或不伴融合术可实现足够的减压。如果伴有脊髓萎缩,即使进行充分的脊髓减压和畸形矫正,神经功能也是很难恢复的。这些患者大多在儿童时期就患上了脊柱结核,其畸形在生长过程中不断进展。早期稳定和畸形矫正可预防迟发性截瘫。

64.6　预后

　　对于大多数患者,单独抗结核药物治疗是有效的且效果良好。脊柱减压和稳定

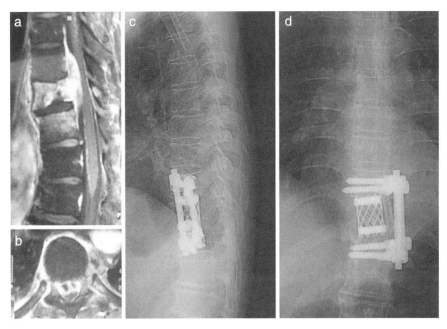

图64.5 (a,b)T1加权矢状位和轴位对比MRI显示脊柱结核韧带下脓肿的扩散。(c,d)前路根活性清创术、钛网自体骨植骨融合内固定术后的站立侧位和正位X线片。在结核病中应用金属内植物无禁忌症。

治疗对急性疾病中的神经功能障碍患者有良好的效果。手术难度和风险随着疾病的畸形、慢性和广泛性的增加而增加。迟发性Pott截瘫的神经功能恢复预后不佳。预防严重后凸和骨不连可降低迟发性神经功能恶化的风险。

64.7 潜在并发症

严重的并发症包括因播散性肺结核、截瘫、角状后凸(见附录Q)和持续性窦道排出而死亡。

64.8 患者和家属须知

抗结核药物治疗的依从性是治疗成功的关键。

（李永超 谈应东 唐国柯 译）

延伸阅读

1. Luk KDK. Tuberculosis of the spine in the new millennium. Eur Spine J. 1999;8:338–45.
2. Wong YW, Leong JCY, Luk KDK. Direct internal kyphectomy for severe angular tuberculous kyphosis. Clin Orthop Relat Res. 2007;460:124–9.

第 **65** 章

化脓性脊柱炎

Yat-Wa Wong

65.1 定义

化脓性脊柱炎是指椎间盘及其邻近椎体的细菌感染。它是最常见的脊柱感染形式。其他形式的脊柱感染包括脊椎炎（椎体感染）、椎间盘炎（仅椎间盘感染）、硬膜外脓肿和小关节化脓性关节炎。脊柱感染也可以根据致病微生物进行分类：细菌性（化脓性）、分枝杆菌性（肉芽肿性）、真菌性或寄生虫性。

血行传播是化脓性脊柱炎最常见的传播途径。细菌在骨终板上滋生并进入椎间盘引起感染。皮肤感染、龋齿、泌尿生殖系统和胃肠道感染是潜在的感染源。

65.2 自然病程

如果及早治疗，适当的抗生素对大多数患者都有效。诊断和治疗的延误可能是毁灭性的。可能的后果包括全身败血症导致死亡、神经功能恶化、脊柱不稳和畸形。免疫功能低下或体弱患者的风险更高。

65.3 体格检查

最常见的表现是疼痛（见第11章和第41章），如果有以下任何一种额外特征，则应引起怀疑：

- 发热原因不明。
- 静脉注射药物滥用者或免疫功能低下者。
- 感染标志物（如CRP、ESR、降钙素原和WBC升高）。

Y.-W. Wong (✉)

The University of Hong Kong, Queen Marry Hospital, Hong Kong, China

e-mail: yatwa@hku.hk

- 化脓性椎间盘炎的放射学特征。

休息时疼痛是化脓性椎间盘炎的典型症状。如果出现发热和背痛,应排除椎间盘炎。受累节段可能有局部压痛。如果有畸形,通常不严重,特别是在早期病例中。详细的神经系统评估是强制性的(视频3★),出现或恶化的严重神经功能障碍是手术的指征。任何皮肤损伤或其他化脓性病灶都应进行相应的治疗。至少应做两次血培养(特别是当患者出现发热、发冷和寒战时)和一次中段尿液分析/培养。如果临床合适,还应获得用于培养的其他标本(痰液、伤口渗出物)。如果怀疑存在丙酸杆菌、类白喉等低毒力病原体,则需在培养过程中延长培养时间。如果有接触史,如去过农场、喝过生牛奶或食用胎盘,则必须进行布鲁氏菌血清学检测。降钙素原升高提示化脓性而非结核感染。

65.4 影像学检查

脊柱X线片可能显示椎间盘高度降低并伴有邻近骨终板侵蚀(图65.1)。骨破坏在第1周或第2周不明显。唯一的放射学特征可能是软组织水肿和由肌肉痉挛导致的脊柱矢状位序列丧失。在慢性感染中,X线片可显示骨硬化和畸形。当临床特征、血清学和放射学特征相一致时,诊断并不困难。MRI是在放射学特征发展之前进行早期诊断最有用的工具。它还描述了疾病的程度,以便制订手术计划。

血液培养只能捕获不到50%的致病细菌。CT或透视引导下的活检(视频4★)通常是必要的,以获得细菌学诊断。如果有椎旁脓肿,可在活检的同时行经皮穿刺引流。标本应进行需氧和厌氧培养、AFB涂片和培养、结核聚合酶链式反应(TB PCR)、真菌培养和组织学检查。如果怀疑是罕见微生物,可能需要进行特殊培养。

65.5 鉴别诊断

无论是原发性还是继发性脊柱肿瘤,往往只影响椎体而不累及椎间盘。脊柱结核容易误诊为化脓性脊柱炎,可表现为脊柱炎或椎间盘炎(见第64章)。淋巴细胞–单核细胞比率是鉴别脊柱结核和化脓性椎间盘炎的一种简便易行的指标。在结核病等特定感染中,这一比例通常会升高。

65.6 治疗方案

大多数患者对抗生素治疗反应良好,且不需要手术干预。在明确细菌学诊断之前,不使用抗生素。然而,经验性抗生素可以在必要的诊断检查后尽早开始使用,特

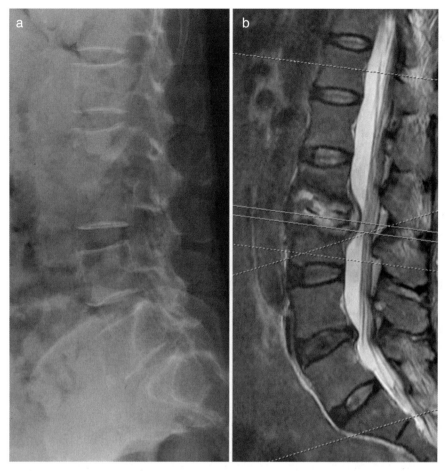

图65.1　显示了脊椎椎间盘炎椎间盘间隙和邻近椎体破坏的典型放射学特征。

别是患者存在败血症症状时。对于社区获得性感染,每6小时静脉注射2g氯唑西林将覆盖最常见的微生物,如甲氧西林敏感的葡萄球菌和链球菌。对于医院获得性感染或免疫功能低下的患者,头孢曲松每日静脉注射1~2g,加上万古霉素每12小时静脉注射15~20mg/kg,可提供更广泛的覆盖范围,包括革兰氏阴性杆菌和耐甲氧西林金黄色葡萄球菌(MRSA)。随后的抗生素方案根据培养结果进行调整。抗生素治疗的持续时间各不相同,但通常为3~12周,这取决于临床、血清学和放射学情况。通常情况下,如果患者症状好转、感染标志物恢复正常或X线片显示有阻止新的椎体破坏的证据,就可以停用抗生素。对于长期应用抗生素患者,定期血液检查至关重要。这不仅为了检查感染标志物,也是为了监测患者的肝肾功能。与其他感染一样,脊椎椎间盘炎是分解代谢的,充足的营养支持可以促进早期康复。脊椎椎间盘炎可能会很痛苦,适当的症状治疗,包括止痛药、束胸、颈托,以及适当的休息,可以减轻患者的痛苦。

　　相当大的椎旁脓肿应引流,最好是影像学引导下经皮引流。包裹性脓肿或黏稠脓液可能需要开放引流。如果出现神经功能恶化、持续不稳、不可接受的畸形、非手术治疗无法控制的难治性疼痛、诊断不确定,以及对药物治疗效果不佳,通常需要手术治疗。治疗的目的是减压脊髓或神经、清除坏死组织、引流脓肿、矫正畸形和稳定脊柱。

　　前路或前外侧入路直接进入感染病灶,可为彻底的清创和椎管减压提供广泛的暴露。重建可以通过包含三边骨皮质的自体髂骨、肋骨或腓骨移植完成,也可以使用带骨移植物的钛笼。颈椎和胸椎前路内固定提供了额外的稳定性,而腰椎前路固定不太安全,可能需要额外的后路内固定(图65.2)。

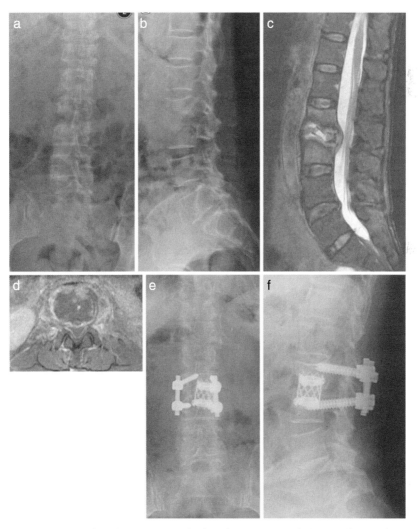

图65.2　(a,b)显示L2/3脊椎椎间盘炎的正侧位X线片。(c,d)T2加权矢状位和T1加权增强轴位MRI显示活动性感染。活检阴性后,经验性抗生素对患者无效。(e,f)前路清创融合+后路内固定术后的X线片。

　　单独的后入路对椎管减压是有效的,并允许胸骨的内固定融合(图65.3)。这对上胸椎特别有用,因为前入路有困难(可能需要劈开的胸骨柄入路)。然而,外科医生通常不能像前路手术那样彻底清除感染病灶。

　　手术方法的选择取决于外科医生的专业知识和手术适应症。无论采用何种方法,只要患者使用足够的抗生素,且手术术野相对干净,金属钛笼和内固定都可以安全地用于重建脊柱。应避免使用PEEK融合器,因为根除PEEK表面的细菌是比较困难的。

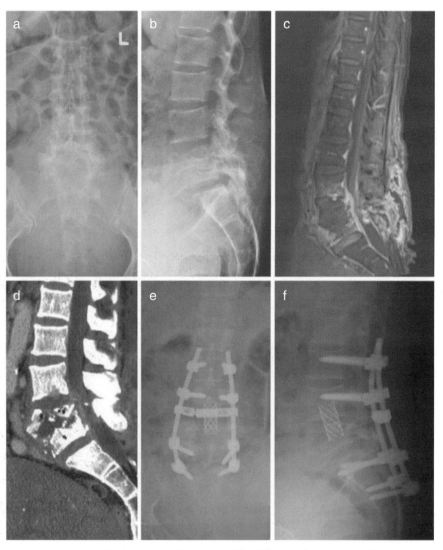

图65.3　(a,b)L4/L5脊椎椎间盘炎的X线片。(c)T1加权增强矢状位MRI显示感染的广泛程度。(d)矢状位CT扫描显示L4椎体碎片。由于神经功能恶化和对抗生素反应不佳,仅通过后入路完成椎体前部清创融合和后路内固定术。(e,d)术后X线片。

65.7 预后

大多数患者通过早期治疗可以完全康复。如果患者有多种合并症,死亡率和发病率会更高。

65.8 潜在并发症

- 败血症失控导致死亡。

- 神经功能恶化。

- 脊柱不稳(见第47章)。

- 驼背。

- 继发性退变和慢性疼痛(见第41章)

65.9 患者和家属须知

长期抗生素治疗和密切监测治疗反应是必要的。

(李永超 王聪 唐国柯 译)

延伸阅读

1. Yee DK, Samartzis D, Wong YW, Luk KD, Cheung KM. Infective spondylitis in Southern Chinese: a descriptive and comparative study of ninety-one cases. Spine. 2010;35(6):635-41.

扫码获取
☆ 医学资讯
☆ 教学视频
☆ 高清彩图
☆ 交流社群
☆ 推荐书单

第 **66** 章

脊柱术后感染

Alain Dimeglio, Federico Canavese

66.1 定义

根据手术部位和手术时间,术后脊柱感染可分为①浅表或深部感染和②急性(早发型)或慢性(晚发型)感染。区分发生于成人和儿童患者的感染也很重要。

浅表感染通常发生在筋膜层以上,并累及皮下组织和皮肤;另一方面,深部感染发展至筋膜层(后路手术的感染部位为腰背筋膜或颈后项韧带,前路手术的感染部位为腹筋膜或颈阔肌)以下。

急性感染通常在手术后3~4周,而慢性感染则在手术后4周以上。部分学者认为急性和慢性感染之间的分界线定为6周。然而,重要的是要鉴别继发于丙酸杆菌等低级别病原体的极晚期感染(有时是在首次手术后数年),这种感染可以通过移除内固定得到治愈。

66.2 自然病程

术后脊柱感染的发生率差异较大。根据手术类型(无植骨和内固定的手术感染率最低)和手术入路(颈椎后路融合术>后路腰椎手术>前手术)发生率从0%~18%不等。

总体而言,术后感染的发生会增加患者发生假关节、慢性疼痛、不良神经系统后遗症、翻修手术、远期结果不佳的风险,在最严重的情况下,甚至会导致死亡。

A. Dimeglio (✉)

Department of Pediatric Orthopedics, Clinique St. Roch, Montpellier, France

Faculty of Medicine, Montpellier University, Montpellier, France

F. Canavese

Department of Pediatric Orthopedic Surgery, Lille University Center, Jeanne de Flandre Hospital, Lille, France

Faculty of Medicine Henri Warembourg, Nord-de-France University, Lille, France

66.3　体格检查

手术部位感染的典型体征为切口疼痛、红疹、肿胀或伤口裂开,伤口有脓性物流出。重要的是,伤口引流超过1周是深部感染的危险因素。其他体征和症状包括发热(约半数患者出现)、虚弱,在某些情况下还会出现体重减轻(取决于感染过程的慢性病程)。

实验室检查。如果怀疑手术部位感染,应检测白细胞计数(WBC)、红细胞沉降率(ESR)和C反应蛋白(CRP)。然而,单独使用时,WBC是一种较差的标志物,而ESR是一种排除手术部位感染的非特异性标志物(尽管比WBC更敏感)。CRP是目前诊断术后感染最敏感的指标。CRP和ESR联合检测是诊断和监测脊柱术后感染疗效的最有效方法。然而,目前还没有一种实验室方法具有良好的特异性或阳性预测值。

使用降钙素原(PCT)评估脊柱感染的敏感性低于CRP。其他相对较新的标志物如血清淀粉样蛋白A(SAA)和可溶性白细胞分化抗原14亚型,临床验证有限,需要进一步研究。

66.4　影像学检查

在脊柱术后感染中,X线片的作用有限,但它可以用于评估任何内固定的失败。

CT是评估骨骼的首选影像学检查,它也提供了软组织信息。早期骨性改变包括终板水平的侵蚀和破坏性改变,以及椎间盘间隙变窄。CT可以(比X线片更早)识别骨科植入物周围的透光影。

钆造影剂增强MRI被认为是评估术后感染最敏感的方法。脊柱术后感染常伴发的MRI表现为边缘强化的积液、硬膜外积液的增加、骨质破坏和进行性骨髓信号改变。硬件的存在会产生伪影,使得分辨图像更加困难。

核医学(镓-67或锝-99)可作为诊断术后脊柱感染的辅助手段,但其敏感性有限,且在诊断过程中不常规使用。

66.5　鉴别诊断

目前,深部组织培养阳性是诊断脊柱术后感染的金标准。鉴别诊断重点关注感染过程中涉及的病原体类型(视频4*)。

66.6 治疗方案

需要对坏死和感染组织进行多次清创,并长期使用抗生素。除浅表感染外,所有感染都建议探查筋膜下组织。清创时松动的植骨应去除,但任何与骨结构结合紧密的植骨材料应留在原位。同样,所有坏死、感染和异物(如缝线)必须彻底清创。

对于术后早期感染(急性或慢性<3个月),在存在脊柱内固定的情况下,目前的建议是不取出内固定物,以避免脊柱不稳定。对于术后晚期感染(慢性>3个月),如果已经融合,通常需要取出内固定以充分清创伤口。封闭式负压引流(VAC)系统可用于急性感染患者。它已被证明是处理发生深部术后感染时的一个有用的工具,特别是那些有神经肌肉系统疾病的患者(图66.1)。VAC系统每48到72小时更换一次。

与多次清创和灌洗同样重要的是抗生素治疗。重要的是,在获得培养结果之前

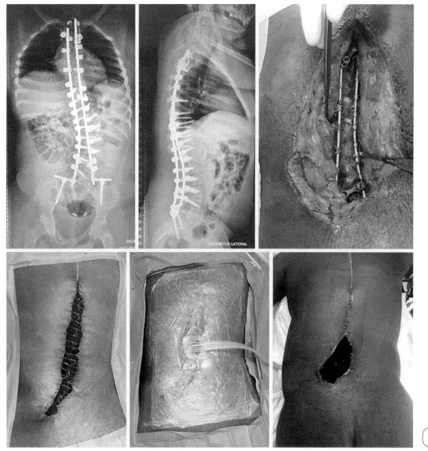

扫码观看高清彩图

图66.1 脊髓性肌萎缩患者术后深部感染使用VAC系统。内固定保留,浅层和深层肌肉逐层闭合。

不应使用抗生素；如果患者出现脓毒症或病情不稳定，应经验性使用抗生素，以防止临床进一步恶化。获得最终培养结果之前应使用广谱抗生素，并根据培养结果进行调整。虽然抗生素治疗的持续时间存在争议，但短疗程的抗生素应仅建议用于没有任何内固定的患者，对于深部感染且伴有内固定的患者，抗生素治疗的时长要长得多，包括4～6周的静脉治疗，之后至少需要4～6周的口服抗生素治疗。术后椎间盘炎或骨髓炎通常根据炎症标志物使用抗生素治疗超过3个月(图66.2)。

66.7 预后

需要高度怀疑才能做出早期诊断。如果通过清创和灌洗联合靶向抗生素（根据深部培养结果）进行及时治疗，一般预后良好。年龄较大、有合并症、吸烟史和肥胖可能与较差的预后相关（表66.1）。

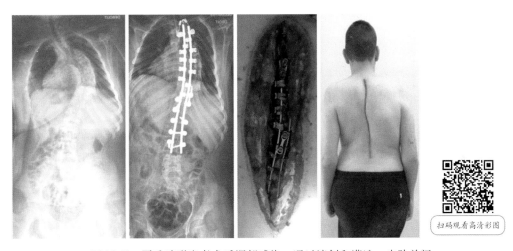

扫码观看高清彩图

图66.2* 严重畸形患者术后深部感染。通过清创和灌洗。皮肤关闭

表66.1 风险因素

患者相关	伴发病	过去史	手术相关
高龄	糖尿病	长期住院	出血增加
肥胖	尿失禁	既往感染史	输血
营养状况差	完全性神经功能障碍	既往脊柱手术史	手术时间延长
酗酒	>3个伴发病	脊柱创伤手术史	后入路>前入路
吸烟		肿瘤手术史(切除)	应用移植物和内固定
		放疗史	延长至骶骨的融合术
			脑脊液瘘

66.8　潜在并发症

潜在的并发症包括假关节、慢性疼痛、不良的神经后遗症、再次手术、不良的远期预后,甚至在最严重的情况下会导致死亡。在畸形手术的情况下,去除内固定可能会导致矫形失败(如果融合还没发生)。

66.9　患者及家属须知

在每次手术前,必须告知患者及其家属感染风险、治疗方式,以及可能的短期、中期和长期并发症。

(左冬青　武乐成　唐国柯　译)

延伸阅读

1. Canavese F, Gupta S, Krajbich JI, Emara KM. Vacuum-assisted closure for deep infection after spinal instrumentation for scoliosis. J Bone Joint Surg (Br). 2008;90(3):377-81.
2. Dowdell J, Brochin R, Kim J, Overley S, Oren J, Freedman B, et al. Postoperative spine infection: diagnosis and management. Global Spine J. 2018;8(4S):37S-43S.
3. Pawar AY, Biswas SK. Postoperative spine infections. Asian Spine J. 2016;10:176-83.

扫码获取
☆ 医学资讯
☆ 教学视频
☆ 高清彩图
☆ 交流社群
☆ 推荐书单

附录

附录 A：上颈椎损伤的分类

目前，针对不同的损伤类型，已有许多分类系统。国际脊柱协会（AO）将枕骨部和 C2-C3 交界区损伤进行分类，作为所有脊柱损伤综合分类系统的一部分。

AO 脊柱上颈椎分类系统将解剖区域分为以下 3 部分。

1. 枕骨髁和枕颈交界区。

2. C1 环和 C1-C2 关节。

3. C2 和 C2-C3 关节。

1.1　枕骨髁和枕颈交界区

A 型：单纯或粉碎性枕骨髁损伤（图 A.1）。

B 型：无移位的韧带损伤（图 A.2）。

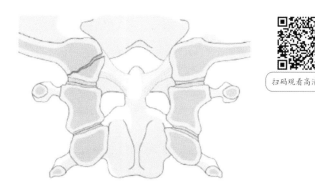

扫码观看高清彩图

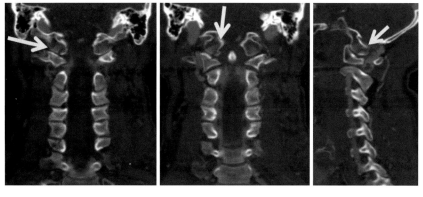

图 A.1*　单纯或粉碎性枕骨髁损伤。

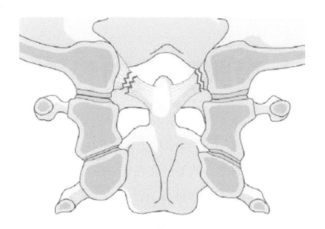

扫码观看高清彩图

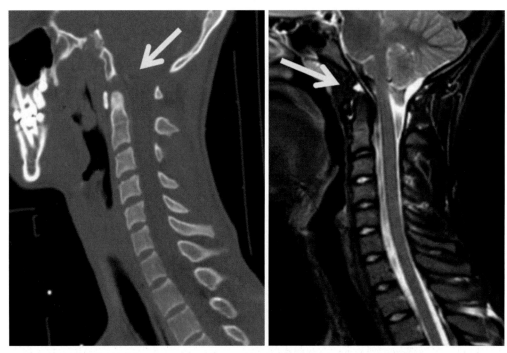

图A.2* 无移位的韧带损伤。

C型：寰枕关节脱位（图A.3）。

1.2　C1环和C1-C2关节

A型：C1环弓单一骨折（图A.4）。

B型：合并寰椎横韧带（TAL）损伤（图A.5）。

C型：寰枢椎脱位（图A.6）。

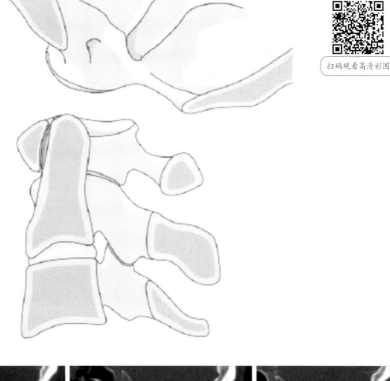

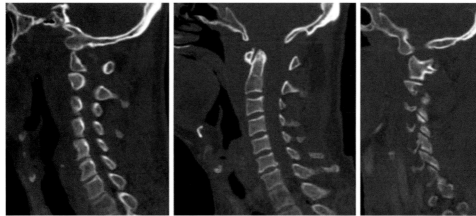

图 A.3 寰枕关节脱位。

1.3　C2 和 C2-C3 关节

A 型：无韧带、张力带、椎间盘损伤的骨性损伤（图 A.7）。

B 型：张力带损伤（图 A.8）。

C 型：任何导致移位的损伤（图 4.9）

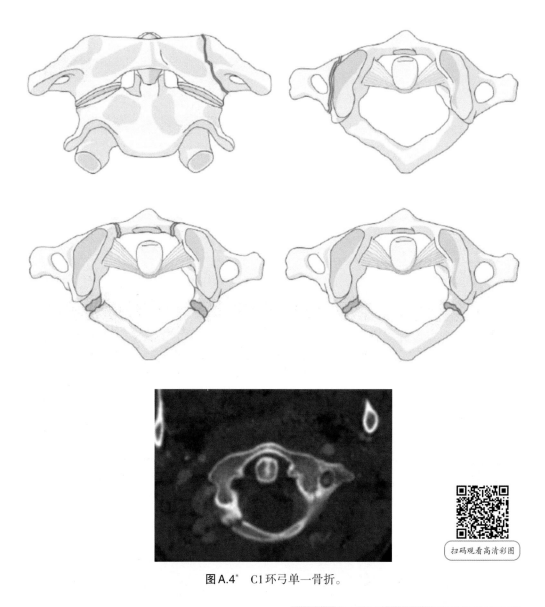

图 A.4* C1 环弓单一骨折。

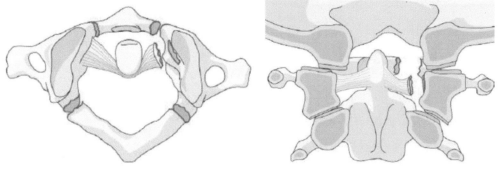

图 A.5* 合并寰椎横韧带（TAL）损伤（待续）。

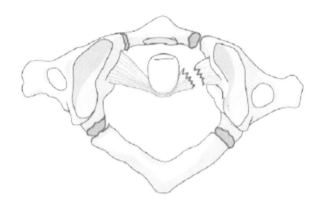

扫码观看高清彩图

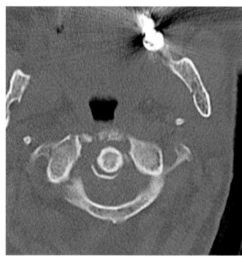
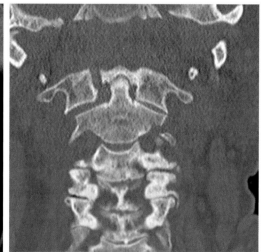

图 A.5* 合并寰椎横韧带（TAL）损伤（续）。

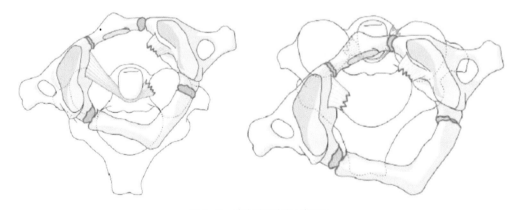

图 A.6* 寰枢椎脱位（待续）。

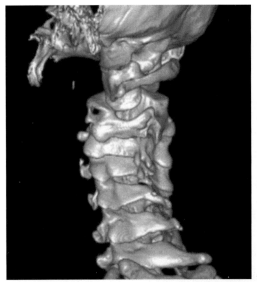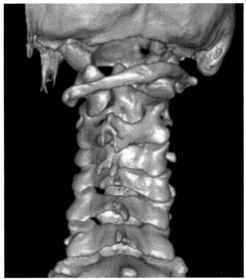

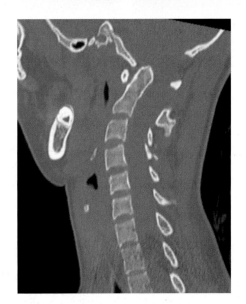

扫码观看高清彩图

图A.6* 寰枢椎脱位。(续)

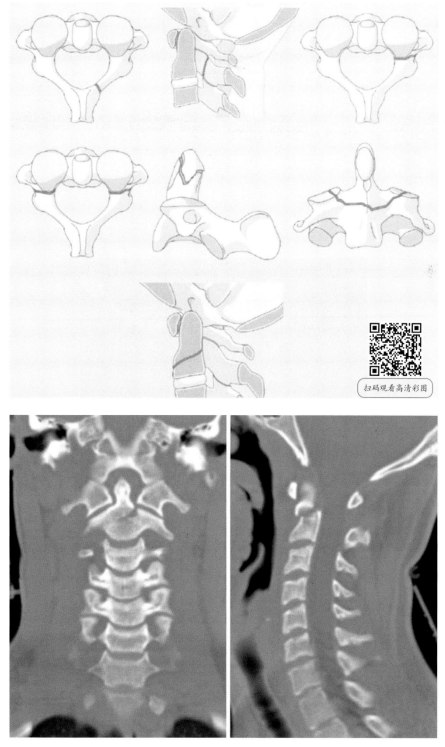

扫码观看高清彩图

图 A.7° 无韧带、张力带、椎间盘损伤的骨性损伤。

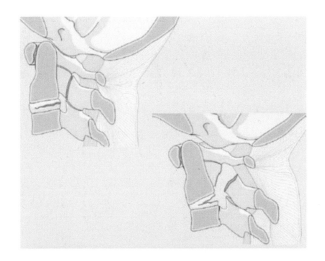

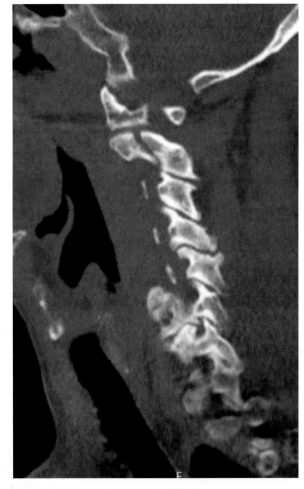

扫码观看高清彩图

图A.8* 张力带损伤。

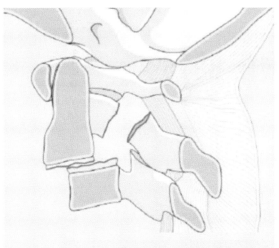
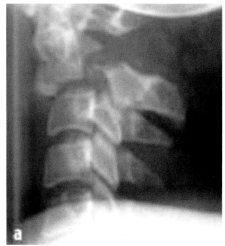

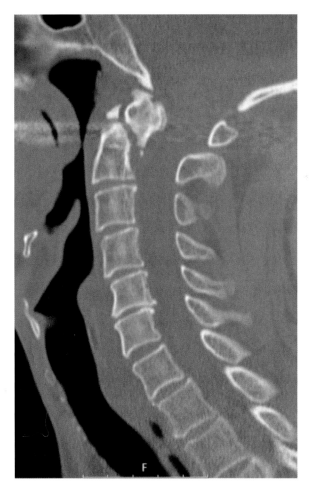

扫码观看高清彩图

图 A.9° 任何导致移位的损伤。

附录B:下颈椎损伤的分类

下颈椎损伤的分类读者可搜索以下网址查阅(图B.1)。

https://surgeryreference.aofoundation.org/spine/trauma

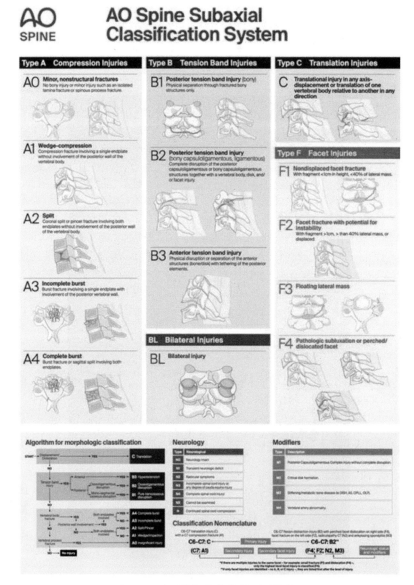

图B.1 下颈椎损伤分类的网页信息。

附录C:AO脊柱胸腰椎骨折分类

AO脊柱胸腰椎骨折分类,如下图C.1示。脊柱胸腰椎骨折分类的诊断流程和神经功能障碍的判断可见于图C.2和图C.3。

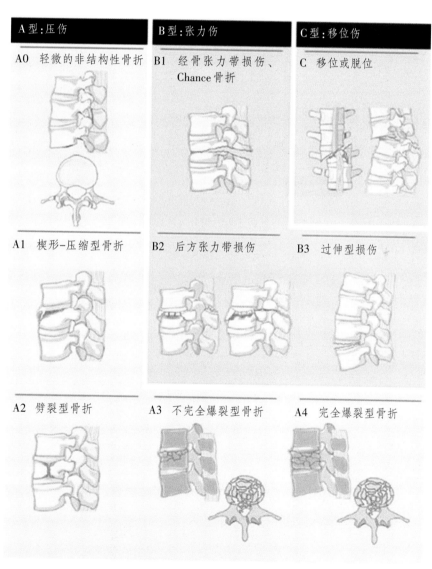

图C.1 AO脊椎胸椎骨折分类。

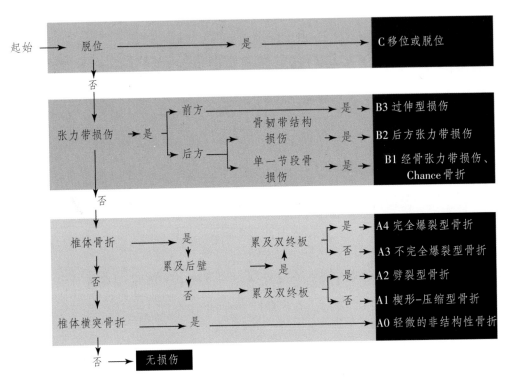

图C.2 脊柱胸腰椎骨折分类的诊断流程。

神经学

类型	神经功能障碍
N0	神经功能正常
N1	短暂神经功能障碍
N2	神经根损伤症状
N3	不完全脊髓或马尾神经功能损伤
N4	完全性脊髓损伤
NX	无法完成神经学检查
+	持续的脊髓压迫

修正参数

类型	
M1	表示张力带损伤不确定的骨折。这一修正对于从骨性角度确定稳定的损伤非常重要,对于这些损伤,韧带功能不全可能有助于确定是否需要考虑手术稳定
M2	M2修正参数指定部分患者所特定的合并症,M2修正参数包括强直性脊柱炎或烧伤导致脊柱表面的皮肤,这可能会影响具有手术适应证的患者是否进行手术的判断

图C.3 脊柱胸腰骨折的神经功能障碍判断。

附录D：骶骨损伤的分类

骶骨损伤的分类读者可搜索以下网址查阅（图D.1）。

http://surgeryreference.aofourdation.org/spine/trauma/sacrum/further-reading/aospine-classification

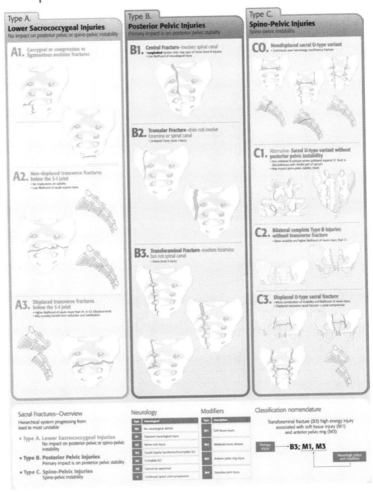

图D.1　骶骨损伤分类的网页信息。

附录E:骨质疏松性椎体骨折分类

定义:德国骨科与创伤学会(DGOU)脊柱分会描述了骨质疏松性胸腰椎骨折的分类。

骨质疏松性胸腰椎骨折可分为5组:1型(OF1),无椎体形变(椎体水肿);2型(OF2),无椎体形变或后壁受累轻微(<1/5);3型(OF3),椎体后壁明显受累(>1/5);4型(OF4),椎体完整性丧失或椎体塌陷或钳型骨折;5型(OF5),伴有牵张或旋转的损伤(图E.1和表E.1)。

临床应用:1型和2型可以保守治疗,而4型和5型是手术治疗的最佳选择。3型可选择手术或保守治疗。

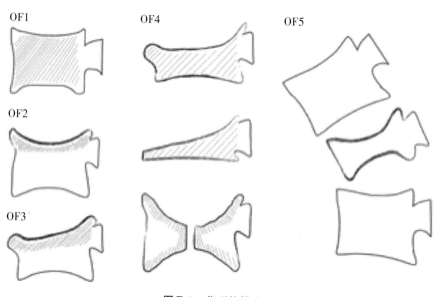

图E.1　分型的描述。

表E.1　分类的具体描述

OF1	无椎体变形(仅MRI-STIR显示椎体水肿)。这种类型很少见。稳定的损伤仅在MRI-STIR序列上清晰可见。X线和CT扫描未显示椎体变形
OF2	无或只有轻微的椎体后壁受累(<1/5)。这种类型的骨折只影响一个终板(压缩性骨折)。OF2型是稳定损伤

OF3	明显累及椎体后壁的形变(>1/5)。这种类型的骨折只影响一个终板,但明显累及前后壁(不完全爆裂骨折)。骨折可能不稳定,并可能随着时间的推移进一步塌陷
OF4	椎体结构完整性丧失,或椎体塌陷,或钳型骨折。上下终板及后壁均受累(完全性爆裂骨折)。椎体塌陷通常被视为保守治疗失败的最终结果,并可能导致扁平椎。钳型骨折累及两个终板,可导致椎体严重畸形。OF4为不稳定骨折,常可见椎体内真空裂隙
OF5	分离或旋转引起的损伤。这种类型很少见,但表现为明显的不稳定性。损伤包括连同韧带结构的前后柱。OF5损伤既可以由外伤直接引起,也可以由OF4的持续塌陷引起

延伸阅读

1. Schnake K, Blattert T, Hahn P, et al. Classification of osteoporotic thoracolumbar spine fractures: recommendations of the spine section of the German Society for Orthopaedics and Trauma (DGOU). Global Spine J. 2018;8(2 Suppl):46S–49S.

附录F:格拉斯哥昏迷评分量表

定义:格拉斯哥昏迷评分量表(GCS)是一种被广泛接受的神经系统量表,用于评测患者的神经系统状态。此外,它便于卫生专业人员针对患者的神经系统状况进行沟通。

内容:GCS由3部分组成,记录了患者对疼痛或言语指令刺激时眼睛、语言和运动的反应(表F.1)。分值从3分到15分不等。

临床应用:虽然它是为头部创伤而设计的,也是最适合用于头部创伤后评估的量表,但如今它是被用于评估任何一种颅神经损伤的主要量表之一。

表F.1 格拉斯哥昏迷评分量表,反应,评分

格拉斯哥昏迷评分

	反应	评分
睁眼反应	自然睁眼	4
	呼唤会睁眼	3
	面对刺激或疼痛会睁眼	2
	对刺激无反应	1
最佳语言反应	说话有条理	5
	可应答,但又答非所问的情况	4
	可说出单字	3
	可发出声音	2
	无反应	1
最佳肢体运动	可依指令动作	6
	刺激时,可定位疼痛位置	5
	对疼痛刺激有反应,肢体会回缩	4
	对疼痛刺激有反应,肢体会弯曲	3
	对疼痛刺激有反应,肢体会伸直	2
	无反应	1

延伸阅读

1. Teasdale G, Jennett B. Assessment of coma and impaired consciousness. A practical scale. Lancet. 1974;2(7872):81–4.

附录G:ASIA量表

定义:根据感觉运动评分,可以判断脊髓损伤的节段和严重程度。最常用来评估损伤严重程度的量表是美国脊髓损伤协会(ASIA)/国际脊髓学会(ISCoS)神经学标准量表(AIS),更广为人知的是ASIA损伤量表。

内容:AIS是一种标准化的检查,包括以肌层为基础的运动检查、以皮层为基础的感觉检查和肛门直肠检查。根据这些检查结果,确定损伤的严重程度、等级和节段(图G.1)。AIS进一步将损伤分为完全性或不完全性脊髓损伤(表G.1)。

临床应用:AIS的目的是规范化、详细的记录损伤;指导进一步的放射学评估和治疗;确定损伤是完全的还是不完全的,有时一些关键及细微的神经学差异,对预后具有巨大的意义。

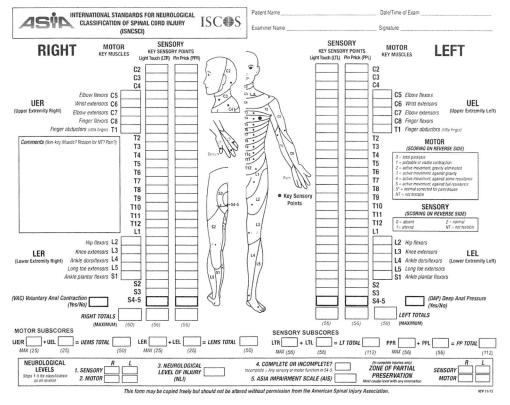

图G.1 美国脊髓损伤协会脊髓损伤神经学分类国际标准表。

表 G.1　美国脊髓损伤协会/国际脊髓学会神经学标准量表(亦称"ASIA 损伤量表")

ASIA 损伤量表		损伤
A	骶骨节段 S4–S5 无运动或感觉功能保留	完全
B	在神经水平以下仅感觉功能而非运动功能保留,包括骶骨节段 S4–S5	不完全
C	运动功能在神经水平以下保留,超过一半的关键肌肉肌力低于 3 级	不完全
D	运动功能在神经水平以下保留,至少一半的关键肌肉肌力为 3 级或以上	不完全
E	运动和感觉功能正常	正常

延伸阅读

1. American Spinal Injury Association. International standards for neurological classification of spinal cord injury, 2002 revision. Chicago, IL: American Spinal Injury Association; 2002.

2. Roberts TT, et al. Classifications in brief: American Spinal Injury Association (ASIA) Impairment Scale. Clin Orthop Relat Res. 2017;475(5):1499–504.

3. van Middendorp JJ, et al. Diagnosis and prognosis of traumatic spinal cord injury. Global Spine J. 2011;1(1):1–8. Appendix G: ASIA Scale

附录H:King青少年特发性脊柱侧弯分类

定义:King分类确定了青少年特发性脊柱侧弯的5种侧弯类型,这有助于正确选择融合和内固定的节段,并尽可能多地保留运动节段。

内容:King等首次提出了稳定椎的概念(由骶骨中线平分的椎体),还有结构弯/代偿弯的概念,这取决于它们在侧方弯曲时的柔韧性。

临床应用:该分类系统是根据Harringcon棒内固定系统的经验,随着节段内固定的出现开发的,这些技术的不足不能为选择合适的融合水平提供准确而可靠的指导。

Ⅰ型:胸椎和腰椎同时弯曲的S形弯或双弯,穿过骶正中线;腰弯比胸弯更大更僵硬。治疗融合至L4(后路)或至L3(前路)。

Ⅱ型:胸椎和腰椎同时弯曲的S形弯或双弯,穿过骶正中线;胸弯比腰弯更大(或相等)且更僵硬;Ⅱ型也被称为"假双主弯"。治疗通常需要胸椎融合术(或下行至L1)。

Ⅲ型:单(主)胸弯只有胸弯是结构性的,与骶正中线相交。腰弯不越过中线。治疗采用胸椎融合术。

Ⅳ型:长C形胸弯,L5位于骶骨中央,L4倾斜进入胸弯。治疗融合至L4。

Ⅴ型:双胸弯,T1倾斜进入上方的胸弯。治疗:确保上(左)胸弯是非结构性的,如果不是,则融合上胸弯和下胸弯。

延伸阅读

1. King HA, et al. The selection of fusion levels in thoracic idiopathic scoliosis. J Bone Joint Surg Am. 1983;65:1302–13.

附录I:Lenke青少年特发性脊柱侧弯分类

定义:Lenke分类根据弯曲类型、腰椎冠状面修正型和胸椎矢状面修正型确定了6种类型的侧弯。需要4种X线片来确认Lenke分型:站立正位片、侧位片、仰卧位右屈位片和仰卧位左屈位片。

内容:Lenke等首次引入了腰椎冠状面(A、B、C)和矢状面(−、N、+)修正型的概念,以及根据侧弯(结构性/非结构性)的大小和柔韧性确定主弯或次弯的概念。主弯是最大角度的弯;如果冠状面僵硬程度大于25°或矢状面后凸大于20°,则次要弯被定义为结构弯。

临床应用:该分类系统旨在为选择合适的融合节段提供准确可靠的指导。只有主弯及结构性次弯需要融合。

Ⅰ型:主胸弯(MT)。

Ⅱ型:双胸弯(DT)。

Ⅲ型:双主弯(DM)。

Ⅳ型:三主弯(TM)。

Ⅴ型:胸腰弯/腰弯(TL/L)。

Ⅵ型:胸腰弯/腰弯−主胸弯(TL/L−MT)。

腰椎冠状位修正型:①骶正中线(CSVL)位于顶椎椎弓根之间;②CSVL位于顶椎凹椎弓根内侧缘与椎体外侧缘之间;③CVSL位于顶椎外侧边缘之外。

腰椎矢状位修正型:正常(N):T5−T12后凸为10°~40°;负(−):T5−T12后凸<10°(后凸减少);正(+):T5−T12后凸>40°(过度后凸)。

总共可以确定出42种不同类型的弯曲(5型和6型曲线与腰椎冠状位C型修正型相关)(表I.1)。

表 I.1　Lenke 分型

弯型		上胸弯	主胸弯	胸腰弯/腰弯	腰椎修正型	矢状面修正型
I	MT	NS	S	NS	A,B,C	-,N,+
II	DT	S	S	NS		
III	DM	NS	S	S		
IV	TM	S	S	S		
V	TL/L	NS	NS	S	C	
VI	TL/L-MT	NS	S	S		

延伸阅读

1. Lenke LG, Betz RR, Harms J, et al. Adolescent idiopathic scoliosis: a new classification to determine extent of spinal arthrodesis. J Bone Joint Surg Am. 2001;83:1169-81.

附录 J：早发性脊柱侧弯分类（C-EOS）

定义：早发性脊柱侧弯分类（C-EOS）是专门为年轻脊柱侧弯患者设计的一种全面、实用、可预测的新型分类系统。

内容：C-EOS分类基于5个参数：病因、主弯、侧弯柔韧性、整体后凸和每年的进展（表J.1）。

临床应用：根据作用机制可将治疗方案分为以牵开为基础的技术、引导生长和以压缩为基础的技术。除了这些方法外，还可以选择连续性的支具作为首选治疗方案（表J.2）。

表J.1　C-EOS

病因	主弯（Cobb角）	柔韧性修正（可选）	最大整体后凸	进展修正（可选）
特发性	1：<20°	柔韧性（F）	消极（−）：<20°	P0：<10°/年
综合征	2：21°~50°	僵硬（R）	中立：10°~20°	P1：<10°~20°/年
神经肌肉低张力	3：51°~90		积极（+）：>51°	P2：>20°/年
神经肌肉高张力	4：>91°			
先天性或结构性				

表J.2　根据治疗作用机制对EOS进行分类

治疗：作用机制			
撑开装置	生长引导	加压装置	石膏矫正
生长棒	Luque trolley 系统	Tether	
VEPTR	Shilla 系统	Staples	

延伸阅读

1. Williams BA, et al. Development and initial validation of a novel classification system for early-onset scoliosis: Classification of Early-Onset Scoliosis (C-EOS). J Bone Joint Surg Am. 2014;96(16):1359−67.
2. Skaggs, et al. A classification of growth friendly spine implants. J Pediatr Orthop. 2014;34(3):260−74.

附录K：脊椎滑脱的分类系统

腰椎滑脱的Meyerding分类

定义：Meyerding分类是评估一个椎体相对于下方椎体滑移程度（前向移位）最常用的方法。特别是，Meyerding根据下面的椎体在X线片（侧位片）上定义了滑移。

内容：该分类将下位椎体上终板四等分，分级取决于上位椎体后下角的位置（图K.1）。

Ⅰ级：0%~25%。

Ⅱ级：26%~50%。

Ⅲ级：51%~75%。

Ⅳ级：76%~100%。

Ⅴ级：>100%或完全移位。

临床应用：可以依据分级，是低级（Ⅰ~Ⅱ级）还是高级（Ⅲ、Ⅳ和Ⅴ级）来决定治疗

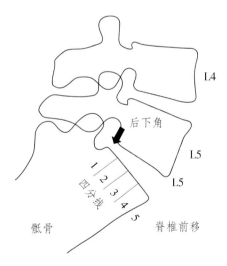

图K.1 腰椎滑脱的Meyerding分类。

的类型。

脊柱畸形研究学组(SDSS)分类

定义:SDSS分类基于骶骨骨盆形态、滑移程度和脊柱平衡来评估的。

内容:该分类主要分为两组:轻度和重度滑脱;每组有3个亚型(Ⅰ~Ⅲ和Ⅳ~Ⅵ)。

轻度:

Ⅰ型,骨盆指数<45°(胡桃钳);

Ⅱ型,骨盆指数45°~60°;

Ⅲ型,骨盆指数>60°。

重度:

骨盆平衡,Ⅳ型;

骨盆后倾,Ⅴ型(脊柱平衡型);

Ⅵ型(脊柱不平衡型)。

临床应用:SDSS分类可以识别有进展风险和需要治疗的腰椎滑脱。特别是,与Ⅲ型相比,Ⅰ型和Ⅱ型滑脱的进展风险较低;对Ⅴ型和Ⅵ型需要进行复位。

延伸阅读

1. Meyerding HW. Spondylolisthesis. Surg Gynecol Obstet. 1932;54:371-7.
2. Mac-Thiong JM, Labelle H. A proposal for a surgical classification of pediatric lumbosacral spondylolisthesis based on current literature. Eur Spine J. 2006;15:1425-35.

附录L:Castellvi 腰骶移行椎分类

定义:Castellvi根据巨大横突的形状和假关节存在与否来识别腰骶移行椎。

内容:该分类确定了4种类型的腰骶移行椎(图L.1)。

• Ⅰ型:横突增大、发育不良(≥19 mm);Ⅰa(单侧);Ⅰb(双侧)。

• Ⅱ型:增大的横突与骶骨之间形成假关节(不完全骶骨化);Ⅱa(单侧);Ⅱb(双侧)。

• Ⅲ型:增大的横突与骶骨融合(完全骶骨化);Ⅲa(单侧);Ⅲb(双侧)。

• Ⅳ型:单侧为Ⅱa型;双侧为Ⅲ型。

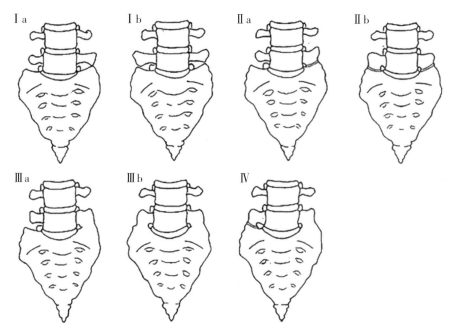

图L.1　Castellvie腰骶移行椎分类。

延伸阅读

1. Castellvi AE, Goldstein LA, Chan DP. Lumbosacral transitional vertebrae and their relationship with lumbar extradural defects. Spine (Phila PA 1976). 1984;9(5):493–95.

附录M：手部、尺骨鹰嘴和髂骨骨突的骨化年龄

手部的骨化（Sanders等）和尺骨鹰嘴的骨化（Dimeglio等）

手部的骨化

定义：在标准的手部正位X线片上评估手部骨化。

内容：手部的骨化与脊柱侧弯行为高度相关；该方法在临床应用中快速、可靠。

尺骨鹰嘴的骨化

定义：用肘关节标准侧位X线片评估尺骨鹰嘴的骨化情况。

内容：尺骨鹰嘴骨化与脊柱侧弯行为高度相关；该方法快速、简便，可用于临床。

临床相关性：这两种方法都可以评估骨骼的成熟度，并有助于判断一些骨科疾病进展的风险，包括特发性脊柱侧弯（表M.1）。这2种方法可以相互补充，以更精确地评估骨龄。尺骨鹰嘴法提供了青春期生长高峰期间的详细信息，使得它在青春期生长高峰后尺骨鹰嘴骨化后更有用（表M.2）。

髂骨骨突骨化（Risser征）

定义：Risser征就是指髂骨骨突的骨化（左侧）；它从髂前上棘（骨盆正位X线片上为外侧）发展到髂嵴后端（内侧）。

表M.1 尺骨鹰嘴、手和髂骨骨突评估骨龄方法的总结

Dimeglio	尺骨鹰嘴	Sanders	手部	Risser	髂骨骨突
1	双个成骨核心	1（幼儿，缓慢）	远端骨骺未被覆盖	0	无骨化
2	单个成骨核心（半月形）	2（青少年，缓慢）	所有骨骺都被覆盖	1	<25%骨化
3	单个成骨核心（四边形）	3（青少年，快速，早期）	掌骨骨骺宽于干骺端	2	25%~50%骨化

（待续）

表 M.1　尺骨鹰嘴、手和髂骨骨突评估骨龄方法的总结（续）

Dimeglio	尺骨鹰嘴	Sanders	手部	Risser	髂骨骨突
4	部分融合	4（青少年，快速，晚期）	所有远端指骨开始闭合	3	50%~75%骨化
5	完全融合	5（青少年，稳定，早期）	所有远端指骨骨骺闭合；其他未闭合	4	>75%骨化
		6（青少年，稳定，晚期）	指骨中段或近端骨骺闭合	5	完全融合
		7（成熟早期）	只有桡骨远端骨骺是开放的		
		8（成熟期）	桡骨远端骨骺闭合		

表 M.2　Dimeglio 等，Sanders 等和 Risser 方法之间的相关性，灰色为青春期生长高峰

Dimeglio	Sanders	Risser
0	1	0
0	2	
1-2-3-4-5	3	
	4	
5	5	
	6	>1
	7	4
	8	5

内容：髂骨骨突骨化分为 5 个阶段（1~5）。

Risser 0：髂骨骨突无骨化（脊柱侧弯进展具有更大的风险）。

Risser 1：少于 25% 的髂骨骨突骨化；女孩出现月经初潮；这是青春期生长高峰的结束（上升期）。

Risser 2：25%~50% 的髂骨骨突骨化。

Risser 3：50%~75% 的髂骨骨突骨化。

Risser 4：超过 75% 的髂骨骨突骨化。

Risser 5：髂棘与髂骨融合（骨骼成熟），侧弯<40°时，进展的风险较小。

临床相关性：Risser 征是骨骼成熟度的标志，它有助于评估某些骨科疾病进展的风险，包括特发性脊柱侧弯。

延伸阅读

1. Sanders J, Khoury JC, Kishan S, et al. Predicting scoliosis progression from skeletal maturity: a simplified classification during adolescence. J Bone Joint Surg Am. 2008;90(3):540–53.
2. Canavese F, Charles YP, Dimeglio A, et al. A comparison of the simplified olecranon and digital methods of assessment of skeletal maturity during the pubertal growth spurt. Bone Joint J. 2014;96(11):1556–60.
3. Risser JC. The Iliac apophysis: an invaluable sign in the management of scoliosis. Clin Orthop. 1958;11:111–19.

附录 N：Oswestry 功能障碍问卷（ODI）

摘要：Oswestry 功能障碍指数（ODI）是最广泛使用的依据患者测量数据来评估脊柱状况的指标之一。传统上，ODI 是在门诊与患者面对面问诊时的应用，既昂贵又耗时。

关键词：Oswestry 功能障碍指数（ODI）；功能障碍的评价；测量结果。

定义

Oswestry 功能障碍指数（ODI），也称为 Oswestry 下腰痛功能障碍问卷，是一种用来评估疼痛对患者限制程度的问卷，包括 10 个方面：疼痛强度、个人护理、抬举、行走、坐、站立、睡眠、性生活、社交生活和旅行。每个问题提供 6 个答案，以此来评估功能障碍的细微差异。

内容：ODI 由 Fairbank 等提出，它是下腰痛领域最常用的问卷之一。它被证明了具有良好的内部一致性和重测信度。该测试被认为是评估下腰部功能状态的"金标准"。

临床应用：评估腰痛和腿痛导致功能障碍的程度。

评分说明

每个部分有 6 个可能的答案，从 0 分到 5 分。在评估时，患者被要求确定每个方面的 6 种状态中哪一个适用于他们。评级按无损害（0）到最大损害（5）排列。

10 个方面全部完成评估后，分数计算如下：

示例 1：18（总分）/50（理论总分）×100 = 36%（18:50×100 = 36），另一种选择是计算总分并乘以 2。

示例 2：12（总分）×2=24。

如果存在某个部分遗漏或不适用，则计算分数：16 分（总分）/45 分（理论总分）×100=35.5%。

最小可检测的变化（90% 的可信区间）：10% 的评分（小于此值的变化可能是由测量中的误差造成的）。

分数解读

0~20%	轻度功能障碍	患者能应付大部分的生活活动。通常不需要治疗，只需要鼓励患者抬举、坐位和锻炼。
21%~40%	中度功能障碍	患者在坐位、抬举和站立时经历更多的疼痛和困难。患者的旅行和社交生活会更加困难，这将影响他们的旅行和社交生活，并可能导致他们放弃工作。个人护理、性活动和睡眠没有受到严重影响。此类患者通常可以采用保守的方法治疗。
41%~60%	严重功能障碍	据报道，疼痛是这一特殊患者群体的主要问题。然而，旅行、个人护理、社会生活、性活动和睡眠也会受到影响。这些患者需要进行详细检查，以排除可能的危险信号。
61%~80%	残疾	背痛影响到这些患者在家庭和工作环境中的各个方面。他们需要积极地干预。
81%~100%	卧床或夸大事实的症状	患者在体检时需要仔细观察，以区分患者是经历剧烈疼痛还是夸大症状。

Oswestry 下腰痛功能障碍问卷

介绍

本问卷旨在为我们提供背部或腿部疼痛影响您日常生活能力的信息。请在每个部分的方格中勾出最符合您的表述。我们知道您可能会认为在某个部分中有两个或两个以上的表述都适用，但请勾选表述最清晰，且能够描述您问题的表述。

第1部分：疼痛强度

☐ 目前没有疼痛。

☐ 目前疼痛很轻微。

☐ 目前疼痛是中度的。

☐ 目前疼痛严重。

☐ 疼痛非常严重。

☐ 疼痛是目前能想象到的最糟糕的事情。

第2部分：个人护理（如洗漱、穿衣等）

☐ 我可以正常地照顾自己，而不会造成额外的痛苦。

☐ 我可以正常地照顾自己，但会造成额外的痛苦。

☐ 我照顾自己很痛苦，行动缓慢且小心。

□ 需要一些帮助,但我能处理大部分的个人护理。

□ 我每天在大多数方面都需要他人帮助。

□ 我不能穿衣服,洗澡很困难,需要卧床。

第3部分:抬举

□ 我可以举起重物,没有额外的痛苦。

□ 我能举起重物,但伴有额外的痛苦。

□ 疼痛使我不能把重物从地板上举起来,但是如果放在方便的地方(如桌子上)仍可以做到。

□ 疼痛使我不能举起重物,但是如果放在方便的地方,仍可抬起中等质量的物品。

□ 我能举起很轻的东西。

□ 我不能提起或搬动任何东西。

第4部分:行走

□ 疼痛不妨碍我走路。

□ 疼痛使我的行走距离不能超过1英里(1英里≈1.61km)。

□ 疼痛使我的行走距离不能超过1/2英里。

□ 疼痛使我的行走距离不能超过1/4英里。

□ 我只能依靠拐杖走路。

□ 我大部分时间都在床上,只能爬着去上厕所。

第5部分:坐位

□ 我可以坐在任何椅子上,时间不受限制。

□ 我只能坐在让我舒适的椅子上,时间不受限制。

□ 疼痛使我不能坐1个小时以上。

□ 疼痛使我不能坐30分钟以上。

□ 疼痛使我不能坐超过10分钟。

□ 疼痛使我无法坐着。

第6部分:站立

□ 我想站多久就站多久,没有额外的痛苦。

□ 我想站多久就站多久,但会有额外的痛苦。

□ 疼痛使我不能站立超过1个小时以上。

□ 疼痛使我不能站立超过30分钟。

□ 疼痛使我不能站超过10分钟。

□ 疼痛使我无法站立。

第7部分:睡眠

□ 疼痛并不妨碍我的睡眠。

□ 我只能靠吃药才能保证睡眠良好。

□ 即使服用药物,我的睡眠时间也达不到6小时。

□ 即使服用药物,我的睡眠时间也达不到4小时。

□ 即使服用药物,我的睡眠时间也达不到2小时。

□ 疼痛使我根本无法入睡。

第8部分:社会活动

□ 社会活动很正常,没有给我带来额外的疼痛。

□ 社会活动很正常,但会增加一定程度的疼痛。

□ 除了限制需要精力的兴趣活动外(如跳舞),疼痛对我的社会活动没有显著的影响。

□ 疼痛限制了我的社会活动,不能经常外出。

□ 疼痛把我的社会活动限制在家里。

□ 受疼痛限制,我无法进行社会活动。

第9部分:出行

□ 我可以随意出行,不受疼痛的限制。

□ 我可以随意出行,但这带来了额外的疼痛。

□ 疼痛很严重,但我能忍受超过2小时的旅程。

□ 旅程的时间不能超过1小时。

□ 疼痛限制了我30分钟以内的短途旅程。

□ 疼痛使我无法出行,只能去看医生或去医院。

第10部分:就业/家务

□ 正常的家务或工作活动不会造成疼痛。

□ 正常的家务或工作活动会增加我的疼痛,但我仍然可以完成所有需要我做的事情。

□ 我可以完成大多数家务或工作,但疼痛使我无法从事体力消耗较大的活动(如搬东西、吸尘)。

□ 疼痛使我只能从事轻松的工作。

□ 哪怕是很轻松的工作,疼痛也使我无法胜任。

□ 疼痛使我不能从事任何工作或家务。

延伸阅读

1. Fairbank JC. Oswestry disability index. J Neurosurg Spine. 2014;20:239−41. https://doi.org/10.3171/2013.7.SPINE13288.
2. Fairbank JC, Couper J, Davies JB, O'Brien JP. The Oswestry low back pain disability questionnaire. Physiotherapy 1980;66:271−3.
3. Fairbank JC, Pynsent PB. The Oswestry Disability Index. Spine. 2000;25:2940−52; discussion 2952. https://doi.org/10.1097/00007632-200011150-00017.

附录O:SRS-22问卷

定义:脊柱侧弯研究协会-22(SRS-22)问卷是一种被广泛接受的与健康生活质量相关的评估工具,已在多种语言中得到验证。它衡量了特发性脊柱侧弯如何影响生活质量。

内容:SRS-22包括与生活质量相关的5个方面和22个问题(表O.1)。

临床应用:SRS-22是一种有效地评估患者报告预后的工具。它还有助于评估特发性脊柱侧弯患者治疗的有效性。

表O.1 SRS-22问卷内容

内容	相关问题
功能	5-9-12-15-18
疼痛	1-2-8-11-17
自我形象	4-6-10-14-19
心理健康	3-7-13-16-20
治疗点满意度	21-22

延伸阅读

1. Asher M, Lai SM, Burton D, Manna B. The reliability and concurrent validity of the scoliosis research society-22 patient questionnaire for idiopathic scoliosis. Spine 2003;28(1):63-9.
2. https://www.srs.org/UserFiles/file/outcomes/srs-22.pdf

附录P：早发性脊柱侧弯问卷

24项早发性脊柱侧弯问卷（EOSQ-24）是一种用于测量EOS患者与健康相关生活质量（HRQoL）、其父母负担和经济负担的疾病特异性工具。

EOSQ-24的评价对手术干预前后的变化、术中及术后并发症具有较高的敏感性和可靠性。

EOSQ-24已在0～18岁儿童及其父母中进行验证。

问卷包含11个方面，24个条目，包括以下内容。

- 一般健康（2项）。

- 疼痛/不适（2项）。

- 肺功能（2项）。

- 转移（1项）。

- 身体功能（3项）。

- 日常生活（2项）。

- 疲劳/能量等级（2项）。

- 情绪（2项）。

- 父母负担（5项）。

- 经济负担（1项）。

- 满意度（儿童和父母；2项）。

每项得分1~5分（1分为最差情况～5分为最佳情况）。每个领域的得分可以通过以下算法将回答的项目的代数均值转换为标准化得分，从0（最差）分至100（最好）：（项目的代数平均值－1）/4×100。

对于只有一个条目的域，应使用以下算法：（所选条目的数值－1）×100。

延伸阅读

1. Matsumoto H, Williams B, Park HY, et al. The final 24-item Early Onset Scoliosis Questionnaires (EOSQ-24): validity, reliability and responsiveness. J Pediatr Orthop. 2018;38(3): 144-51.

附录Q:感染后脊柱后凸分类

定义:感染后脊柱后凸指由于骨质破坏而使原有的脊柱序列丢失。这一分类(Rajasekaran等)是基于脊柱缺陷、脊柱柔韧性和脊柱弯曲大小提出的,并提出了手术干预(图 Q.1)。

Ⅰ型:前后柱完整(Ⅰa,椎间盘间隙可移动;Ⅰb,节段强直)。

Ⅱ型:单柱缺陷(Ⅱa,前柱;Ⅱb,后柱)。

Ⅲ型:两柱均有缺陷(Ⅲa,后凸≤60°;Ⅲb,后凸60°;Ⅲc,屈曲塌陷)。

临床应用:该分类为每个级别所需的手术干预提供了指导。

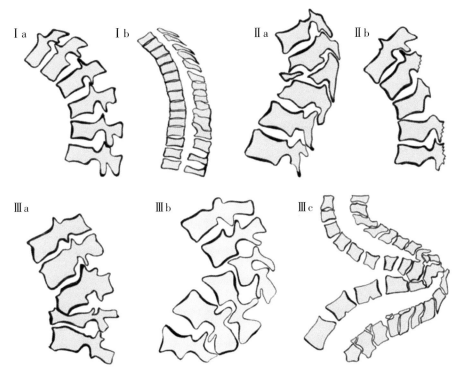

图 Q.1 感染继发后凸分类。

延伸阅读

1. Rajasekaran S, et al. A classification for kyphosis based on column deficiency, curve magnitude, and osteotomy requirement. J Bone Joint Surg Am. 2018;100(13):1147–56.

索引